SPSS

医学数据分析教程

卫生统计学实习指导

主　编　时松和　杨永利

副主编　施学忠　闫国立　宋　杰　王颖芳

郑州大学出版社

图书在版编目（CIP）数据

SPSS 医学数据分析教程：卫生统计学实习指导／时松和，杨永利主编. -- 郑州：郑州大学出版社，2023. 11

ISBN 978-7-5645-6474-2

Ⅰ. ①S… Ⅱ. ①时…②杨… Ⅲ. ①医学统计 - 统计分析 - 软件包 - 高等学校 - 教材 Ⅳ. ①R195.1-39

中国版本图书馆 CIP 数据核字（2019）第 129834 号

SPSS 医学数据分析教程 —— 卫生统计学实习指导

SPSS YIXUE SHUJU FENXI JIAOCHENG —— WEISHENG TONGJIXUE SHIXI ZHIDAO

策划编辑	苗 萱	封面设计	陈 青
助理策划	张 楠	版式设计	苏永生
责任编辑	杨飞飞	责任监制	李瑞卿
责任校对	张彦勤 李园芳		

出版发行	郑州大学出版社	地 址	郑州市大学路 40 号（450052）
出版人	孙保营	网 址	http://www.zzup.cn
经 销	全国新华书店	发行电话	0371-66966070
印 刷	河南大美印刷有限公司		
开 本	787 mm×1 092 mm 1 / 16		
印 张	23	字 数	548 千字
版 次	2023 年 11 月第 1 版	印 次	2023 年 11 月第 1 次印刷
书 号	ISBN 978-7-5645-6474-2	定 价	69.00 元

作者名单

主　　编　时松和　杨永利

副 主 编　施学忠　闫国立　宋　杰　王颖芳

编　　委　卢　洁　平智广　李琳琳　毛振兴

　　　　　尚艳娜　鲍俊哲　贾晓灿　赵　阳

　　　　　曾　鑫　陈雪娇　刘德臣　李玉春

　　　　　王　振　李　瑞　付　浩

前　言

计算机技术已经应用于医疗卫生的各个领域。在医学科研领域内，统计分析已经成了整个科研工作过程中重要的步骤，经统计分析获得的统计学证据更是支撑研究结论的重要证据之一，直接关系到科研的质量。而利用计算机软件对医学数据进行处理与分析已经成了医学科研工作者的基本要求，并为提高科研数据处理的能力以及撰写高质量的医学科研论文提供了有力的支持。

SPSS 统计分析软件是世界上最早、最通用、最权威的统计分析软件之一，而其操作简便这一特点更是获得了无数医学科研人员的青睐。基于此，本书将 SPSS 软件作为医疗卫生领域本科生以及研究生医学统计学实践教学软件。本书根据卫生统计学课程的相关内容安排了相应的章节，同时为便于对照学习，书中大多数例题均取《卫生统计学》教材。对于相应的统计学思维和各种方法相对应的公式，本书不做详细介绍，重点在于以实例对应用过程进行演示，帮助学生掌握 SPSS 软件中方法的选择、操作和输出结果的解读，同时也可以帮助学生更好地理解统计学的内容，进一步掌握 SPSS 统计软件在医学中的应用。

SPSS 具有数据录入、整理、分析等功能，尤其是它与其他数据管理软件生成的文件有接口，因此建议读者在进行数据处理时，掌握读取这些数据文件的方法。

本书作者均是多年从事卫生统计学教学的教师，在编写过程中得到了郑州大学、河南中医药大学、新乡医学院、河南科技大学等相关院系的大力支持，在此表示感谢！

本书可作为各类医学及相关专业统计学教学的配套教材，也可作为广大科研工作者用 SPSS 软件解决统计学问题的参考书。

由于编者水平有限，书中可能仍有不当之处，恳请各位读者批评指正。

编者
2023 年 9 月于郑州大学

目 录

1

第 1 章

SPSS 概述

SPSS(Statistical Product and Service Solutions),是世界著名的统计分析软件之一。1968 年,美国三位斯坦福大学的学生开发了最早的 SPSS 统计软件系统,名称为 SPSS(statistical package for the social science)即"社会科学统计软件包",1975 年成立 SPSS 公司,最初主要应用于企事业单位。1984 年 SPSS 公司首先推出了世界第一个应用于微机版本的统计分析软件 SPSS/PC+,其最初几个版本是基于 DOS 环境的(SPSS for DOS)。1992 年,由于 MS Windows 的普及,SPSS 公司发布第一个 Windows 版本的统计软件包。1997 年开始向企业过渡,这一时期是收购增长的时代,分析应用的兴起是对核心统计产品业务的补充。2003 年后向预测分型转型。2009 年 7 月 28 日,IBM(International Business Machines Corporation)以每股 50 美元的价格收购 SPSS 公司,合并总价约为 12 亿美元。从被 IBM 收购之后,SPSS 更名为 IBM SPSS,其更新都是一年一个版本,于每年的 8 月中旬发布。自此,IBM SPSS 踏上了新的征程。SPSS 的界面非常友好,除了数据录入及部分命令程序等少数输入工作需要键盘键入外,大多数操作可通过鼠标拖曳、点击"菜单"、"按钮"和"对话框"来完成。SPSS 不但应用于社会科学,也被广泛应用于自然科学、技术科学等领域。它的用户分布于通信、医疗、银行、证券、保险、制造、商业、市场研究、科研教育等行业,是世界上应用最广泛的专业统计软件之一。本书以 IBM SPSS 28.0 为蓝本,以医学科研领域的相关资料为例,介绍该软件的具体使用方法。

1.1 SPSS for Windows 的特点

SPSS for Windows 版本软件的特点:

(1)SPSS for Windows 在 Windows 98 与 Windows XP 及以上版本运行时,能充分发挥操作系统的优势。

(2)SPSS for Windows 的命令语句、子命令及选择项大部分由"菜单"、"图标按钮"、"对话框"的操作完成,操作简单,使用方便。工具栏提供了方便用户进行各种不同操作的按钮,用户也可根据不同的需要增加或者减少各种操作按钮。同时还具有记忆功能,能够记住用户最近打开的数个文件以及当前执行的统计分析及作图操作中用户输入的数据。

（3）具有完整的数据输入、编辑、统计分析、报表、图形制作等功能。能更快速地读取并分析大量数据。去掉了数据大小的限制，解决了在使用其他分析工具时可能遇到处理大量资料的困难，现在您都可以比以前更轻易地读取并管理您的这些资料。利用独一无二的动态表格（pivot table）技术，创造表格、图表与报告模块（report cube）。为基础统计分析提供了最基本的统计方法，其中包括概述、数据文件的建立与编辑、数据的转换、统计分析报告、描述性统计、均数的比较、广义线性模型、相关回归分析、卡方检验、非参数检验、统计图形、聚类与判别分析、因子分析与主成分分析、生存分析、人工神经网络、决策树与关联规则，而且在您分析结束后，还可以将数据写回数据库。自带 19 种类型 201 个函数，能充分满足各个方面用户的需要。利用互动图形，使分析结果显而易见。另外还可以将表格转变成图形。

（4）SPSS for Windows 与其他软件有数据转换接口。能够读取 13 种及输出 47 种格式的文件；能够把 SPSS 的图形转换成 12 种图形文件；结果文件可保存为 TXT 及 HTML 等格式的文件。结果可直接用 Word 及 WPS 编辑，为数据及图形结果直接用于科研报告提供了便利。例如：可直接读取关系数据库生成的 dbf 文件、ASCII 文件以及 Excel 电子表格文件。同理，SPSS 的数据文件也可以方便地转换成其他数据文件。

（5）提供独有的菜单命令向程序文件的转换功能。几乎每一个对话框都有"Paste"（粘贴）按钮。可将菜单操作命令直接转换为程序命令。用户可将命令文件保存或编辑，也可直接执行该程序文件。因此，编写程序文件时也不需记忆大量的命令，为高级用户对数据实现自动分析提供了强有力的帮助。

（6）详细的在线帮助（Help）信息。根据不同层次的用户提供不同的帮助，在使用过程中用户可以方便地获得相关的帮助信息，也可直接连接到 SPSS Internet 主页，查询有关该软件的最新信息。

1.2 SPSS 的运行环境与安装

1.2.1 SPSS for Windows 的运行环境

SPSS 的模块数量随版本的不同一直有所变化，这里主要列出 SPSS for Windows 28.0 的 1 个基本模块和常见的 14 个附加模块。

Statistics base 为基本模块，常见的 14 个模块为 Advanced statistics、Regression、Custom tables、Categories、Conjoint、Complex Samples、Missing values、Neural networks、Decision trees、Forecasting、Bootstrapping、Data preparation、Exact tests 和 Digital marketing，分别用于完成某一方面的统计分析功能，它们均需要挂接在 base 上运行，可以根据自身需要有选择地安装或完全安装，这样可节省硬盘空间。它对计算机软硬件系统要求如下：

硬盘空间：至少 800M 的硬盘剩余空间。

内存空间：至少 512M 的内存，官方推荐 1G 内存及以上。

操作系统：Mac OS 和 Windows XP（32）位、Vista（32 位或 64 位）或 Windows7（32 位或

64 位),Windows10(32 位或 64 位)。

　　显示:1024×768 或更高的屏幕分辨率。

　　处理器:1 GHz 以上的 Intel 或 AMD 处理器。

1.2.2　SPSS for Windows 的安装

步骤如下:

(1)下载 SPSS 28.0 安装包。

(2)在安装包中双击"SPSS 28.exe",启动安装程序,如图 1.1 所示。

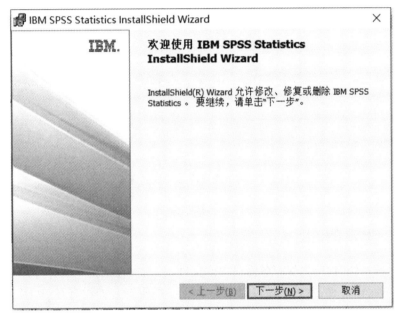

图 1.1　SPSS 28.0 安装窗口

　　(3)根据安装程序的提示向导,依次进行安装,提示输入安装到的磁盘路径(默认路径为 c:\program files\spss,用户可以通过 Browser 命令修改安装到其他磁盘上),输入软件、用户姓名和单位名称、序列号码。

　　(4)安装完毕,用户可以在桌面上建立一个 IBM SPSS Statistics 的快捷方式,以方便使用。

1.2.3　SPSS for Windows 的启动

　　单击"开始"按钮,打开"开始"菜单,指向"程序"项,选择(单击)"IBM SPSS Statistics";或在桌面的快捷方式上双击"IBM SPSS Statistics"的图标,即可启动 SPSS,SPSS 启动成功后出现 SPSS 的主画面,进入预备工作状态,如图 1.2 所示。

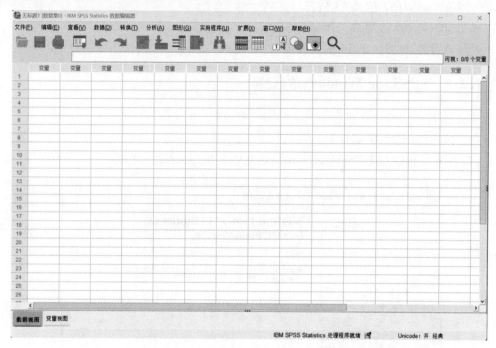

图 1.2　第 1 次运行 SPSS 的画面

1.2.4　SPSS 的退出

关闭 SPSS 系统时，应先保存各窗口中的文件（执行文件菜单中的保存命令），系统常见窗口为数据编辑窗、结果输出窗口以及语法程序编辑窗。如没有存盘，当关闭窗口时系统会出现是否保存文件的提示信息，可根据需要进行选择是否保存文件。退出系统的方法是，单击窗口右上角的关闭按钮或执行文件（File）菜单中的退出（Exit）命令即可退出 SPSS。

1.2.5　学习 SPSS 应具备的基础知识

（1）具备计算机硬件基础知识，了解计算机组成基本知识。

（2）具备 Windows 操作系统基础知识，特别是窗口、对话框操作知识。

（3）具备统计学基础知识，SPSS 具有强大的统计分析功能，用户应具有一定的统计学知识。只有掌握了相应的统计学方法后才能使用该软件包及对结果做出合理解释。通过使用该软件可有助于对统计学知识的理解。

（4）具备其他软件知识，最少能够学习一种其他数据管理软件，如关系数据库 Visual FoxPro 语言、电子表格软件 Excel 操作知识，以便于对数据进行转换。如已经掌握一种语言编程知识，则学习 SPSS 编程变得很容易。

1.3　SPSS 窗口的组成

1.3.1　SPSS 窗口

SPSS 最常见的窗口有 3 个,常见窗口为数据编辑窗口(IBM SPSS Statistics Data Editor)、结果输出窗口(IBM SPSS Statistics Viewer)以及语法程序编辑窗口(IBM SPSS Statistics Syntax Editor),另外还有图形编辑窗口(Chart Edit)等。每个窗口中会有自己的一组菜单,用于对该窗口进行操作。通过"文件(File)|新建(New)"命令新建窗口,或通过"文件(File)|打开(Open)"命令打开一个已存在的窗口。

1.3.1.1　数据编辑(Data Editor)窗口

SPSS 是一个数据分析系统,因此,启动 SPSS 后首先进入数据编辑窗口(SPSS Data Editor),与 Windows 其他窗口一样,由标题栏、菜单栏、工具栏、数据编辑区以及窗口底部的系统状态栏(显示系统当前的工作状态)组成。

窗口名位于窗口上端的标题栏中。系统默认数据编辑文件名为"无标题 1"。数据编辑器窗口是一种类似 EXCEL 的电子表格形式。SPSS 的数据编辑窗口有两个视图窗口,一个是数据视图(Data View)窗口,另一个是变量视图(Variable View)窗口。变量视图(Variable View)窗口用于定义变量的类型、宽度等格式;数据视图(Data View)窗口用于向定义好格式的数据文件中输入数据,可通过单击窗口底端相应的标签进行切换。

1.3.1.2　输出(Output)窗口

当对数据进行统计分析后,统计结果、统计报告、统计图表将在输出窗口(Output)出现,默认的标题名称为"Output 1"(输出 1 视图),可对窗口内容进行编辑。执行统计命令中产生新变量信息、运行命令及程序产生错误时的警告信息也在该窗口显示。

1.3.1.3　语法编辑(Syntax Editor)窗口

使用 SPSS 菜单进行操作后,都会打开一个窗口或对话框,在每一个窗口或对话框都有一个粘贴(Paste)按钮,用于将该窗口对应的程序及用户选择的参数存入语法程序编辑窗。用户也可通过文件菜单中的新建命令新建或打开语法"格式"(程序)文件。保存该文件后(扩展名 SPS),执行操作时,不需通过菜单方式,可直接通过运行命令(Run)运行该程序文件,自动完成相应的操作。

1.3.2　SPSS 的数据编辑窗口菜单

如图 1.3 所示,SPSS 菜单栏由 11 个菜单项组成,每个主菜单都包括几个子菜单,有些子菜单还有下一级子菜单,分别执行不同的功能。鼠标单击某一主菜单可弹出下拉子菜单,子菜单右边有右向三角的菜单,指向它会弹出下一级子菜单,有省略号的菜单,单击该菜单会弹出一个对话框。这些菜单项如下:

1.3.2.1 文件(File)菜单

完成文件的打开、存储、显示和打印等操作,如图 1.3 所示。

(1)新建(New)

1)新建数据(Data)。

2)新建语法程序(Syntax)。建立程序文件,执行该文件。当执行每一对话框中的"粘贴"(Paste)命令后将该对话框对应的命令程序粘贴到该语法程序窗口。

3)新建输出结果(Output)。

4)新建草稿式输出结果(Workbook)。

5)新建脚本语言(Script)。

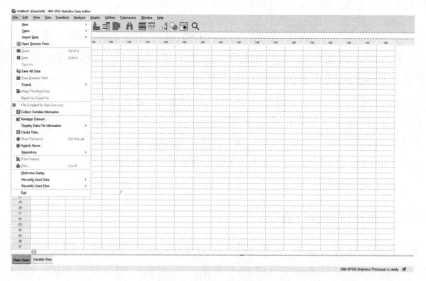

图1.3 文件菜单

(2)打开(Open):数据(Data);因特网数据(Internet Data);语法(Syntax);输出(Output);工作簿(Workbook);脚本(Script)。

(3)导入数据(Importdate):新建查询(New Query);编辑查询(Edit Query);运行查询(Run Query);Excel;CSV Date;Text Date;SAS;State;dBase;Lotus;SYLK;Cognos TM1;Cognos Business Intelligence。

(4)常规打开(General Open)。

(5)打开复原点(Open Restore Point)。

(6)关闭(Close)。

(7)保存(Save)。

(8)另存为(Save As)。

（9）保存所有数据（Save All Date）。

（10）保存复原点（Save Restore Point）。

（11）导出（Export）。

（12）将文件标记为只读（Mark File Read Only）。

（13）还原为所保存的文件（Rexent to Saved File）。

（14）已启用自动恢复的文件（File Enabled for Auto-Recovery）。

（15）收集变量信息（Collect Variable Information）。

（16）重命名数据集（Rename Dataset）。

（17）显示数据文件信息（Display Data File Information）。

（18）缓存数据（Cache Data）。

（19）停止处理程序（Stop Processor）。

（20）切换服务器（Switch Server）。

（21）存储库（Repository）。

（22）打印预览（Print Preview）。

（23）打印（Print）。

（24）"欢迎"对话框（Welcome Dialog）。

（25）最近使用的数据（Recently Used Data）。

（26）最近使用的文件（Recently Used Files）。

（27）管理许可证（Manage License）。

（28）退出（Exit）。

1.3.2.2　编辑（Edit）菜单

完成文本或数据内容的选择、拷贝、剪贴、寻找和替换等操作。

（1）撤销（Undo）。

（2）重做（Redo）。

（3）剪切（Cut）。

（4）复制（Copy）。

（5）与变量名称一起复制（Copy with Variable Names）。

（6）与变量标签一起复制（Copy with Variable Labels）。

（7）粘贴（Paste）。

（8）粘贴变量（Paste Variables）。

（9）与变量名称一起粘贴（Paste with Variable Names）。

（10）清除（Clear）。

（11）插入变量（Insert Variable）。

（12）插入个案（Insert Cases）。

（13）搜索数据文件（Search Data Files）。

（14）搜索（Search）。

（15）查找（Find）。

（16）查找下一个（Find Next）。

（17）隐藏排除的个案（Hide excluded cases）。

（18）替换（Replace）。

（19）转到个案（Go to Case）。

（20）转到变量（Go to Variable）。

（21）转到插补（Go to Imputation）。

（22）选项（Options）。

1.3.2.3　查看（View）

观察浏览编辑，完成文本或数据内容的状态栏、工具栏、字体、网格线和数值标签等功能的操作。

（1）状态栏（Status Bar）。

（2）工具栏（Toolbars）。

（3）菜单编辑器（Menu Editor）。

（4）字体（Fonts）。

（5）网格线（Grid Lines）。

（6）值标签（Value Labels）。

（7）标记归因数据（Mark Imputed Data）。

（8）定制变量视图（Customize Variable View）。

（9）变量（Variables）。

1.3.2.4　数据（Data）管理

完成数据变量名称和格式的定义，数据资料的选择、排序、加权，数据文件的转换、连接和汇总等操作。

（1）定义变量属性（Define Variable Properties）。

（2）设置测量级别未知的字段的测量级别（Set Measurement Level for Unknown）。

（3）复制数据属性（Copy Data Properties）。

（4）新建定制属性（New Custom Attribute）。

（5）定义时间和日期（Define date and time）。

（6）定义多重响应集（Define Multiple Response Sets）。

（7）验证（Vdlidation）。

（8）识别重复个案（Identify Duplicate Cases）。

（9）标识异常个案（Identify Unusual Cases）。

（10）比较数据集（Compare Datasets）。

（11）个案排序（Sort Cases）。

（12）变量排序（Sort Variables）。

（13）转置（Transpose）。

（14）跨文件调整字符串宽度（Adjusts String Width Across Files）。

（15）合并文件（Merge Files）。

（16）重构（Restructure）。

（17）倾斜权重（Rake Weights）。

（18）倾向得分匹配（Propensity Score Matching）。

（19）个案控制匹配（Case Control Matching）。

（20）汇总（Aggregate）。

（21）拆分为文件（Split into Files）。

（22）正交设计（Orthogonal Design）。

（23）比较数据集（Compare Datasets）。

（24）复制数据集（Copy Dataset）。

（25）拆分文件（Split File）。

（26）选择个案（Select Cases）。

（27）个案加权（Weight Cases）。

1.3.2.5　数据转换（Transform）

完成数值的计算、重新编码和缺失值替代等操作。

（1）计算变量（新变量赋值）（Compute Variable）。

（2）可编程性转换（Programmability Transformation）。

（3）对个案中的值进行计数（Count Values within Cases）。

（4）变动值（Shift Values）。

（5）重新编码为相同的变量（Recode into Same Variables）。

（6）重新编码为不同变量（Recode to Different Variables）。

（7）自动重新编码（Automatic Recode）。

（8）创建虚变量（Create Dummy Variables）。

（9）可视分箱（Visual Binning）。

（10）最优分箱（Optimal Binning）。

（11）准备数据以进行建模（Prepare Data for Modeling）。

（12）个案排秩（Rank Cases）。

（13）日期和时间向导（Date and Time Wizard）。

（14）创建时间序列（Create Time Series）。

（15）替换缺失值（Replace Missing Values）。

（16）随机数生成器（Random Number Generators）。

（17）运行暂挂的转换（Run Pending Transforms）。

1.3.2.6　统计分析（Analyze）

完成一系列统计分析方法的选择与应用。

（1）功效分析（Power Analysis）。

（2）Meta 分析（Meta Analysis）。

（3）报告（Reports）。

（4）描述统计（Descriptive Statistics）。

（5）贝叶斯统计信息（Bayesian Statistics）。

（6）表（Tables）。

（7）比较均值（Compare Means）。

（8）一般线性模型（General Linear Model）。

（9）广义线性模型（Generalized Linear Models）。

（10）混合模型（Mixed Models）。

（11）相关（Correlate）。

（12）回归（Regression）。

（13）对数线性（Loglinear）。

（14）神经网络（Neural Networks）。

（15）分类（Classify）。

（16）降维（Dimension Reduction）。

（17）刻度（Scale）。

（18）非参数检验（Nonparametric Tests）。

（19）时间序列预测（Forecasting）。

（20）生存分析（Survival）。

（21）多重响应（Multiple Response）。

（22）缺失值分析（Missing Value Analysis）。

（23）多重插补（Multiple Imputation）。

（24）复杂采样（Complex Samples）。

（25）模拟（Simulation）。

（26）质量控制（Quality Control）。

（27）空间和时间建模（Spatial and Temporal Modeling）。

（28）直销（Direct Marketing）。

1.3.2.7　统计图表（Graphs）

完成统计图表的建立与编辑。

（1）图表构建器（Chart Builder）。

（2）图表画板模板选择器（Graphboard Template Chooser）。

（3）关系图（Relationship Map）。

（4）威布尔图（Weibull Plot）。

（5）比较子组（Compare Subgroups）。

（6）回归变量图（Regression Variable Plots）。

（7）旧对话框（Legacy Dialogs）。

（8）条形图（Bar）。

（9）三维条形图（3-D Bar）。

(10)折线图(Line)。

(11)面积图(Area)。

(12)饼图(Pie)。

(13)盘高-盘低图(High-Low)。

(14)箱图(Boxplot)。

(15)误差条形图(Error Bar)。

(16)人口金字塔(Population Pyramid)。

(17)散点图/点图(Scatter/Dot)。

(18)直方图(Histogram)。

1.3.2.8 实用程序(Utilities)

有关命令解释、字体选择、文件信息、定义输出标题和窗口设计等。

(1)变量(Variables)。

(2)OMS 控制面板(OMS Control Panel)。

(3)OMS 标识(OMS ID)。

(4)评分向导(Scoring Wizard)。

(5)合并模型 XML(Merge Model XML)。

(6)使用透视表进行计算(Calculate with Pivot Table)。

(7)数据文件注释(Data File Comments)。

(8)定义变量宏(Define Variable Macro)。

(9)合并查看器表(Merge Viewer Tables)。

(10)定义变量集(Define Variable Sets)。

(11)检剔表(Censor Table)。

(12)格式化相关性矩阵(Format Correlation Matrix)。

(13)使用变量集(Use Variable Sets)。

(14)显示所有变量(Show All Variables)。

(15)创建文本输出(Create Text Output)。

(16)拼写(Spelling)。

(17)处理数据文件(Process Data Files)。

(18)运行脚本(Run Script)。

(19)修改表外观(Modify Table Appearance)。

(20)修改输出标题(Modify Output Titles)。

(21)生产设施(Production Facility)。

(22)地图转换实用程序(Map Conversion Utility)。

1.3.2.9 扩展(Extensions)

(1)扩展中心(Extension Hub)。

(2)安装本地扩展束(Instll Local Extension Bundle)。

（3）扩展的定制对话框构建器（Custom Dialog Builder for Extensions）。

（4）本福兹法分析（Benfords Lawv 8）。

（5）实用程序（Utilities）。

（6）描述统计示例（Descriptive Statistics Example）。

1.3.2.10　窗口（Window）

可进行窗口的排列、选择和显示等操作。

（1）拆分（Split）。

（2）将所有窗口最小化（Minimize All Windows）。

（3）转至指定的查看器窗口（Go to Designated Viewer Window）。

（4）转至指定的语法窗口（Go to Designated Syntax Window）。

（5）重置对话框大小和位置（Reset Dialog Sizes and Positions）。

1.3.2.11　帮助（Help）

帮助文件的调用、查询和显示等。

（1）主题（Topics）。

（2）SPSS 技术支持（SPSS Support）。

（3）SPSS 论坛（SPSS Forums）。

（4）IBM SPSS Statistics Community。

（5）PDF 格式的文档（Documents in PDF Format）。

（6）命令语法参考（Command Syntax Reference）。

（7）关于（About）。

（8）诊断工具（Diagnostic Tool）。

（9）提供反馈（Give Feedback）。

（10）报告问题（Report an Issue）。

1.3.3　SPSS 的结果输出窗口的菜单

可以利用编辑（Edit）菜单项的各种功能进行编辑，即可以进行选择、删除、移动、拷贝、修改、查找等操作。该窗口的结果可以直接拷贝至 Microsoft Office 文件中。结果输出窗口也有 11 个主菜单，分别为：

（1）文件操作（File）：完成文件的调入、存储、显示和打印等操作。

（2）文件编辑（Edit）：完成文本或数据内容的选择、拷贝、剪贴、寻找和替换等操作。

（3）查看编辑（View）：完成文本或数据内容的状态栏、工具栏、字体等功能的操作。

（4）数据（Data）：对数据进行标识、重构等。

（5）格式转换（Transform）：完成对输出结果的格式编排功能操作。

（6）统计分析（Analyze）：完成一系列统计分析方法的选择与应用的操作。

（7）统计图表（Graphs）：完成统计图表的建立与编辑操作。

（8）实用程序（Utilities）：完成有关命令解释、字体选择、文件信息、定义输出标题和窗口设计等的操作。

（9）扩展（Extensions）：安装本地扩展束。

（10）窗口控制（Window）：可进行窗口的排列、选择和显示等操作。

（11）帮助（Help）：完成帮助文件的调用、查询和显示等操作。

1.3.4　SPSS 的帮助系统

SPSS 的帮助系统有以下两种形式。

（1）主窗口的帮助（Help）菜单：在软件运行的任何时候，点击"帮助"（Help）菜单相关的子菜单，可得到所需的各种帮助。

（2）各种对话框中的帮助（Help）按钮：在具体操作过程中，当弹出某一对话框时，一般总有帮助（Help）按钮，点击该按钮，用户可得到这一对话框选项的详细帮助。

1.3.5　SPSS 的系统参数设置

系统初始状态和系统默认值的设置是通过"选项"（Options）对话框完成的，"选项"（Options）功能项在"编辑"（Edit）菜单中。参数与状态设置生效的时间不同，有的在"应用"（按 Apply 钮）后立即生效，有的则要在下次启动 SPSS 时才有效。但无论何时生效，只要生效，设定的状态或参数即代替了原来系统给定的默认值。

鼠标单击主菜单的"编辑"（Edit）菜单项展开下拉菜单，在下拉菜单中选择最后一项——选项（Options），打开相应的对话框，在"选项"（Options）对话框中进行系统状态、参数的设置。

SPSS 的系统参数设置窗口如图 1.4 所示。

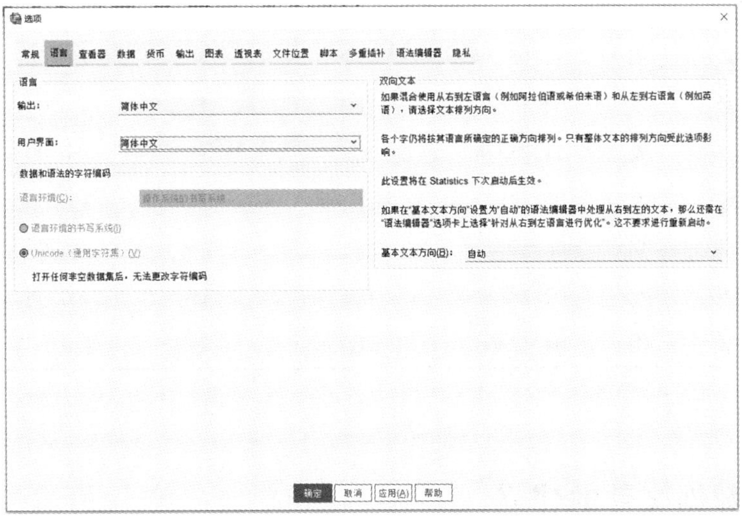

图 1.4　"选项"对话框

第2章

SPSS 数据文件的建立与编辑

数据管理是 SPSS 的重要组成部分,也是对数据进行统计分析的基础。在对数据分析之前必须先建立数据文件,将收集到的各种信息、数据输入计算机中。SPSS 具有建立数据文件的功能,在 SPSS 中建立数据文件分两步:第一步,在变量视图(Variable View)中建立数据文件的格式(定义变量名、类型、宽度等),第二步,是在数据视图(Data View)中,向建立好格式的数据文件中输入数据。现以某单位人事档案工资表为例说明建立数据文件的基本方法。某单位人事档案工资表见表2.1。

表 2.1　某单位人事档案工资表

编号	姓名	性别	出生年月	职称	婚否	工资	奖金
(x1)	(x2)	(x3)	(x4)	(x5)	(x6)	(x7)	(x8)
0101	李莉娟	女	01/12/78	助工	F	230.50	30.00
0102	王万宏	男	12/23/60	高工	T	500.00	50.00
0103	张华卫	男	07/01/70	工程师	T	240.00	60.00
0104	赵斌	男	11/05/54	高工	T	350.00	80.00
0105	梁萍	女	03/12/79	助工	F	210.00	20.00
0201	王兰香	女	11/23/78	工人	F	230.00	34.00
0202	黄丽丽	女	05/12/67	工程师	T	350.00	40.00
0203	王永歌	男	06/29/72	助工	F	240.00	25.00
0204	许艳艳	女	02/28/64	高工	F	490.00	30.00
0205	李建辉	男	04/12/68	工程师	T	340.00	40.00

2.1　数据文件的建立

执行"开始"|"程序"|"IBM SPSS Statistics"命令,启动 SPSS,或双击桌面上的"IBM SPSS Statistics"快捷图标即可启动 SPSS 软件并显示数据编辑窗口(IBM SPSS Statistics

Data Editor)。数据编辑窗口有两个标签,一个是变量视图(Variable View),另一个是数据视图(Data View)。变量视图用于定义和编辑变量的数据格式,数据视图用于输入数据。

2.1.1　定义数据文件格式

单击"变量视图"(Variable View)标签,打开变量视图窗口,系统出现定义变量的 11 种选项,分别为名称、类型、宽度、小数位数、标签、值、缺失、列、对齐、测量和角色,功能如下:

(1)名称(Name):变量名栏,在该栏输入变量名。本例,定义 x1、x2、x3、x4、x5、x6、x7、x8 等 8 个变量为变量命名,见图 2.1,变量命名应该遵循如下原则:

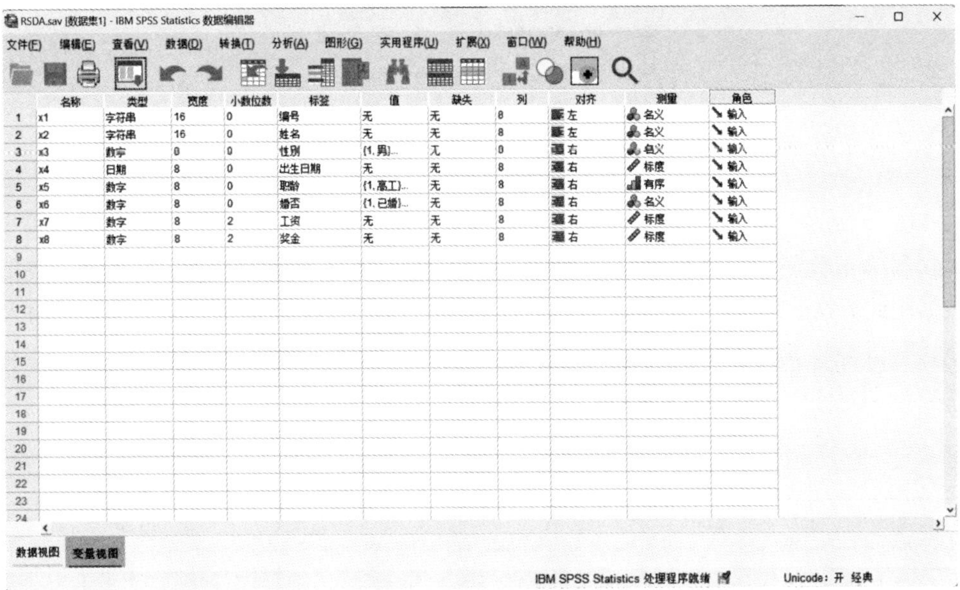

图 2.1　变量视图

1)变量名不多于 8 个字符。也可使用 4 个汉字,但由于汉字在变量输入与处理方面有诸多不便,一般不建议使用汉字。

2)首字符应该是英文字母或汉字,其后可为字母或数字及除了"?"、"!"和" * "以外的字符。但圆点"."不能出现在变量名尾。

3)变量名不能使用 SPSS 的关键字(保留字)。如 ALL、AND、OR、NOT、EQ、GE、LE、LT、NE、TO、WITH 及一些常用的符号等。

4)系统中不区分变量名中的大小写字符。例如 ABCD 与 abcd 被认为是同一变量。

(2)类型(Type):变量类型。默认变量类型为数值型(Numeric),单击数值(Numeric)右侧的小按钮,可打开变量类型对话框,改变变量类型,变量类型有 9 种。

1)数值(Numeric):标准数值型变量,见图 2.2,系统默认为数值型;总长度为 8,小数位数为 2。系统的默认长度可以从编辑(Edit)菜单中的选项(Options)命令中重新设置。

2)逗号(Comma):带逗号的数值型变量;默认总长度为 8,小数位数为 2。其值在显示时,整数部分自右向左每三位用一个逗点作分隔符,圆点做小数点,如 12,345.00,输入时逗点可不输入。

3）点（Dot）：带圆点的数值型变量；默认总长度为8，小数位数为2。显示时与逗号（Comma）相反，其值在显示时，整数部分自右向左每三位用一个圆点作分隔符，逗点做小数点。

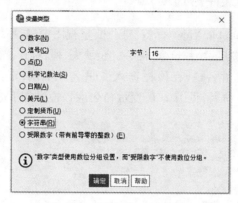

图2.2　"变量类型"对话框

4）科学记数法（Scientific notation）：默认总长度为8，小数位数为2。对于很大或很小的数据用此方法表示，指数的字母可以用E，也可以用D，也可省略，如：12345可输入为1.2345E4、12345、1.2345D4、1.2345E+4、1.2345+4，但显示值为1.2345E+04。

5）日期（Date）：日期型变量，有34种表示方法，见表2.2和图2.3。

表2.2　日期型变量格式

格式	说明	格式	说明
dd-mmm-yyyy	日日-月月月-年年年年	dd-mmm-yyyy hh:mm	日日-月月月-年年年年 时时:分分
dd-mmm-yy	日日-月月月-年年	dd-mmm-yyyy hh:mm:ss	日日-月月月-年年年年 时时:分分:秒秒
mm/dd/yyyy	月月/日日/年年年年	dd-mmm-yyyy hh:mm:ss.ss	日日-月月月-年年年年 时时:分分:秒秒.百分秒
mm/dd/yy	月月/日日/年年	yyyy-mm-dd hh:mm	年年年年-月月-日日 时时:分分
dd.mm.yyyy	日日.月月.年年年年	yyyy-mm-dd hh:mm:ss	年年年年-月月-日日 时时:分分:秒秒
dd.mm.yy	日日.月月.年年	yyyy-mm-dd hh:mm:ss.ss	年年年年-月月-日日 时时:分分:秒秒.百分秒
yyyy/mm/dd	年年年年/月月/日日	mm:ss	分分:秒秒
yy/mm/dd	年年/月月/日日	mm:ss.as	分分:秒秒.百分秒
yyddd	年年日数	hh:mm	时时:分分

续表2.2

格式	说明	格式	说明
yyyyddd	年年年年日数	hh:mm:ss	时时:分分:秒秒
qQyyyy	季度 Q 年年年年	hh:mm:ss.ss	时时:分分:秒秒.百分秒
qQyy	季度 Q 年年	ddd:hh:mm	日数:时时:分分
mmmyyyy	月份年年年年	ddd hh:mm:ss	日数:时时:分分:秒秒
mmmyy	月份年年	ddd hh:mm:ss.ss	日数:时时:分分:秒.百分秒
wwWKyyyy	周数 WK 年年年年	Monday,Tuesday…	星期几
wwWKyy	周数 WK 年年	Mon,Tue,Wed…	星期几的缩写
		Januaey,February…	月份
		Jan,Feb,Mar	月份缩写

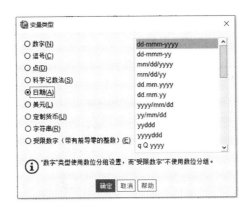

图2.3　"变量类型"对话框日期格式

6)美元(Dollar):货币型变量,默认总长度为8,小数位数为2。其值在显示时有效数字前有"$",用逗点做分隔符。输入时可不带"$",系统自动加上。如输入12345.67系统自动显示:$12,345.67,有12种表示方法,见表2.3和图2.4。

表2.3　美元型变量格式

格式位数	总长度	小数位	格式位数	总长度	小数位
$ #	2	0	$ ###,###	8	0
$ ##	3	0	$ ###,###.##	11	2
$ ###	4	0	$ ###,###,###	12	0
$ ###.##	7	2	$ ###,###.###.##	15	2
$ #,###	6	0	$ ###,###,###,###	16	0
$ #,###.##	9	2	$ ##,###,###,###.##	19	2

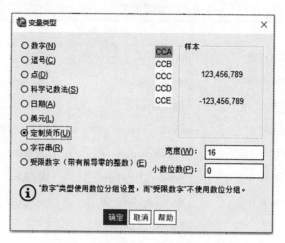

图2.4 "变量类型"对话框美元格式

7)定制货币(Custom currency):自定义型变量,是由用户利用编辑(Edit)菜单的选项(Options)功能定义的,一般用于货币符号等的设置,见图2.5。

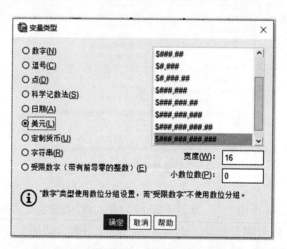

图2.5 "变量类型"对话框自定义货币格式

其中:CCA、CCB、CCC、CCD、CCE 是用户自己定义的 5 种自定义格式,CC 为自英文定义货币型的首字母,A ~ E 为编号。如定义 CCA 的格式为¥1,234.56RMB 等。可在"编辑"(Edit)菜单的"选项"(Options)命令中,见图2.6,打开"货币"(Currency)选项卡,进行设置,其中全部数值(All Values)用于设置首(前缀)(Prefix)、尾(后缀)(Suffix)字符,"负数"(Negative Value)栏用于设置负数的首(Prefix)、尾(Suffix)字符,系统默认负数的首字符是"-"。十进制分隔符(Decimal Separator)栏用于设置小数点的符号,默认为句点(Period),也可定义为逗号(Comma)。

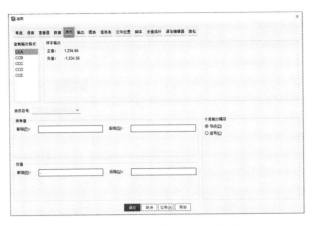

图 2.6 "选项"对话框(货币格式)

8)字符串(String):字符型变量,有任何可以显示的字符组成,可以是汉字或字符,宽度 1～255,作为常量时应用单引号' '、双引号" "括起。注意应为英文引号。

一般地,为便于数据统计,变量类型应定义为数值型。

9)受限数字(Restricted Numeric):值限于非负整数的变量。在显示值时,填充先导 0 以达到最大变量宽度。可以以科学记数法输入值。

(3)宽度(Width)与小数位数(Decimals):根据每个变量数据的大小(最大数)及保留小数点的位数,定义变量的总宽度、小数点位数。总宽度包括小数点位数,但不包括小数点本身。如:12345.67。宽度定义为 7 位,2 位小数。应该再次强调的是,宽度是变量内容的宽度,而不是变量本身的宽度。本例中,定义性别为数值型变量、小数为 0。

(4)标签(Label):为了便于标示变量,对变量的含义进行进一步说明常常需要用汉字表示,变量的内容,如 x3 变量的标签为"性别"。其最大长度为 255 个字符。给变量加上标签后,在数据窗口鼠标指向变量时,变量名下会显示标签。在对数据分析后出现的结果输出窗口中,凡是出现变量名的地方均用变量标签来表示。

(5)值(Values):对 x3(性别)及 x5(职称)变量,对变量的可能取值进行进一步的说明,通常仅对分类变量取值的指定值标签。当变量值是有限数据时,对这些数据输入时尽量用代码输入,以加快输入速度、方便数据处理。如性别中"男"可输入"1"(或 M),"女"可输入"2"(或 F),职称也与此类似。结果输出时为了便于识别,可以使用数值标签,定义输入值的含义。默认没有数值标签无(None),要改变,可按以下步骤:

1)单击"无"(None)后的小按钮,弹出"值标签"(Value Label)对话框,在上面的"数值"(Value)栏中输入变量值,如"1",在下面的"值标签"(Label)栏中输入标签如"男",单击"+"按钮,同理可输入其他数值说明。x3 中"1"为"男","2"为"女"。

2)单击"确定"(OK)按钮。这样凡是在结果中性别是"1"的地方都会用"男"代替,性别是"2"的地方都会用"女"代替。见图 2.7。

如要在数据视图(Data View)中显示变量值用数值标签表示,则可执行"视图(View)菜单|数值标签(Value label)"命令,如对性别变量值标签定义完毕后,则输入 1 时将显示

"男",2 时显示"女",也可通过单击"值"标签右侧的按钮,在弹出的下拉列表框中选择其他值,用于对输入值的修改。但变量中存放的数值仍然是其原值,这里是 1 和 2。

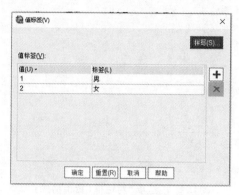

图2.7　"值标签"对话框

(6)缺失值(Missing):缺失值有两种类型,一种是用户定义的缺失值。由于调查数据资料时(如测量人群生长发育情况),某项数据(如身高)没有调查,数据收集错误(调查表上填写数据错误,如身高误写为300CM),或输入数据完毕后发现一些数据不符合逻辑等。可以将这些数据定义为遗漏值或称缺失值、缺省值,对数据进行分析时,系统将不分析这些数据,使该项其他数据有效,用户可以定义以下 3 种缺失值。

1)无缺失值(No missing values):无须定义缺失值,即除了默认的缺失值外,不设缺失值,这是默认方式。

2)离散缺失值(Discrete missing values):可定义 1~3 个离散的单一数为缺失值;如有效范围为 1~7,缺失值可定义为 0,8,9。

3)范围加上一个可选的离散缺失值(Range plus one optional discrete missingvalue):定义指定某一范围为缺失值,同时指定另外一个不在这一范围内的离散单一数为缺失值,如可定义性别中 3~9 及 0 为缺失值,见图2.8。

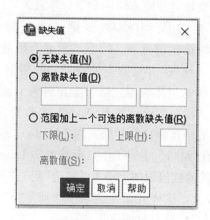

图2.8　设置遗漏值

另一种是系统缺失值,指在数据输入时某项数据由于没有输入(如按回车键跳过某项数据)或输入不合逻辑的数据(如数值型数据输入一个英文字符),系统默认缺失值为"."。系统缺失值无须定义。

缺失值定义后,在进行数据统计时默认不参加计算。这样会产生数据例数不一的情况,对数值型及日期型数据,为保持数据完整性,系统提供了 5 种不同替代缺省值的方法。

①选择主菜单的"转换(Transform)丨替换缺失值(Replace Missing Values…)"命令,打开"替换缺失值"对话框。

②在左侧变量列表框中选择要转换缺失值的变量,方法与 Windows 中选择文件方法类似,要选择一个变量单击某变量,要选择多个连续变量,可单击第一个变量,然后按 Shift 键后单击最后一个变量,或用鼠标拖动的方法选择;要选择多个不连续变量,可单击第一个变量,然后按 Ctrl 键后单击其他要选择的变量。

③变量选择完后,单击对话框中间的右向箭头按钮。将选择变量选择到"新变量"(New variables)框中。

④在"名称和方法"框(Name and Method)选择新变量名称和方法。

默认变量名为变量名后加下划线表示。如 x8,新变量为 x8_1。

默认方法(Method)为使用该变量的均数替换缺失值,也可以使用其他。x8_1 变量中数值为将缺失值用均数替换,其他值不变。替换缺失值的方法(Method)有 5 种,如图 2.9。

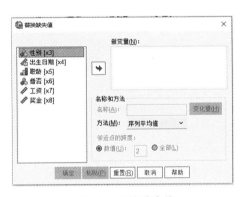

图 2.9　替换缺失值

①序列平均值(Series mean),将缺失值替代为均数(默认)。

②临近点的平均值(Mean of nearby points),用临近点有效数值的均数替换缺失值。

③临近点的中间值(Median of nearby points),用临近点有效数值的中位数替代缺失值。

④线性插值(Linear Interpolation),用线性插值法替代缺失值。如果序列的第一个或最后一个值是缺失值,则不被替代。

⑤邻近点的线性趋势(Linear trend at point),用点的趋势替换缺失值。当前序列将根据与从 1 到 n 的变量进行回归,缺失值将被替换成预测值。

(7)列(Columns):定义变量值的列显示宽度,默认宽度为8,用户根据需要可进行调整。

(8)对齐(Align):字符对齐方式,有三种选择项:靠左(Left),向左对齐;靠右(Right),向右对齐;居中(Center),居中对齐。默认字符型数据左对齐,其他数据为向右对齐,用户可单击右侧的下拉列表中选择一种对齐方式。

(9)测量(Measure)数据测度选项:测度是指按照某种法则给现象、事物或事件分派一定的数字或符号,通过测度来刻画事物的特征或属性。有以下三种类型选择。

1)标度(Scale):定比测度或比率测度,为连续型变量,表示间隔测度的变量和表示比值的变量,如身高、体重等。

2)有序(Ordinal):定序测度或顺序测度,为有序分类变量,用于表示有顺序的等级变量,如文化程度、职称、考试排名等。变量值可以是数值型,也可以是字符型。

3)名义(Nominal):定类测度,或名义测度,为标称变量,是分类变量的一种,可以是数值型变量,也可以是字符型变量,如性别、宗教信仰、党派等,没有顺序大小之分。

测度的确定与许多统计分析过程以及图形过程有密切关系。在这些过程中系统需要区分变量是定比测度或分类变量。后两种只作为分类变量对待。如该统计过程没有要求,则按系统默认数值型自动按刻度型(Scale),字符型自动按名义测度(Nominal)也可。

本例,x3(性别)可定义为名义型(Nominal)类型变量。x5(职称)为有序型(Ordinal)类型变量。见图2.10。

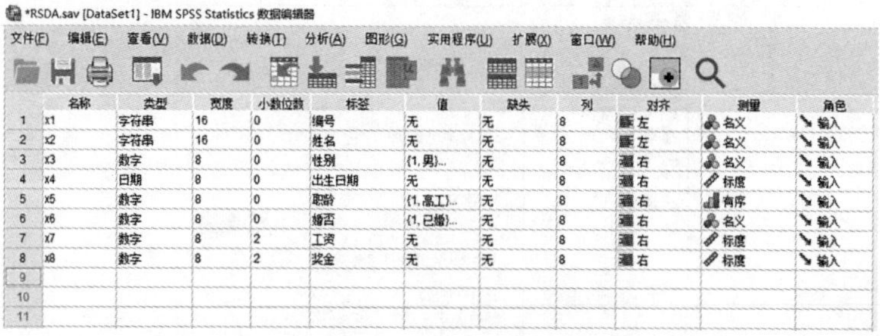

	名称	类型	宽度	小数位数	标签	值	缺失	列	对齐	测量	角色
1	x1	字符串	16	0	编号	无	无	8	左	名义	输入
2	x2	字符串	16	0	姓名	无	无	8	左	名义	输入
3	x3	数字	8	0	性别	{1, 男}...	无	8	右	名义	输入
4	x4	日期	8	0	出生日期	无	无	8	右	标度	输入
5	x5	数字	8	0	职龄	{1, 高工}...	无	8	右	有序	输入
6	x6	数字	8	0	婚否	{1, 已婚}...	无	8	右	名义	输入
7	x7	数字	8	2	工资	无	无	8	右	标度	输入
8	x8	数字	8	2	奖金	无	无	8	右	标度	输入
9											
10											
11											

图2.10 x3与x5的变量类型

2.1.2 数据录入

将变量定义完毕,单击窗口下端的“数据视图”(Data View)标签,定义的变量会自动出现在窗口上端,将表2.1中的数据依次录入。

(1)在定义变量之后,数据编辑窗口形成了一个数据文件的二维表格,表格的顶部标有定义的变量名,表格的左侧有观察值(case)的序号(黑色的说明已输入数据,灰色的说明没有数据被输入)。

(2)一个变量名和一个观察序号就对应了二维表格中的一个单元格。输入数据时可按变量(列式)输入数据,也可按序号(记录、行式)输入数据,默认按变量输入数据。

（3）输入数据时，单击鼠标左键，把插入点定位到第一个单元格，使该单元格为当前操作的单元格，输入该变量的第一个值，按回车键；当前操作单元格下移到同变量下一个单元格，输入第二个值，以此方法把该变量值输完。如按观察序号（记录）输入数据，可在一个单元格输完数据后按"Tab"键，输入同一观察序号（记录）的下一变量值，输入数据时，可利用上、下、左、右光标键，或单击鼠标将光标移到插入点定位到某一单元格，并在其中输入或编辑数据。

2.1.3　文件的保存

第一次保存文件时，单击"文件"（File）菜单中的"另存为"（Save As）命令或工具上的"保存"按钮，系统会弹出"将数据另存为"（Save Data As）对话框，如图 2.11，系统给出47 种保存的格式供选择，分述如下（括号内为扩展名）：

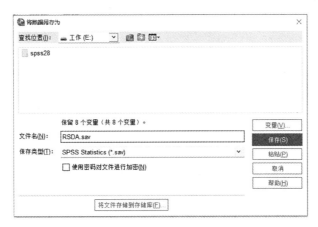

图 2.11　"将数据另存为"对话框

（1）SPSS Statistics（∗.sav）：IBM SPSS Statistics 建立的数据文件。

（2）SPSS Statistics 压缩（∗.zsav）：压缩的 IBM SPSS Statistics 格式。

（3）SPSS Statistics 本地编码（∗.sav）：在 Unicode 方式下，此选项以当前语言环境代码页字符编码保存数据文件。在代码页方式下，此选项不可用。

（4）SPSS 7.0（∗.sav）：7.0 版格式。7.0 版和较早版本的 Windows 版可以读取以7.0 版格式保存的数据文件，但是不包括已定义的多响应集或 Data Entry for Windows 信息。

（5）SPSS/PC+（∗.sys）：SPSS/PC+格式。如果数据文件包含的变量多于 500 个，将仅保存前 500 个。对于具有多个已定义用户缺失值的变量，将把其他的用户缺失值记录到第一个已定义用户缺失值中。此格式只在 Windows 操作系统上可用。

（6）可移植格式（∗.por）：可移植格式。其他版本的 IBM SPSS Statistics 以及其他操作系统上的版本都可以读取此格式。变量名称限制为八字节，并自动转换成唯一的八字节名称（如果必要）。在多数情况下，不再需要以便携格式保存数据，因为 IBM SPSS Statistics 数据文件应该独立于平台/操作系统。您无法在 Unicode 方式下以可移植文件来保存数据文件。请参阅一般选项主题以获取更多信息。

（7）制表符定界（＊.dat）：用制表符分隔值的文本文件。（注：嵌入在字符串值中的制表符将作为制表符保留在制表符分隔文件中。不对嵌入值中的 Tab 字符和分隔值的 Tab 字符进行区分。）您可以使用 Unicode 编码或本地代码页编码保存文件。

（8）逗号界定（＊.csv）：用逗号或分号分隔值的文本文件。如果当前 IBM SPSS Statistics 小数指示符为句点，则用逗号分隔各值。如果当前小数指示符为逗号，则用分号分隔各值。您可以使用 Unicode 编码或本地代码页编码保存文件。

（9）固定 ASCLL（＊.dat）：固定格式的文本文件，对所有变量使用缺省的书写格式在变量字段之间没有 tab 或空格。您可以使用 Unicode 编码或本地代码页编码保存文件。

（10）Excel 2.1（＊xls）：Microsoft Excel 2.1 电子表格文件。最大变量数为 256，最大行数为 16 384。

（11）Excel 97 到 2003（＊.xls）：Microsoft Excel 97 工作表。最大变量数为 256；将删除前 256 个变量后面的任何其他变量。如果数据集包含 65 356 个个案，在工作表中创建多页。

（12）Excel 2007 到 2010（＊xlsx）：Microsoft Excel 2007 XLSX 格式工作表。最大变量数为 16 000；删除超过 16 000 的任何其他变量。如果数据集包含一百万个个案，在工作表中创建多页。

（13）1-2-3 R3.0（＊.wk3）：Lotus3.0 版本的数据格式文件。

（14）1-2-3 R2.0（＊.wk1）：Lotus2.0 版本的数据格式文件。

（15）1-2-3 R1.0（＊.wks）：Lotus1.0 版本的数据格式文件。

（16）SYLK（＊.slk）：Microsoft Excel 和 Multiplan 电子表格文件的符号链接格式。

（17）dBASEIV（＊.dbf）：dBASE Ⅱ Ⅲ Ⅳ版本的文件。

（18）dBASEⅢ（＊.dbf）：dBASE Ⅱ Ⅲ Ⅲ版本的文件。

（19）dBASE Ⅱ（＊.dbf）：dBASE Ⅱ Ⅲ Ⅱ版本的文件。

（20）SAS V6 Windows 版（＊.sd2）：用于 Windows/OS2 的 SAS V6 文件格式。

（21）SAS V6 UNIX 版（＊.ssd01）：用于 UNIX（Sun、HP、IBM）的 SAS V6 文件格式。

（22）SAS V6 Alpha/OSF 版（＊.ssd04）：用于 Alpha/OSF（DEC UNIX）的 SAS V6 文件格式。

（23）SAS V7-8 Windows 短扩展名（＊.sd7）：SAS V7-8 for Windows 短文件名格式。

（24）SAS V7-8 Windows 长扩展名（＊.sd7bdat）：SAS V7-8 for Windows 长文件名格式。

（25）SAS V7-8 UNIX 版（＊.sd7bdat）：SAS V8 UNIX 版。

（26）SAS V9+Windows 版（＊.sas7bdat）：SAS V9 Windows 版。您可以使用 Unicode（UTF-8）或本地代码页编码保存。

（27）SAS V9+UNIX 版（＊.sas7bdat）：SAS V9 UNIX 版。您可以使用 Unicode（UTF-8）或本地代码页编码保存。

（28）SAS 传输（＊.xpt）：SAS 传输格式文件。

（29）Stata V4-5（＊.dta）。

（30）Stata V6（∗.dta）。

（31）Stata V7 Intercooled 版（∗.dta）。

（32）Stata V7 SE 版（∗.dta）。

（33）Stata V8 Intercooled 版（∗.dta）。

（34）Stata V8 SE 版（∗.dta）。

（35）Stata V9 Intercooled 版（∗.dta）。

（36）Stata V9 SE 版（∗.dta）。

（37）Stata V10 Intercooled 版（∗.dta）。

（38）Stata V10 SE 版（∗.dta）。

（39）Stata V11 Intercooled 版（∗.dta）。

（40）Stata V11 SE 版（∗.dta）。

（41）Stata V12 Intercooled 版（∗.dta）。

（42）Stata V12 SE 版（∗.dta）。

（43）Stata V13 Intercooled 版（∗.dta）。

（44）Stata V13 SE 版（∗.dta）。

（45）Stata V14 Intercooled 版（∗.dta）。

（46）Stata V14 SE 版（∗.dta）。

所有文件（∗.∗）。

注：SAS 数据文件名称的最大长度为 32 个字符。不允许使用空格以及除下划线（"_"）以外的非字母数字字符，并且名称必须以字母或下划线开头，后面可以跟有数字。

本例中，选择 SPSS 数据文件格式 SPSS（∗.sav），并选择路径[可事先在 C 盘建立一个名为自己名字（如 DATA 命名的文件夹，也可单击该窗口中的"创建新文件夹"按钮）和文件名"RSDA.sav"]，单击对话框中的（保存 Save）即可，数据编辑窗口标题栏上出现文件名。数据保存时可单击"变量"（Variables）按钮打开"将数据另存为：变量"（Save Data As：Variables）对话框。在"保留"（Keep）列可选择需要保存的变量（打√号），也可选择"保存所有"（Keep all）变量或"去除所有"（Drop all）变量的保存。单击"继续"（Continue）返回"另存为"（Save Data as）对话框。

如果是一个保存过的数据文件，要存盘文件，单击保存命令不会弹出另存为对话框，要换名存盘，可选择"File"（文件）菜单中的"另存为"（Save Data）命令，打开"另存为"对话框。

2.1.4　文件的打开

单击"文件"（File）菜单中的"打开"（Open）子菜单，选择"数据"（Data）选项，出现"打开数据"（Open Data）对话框，如图 2.12，对话框中出现以下列 13 种选项，分述如下（括号内为扩展名）：

（1）SPSS Statistics（∗.sav，∗.zsav）：IBM SPSS Statistics 建立的数据文件，默认文件类型。

（2）SPSS/PC+（∗.sys）：SPSS/PC 或 SPSS/PC plus 建立的数据文件。

（3）Portable（∗.por）：一种 ASCII 码文件。

（4）Excel（＊.xls，＊.xlsx，＊.xlsm）：Excel 的数据格式文件。

（5）CSV（＊.csv）：csv 格式的数据文件。

（6）Text（＊.txt，＊.dat，＊.csv，＊.tab）：纯文本文件。

（7）SAS（＊.sas7bdat，＊.sd7，＊.sd2，＊.ssd01，＊.ssd04，＊.xpt）：SAS 的数据格式文件。

（8）Stata（＊.dta）：Stata 的数据格式文件。

（9）dBase（＊.dbf）：dBase 文件。

（10）Lotus（＊.w＊）：Lotus 文件。

（11）Sylk（＊.slk）：多种扩展电子表格的文件。

（12）All supported data types：所有支持的数据类型文件。

（13）All Files（＊.＊）：所有文件。

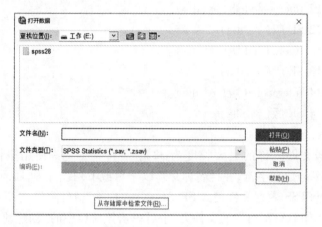

图 2.12　打开文件

本例中选择 SPSS Statistics（＊.sav，＊.zsav），给出路径名（如 C 盘 spss 文件夹）及文件名后（RSDA.SAV），单击对话框中的"打开"（Open）选项，即可打开目标文件。

如要打开最近打开过的数据文件，可以在"文件"（File）菜单下端的"最近使用的文件"（RECENTLY USED DATA）菜单中选择。打开其他文件（程序文件、结果文件）可在最近使用过的文件（RECENTLY USED FILES）中选择。

2.2　数据文件的编辑与管理

对数据进行处理时，每种统计分析方法都需要数据具有一定的格式，因此需要对原来的数据文件进行编辑加工，它包括变量的增加和删减，观察值的增加和修改，数据的定位、排序，对数据进行转换或重新编码等。

2.2.1 增加新的变量(Insert Variable)

(1)如果要在某一处增加一个新变量,可先切换到变量视图(Variable View),然后把插入点定位于该处。

(2)单击"编辑"(Edit)菜单中的"插入变量"命令(Insert Variable)。如单击 x5(职称)变量行的任一个单元格,然后单击"编辑"(Edit)菜单中的"插入变量"(Insert Variable)子菜单命令,系统自动插入一个新的变量,默认插入的第一个变量名为 VAR00001,如插入第二个变量则为 VAR00002,用户可以定义其名字(Name)类型(Type)、宽度(Width)等项目。变量插入后在数据视图输入数据,见图 2.13,如为 VAR00001,更名为 age(年龄)。

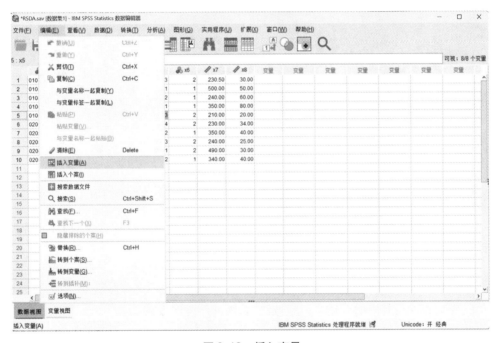

图 2.13 插入变量

(3)也可在数据视图中用类似方法插入变量,但默认类型为数值型(Numeric),需到变量视图(Variable View)修改其类型(Type)、宽度(Width)等格式。

(4)如要增加多个同格式变量,可先选中原变量(如 x8),选择"编辑"(Edit)菜单中的"复制"(Copy)变量命令,将变量格式复制到剪切板,然后单击"编辑"(Edit)菜单中的"粘贴变量"(Paste Variables)项,打开"粘贴变量"(Paste Variables)对话框。

2.2.2 修改变量格式

要修改变量名(Name)、类型(Type)、宽度(Width)、小数位(Decimals)等格式可单击"变量视图"(Variable View)标签,单击需修改格式单元格进行修改。如可将 x3(性别)类型变为"String"(字符)型,见图2.14。

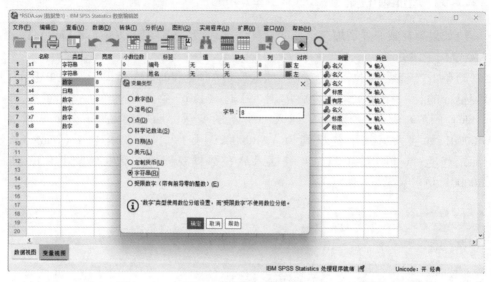

图2.14　修改变量格式

2.2.3　删除变量

(1)在变量视图(Variable View)中单击待删变量的序号(位于变量行首),此时整个变量列被选中,呈反像显示(黑底白字)。

(2)然后单击"编辑"(Edit)菜单中的"清除"(Clear)命令或按键盘中的 Delete 键,该列即被删除。

(3)也可在数据视图中单击变量名,选中变量列,执行"编辑"(Edit)菜单中的"剪切"(Cut)命令或"清除"(Clear)命令,或按 Delete 键删除变量。

注:变量删除后其中的数据将一起被删除,因此删除时要确认。

2.2.4　移动变量位置

(1)在变量视图中(Variable View)中单击要移动变量所在行的行号(如 x5 前的5),选中要移动的变量行。

(2)将鼠标指向变量名前的行号(5)拖动到需要的位置(x8 下面最后处),则将变量移动到需要的位置。

(3)数据视图(Data View)中单击变量名,选中变量列,拖动鼠标到目标位置处。

2.2.5　浏览数据

(1)在数据视图(Data View)中,看到输入的数据,如果变量或观察值在一个窗口显示不完全,可使用垂直及水平滚动条移动到所需位置(或 Pageup、Pagedown)。

(2)当变量较多时,由于移动使一般位于前面的标志变量(如编号、姓名)移出屏幕之外,可选中这些变量(方法是在数据视图中通过拖动鼠标选定变量),再单击鼠标右键,在弹出的快捷菜单中选择"锁定选定的列"(Pin Selected Columns)命令,则这些列将不移出屏幕之外。运用同样的方法,选择"撤销锁定"(Undo Pinning)则可取消锁定。

(3)单击"查看"(View)菜单中的"数据"(Data)命令或按 Ctrl+T,可转换到数据视图,此时"视图|数据"(View|Data)菜单变为"视图|变量"(View|Variable),单击它或按 Ctrl+T 可转换为变量视图。

(4)执行"查看|字体"(View|Fonts)命令,打开字体对话框,可改变显示字符的字体、字号、字形等。

(5)执行"查看|网格线"(VIEW |GRID LINES)命令(前面有"√"为选定),可"设置或取消"栅格。

(6)执行"查看|数值标签"(VIEW |VALUE LABELS)命令(前面有"√"为选定),可"设置或取消"数值标签的显示,如上例设置性别变量中的 1…男,2…女数值标签。如选定,则性别栏中的变量值为"1"的地方显示为"男","2"的地方显示为"女"。如图 2.15。

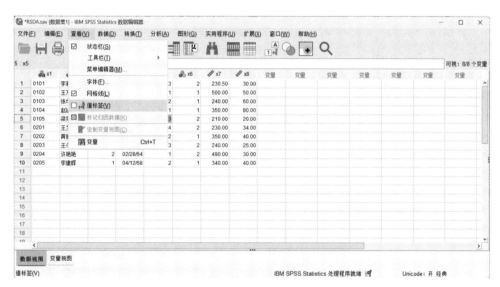

图 2.15　视图菜单

2.2.6　观察值的修改

如果数据输入错误,单击该单元格,激活这个单元格,使它成为当前操作单元格,可重新输入数据;双击该单元格,可修改单元格中内容。可用上下左右光标键或垂直滚动条、水平滚动条来查找要修改的数据,也可直接搜索某一观察序号(记录)。记录号在数据编辑窗口的左端为流水号,是输入数据时系统自动产生的,用户不需建立。对观察值的修改同样也可使用复制粘贴的方法,操作之前,选定需要操作的单元格。

(1)选定单元格

1)选定一个单元格。在该单元格上单击鼠标左键。如单击观测值号则选定该行观测值。

2)选定连续多个单元格。先选定一个单元格,然后再在最后一个单元格上按 Shift 键同时单击鼠标左键,则可选定两个单元格之间的矩形区域。也可用鼠标拖动的方法选定矩形区域。先选定第一个观测值行号,再按 Shift 键单击最后一个观测值号则选定几行观测值。

3)选定不连续的几行观测值。先选定第一个观测值行号,按 Ctrl 键选定其他观测值行号,则几行观测值被选定。

(2)复制单元格或观测值

1)选定需要复制的单元格或观测值,如图 2.16 所示。

2)单击"编辑"(Edit)菜单中的"复制"(Copy)命令;单击鼠标右键,从快捷菜单中选择"复制"(Copy)命令;使用 Ctrl+C 快捷键将选定内容复制到剪贴板。

3)选定数量相等的单元格或观测值行。执行"编辑"(Edit)菜单中的"粘贴"(Paste)命令,单击右键从弹出的快捷菜单中选择"粘贴"(Paste)命令,执行 Ctrl+V 快捷命令。

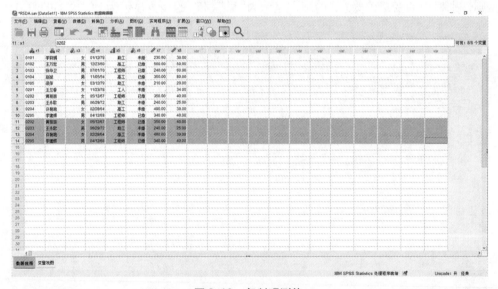

图 2.16 复制观测值

(3)移动单元格或观测值。与复制类似,执行移动操作时将复制(Copy)换成剪切(Cut)即可。

2.2.7 案例定位(Go To Case)

如果数据量很大,查找某一个观察值就很有必要。例如,想要查找第 8 号观察值,操作如下:

(1)单击"编辑"(Edit)菜单中的"转到个案"(Go To Case)子菜单,系统出现"转到"对话框。见图 2.17。

(2)输入要查找的观察值的编号 8,单击"跳转"按钮(GO),系统就会定格在第 8 个观察值和行头。

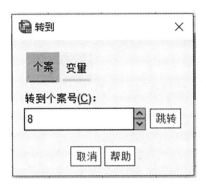

图 2.17　"转到"对话框

2.2.8　在指定变量中查找数据

（1）打开数据文件 RSDA.sav，单击鼠标左键，将插入点定位于需要查找数据的变量，如 x2（姓名）列的任意单元格。

（2）选择主菜单中的"（编辑）Edit"｜"查找（Find）"命令，打开"查找和替换"（Find and Replace）对话框，见图 2.18。

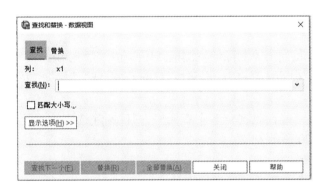

图 2.18　"查找和替换"对话框

（3）在"查找"（Find）文本框中输入要查找的数据，如"王兰香"。单击"查找下一个"（Find Next）则向下寻找符合条件的数据，如找到则将鼠标定位于该记录，单击"查找下一个"（Find Next）继续查询下面符合条件的记录。如没有找到则显示"没有找到"（No Find），记录找到后可对其进行编辑。

2.2.9　增加新的观察值（Insert Cases）插入个案

如果要在第 5 号观察值之前插入一个新的观察值，操作如下：

先单击需要插入观察值（5 号）的所在行任一单元格，然后执行"编辑"（Edit）菜单中的"插入个案"（Insert Cases）子菜单，系统自动在当前位置插入一行空白的观察值，原来的观察值自动下移，在新观察值上录入数据，见图 2.19。

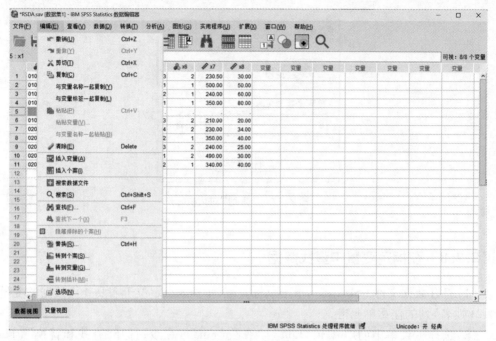

图 2.19　插入案例

2.2.10　删除一个观察值行(Delete Case)

（1）将插入点定位到需要删除的观测值行序号上（如 5 号观察值），选定该行观察值。

（2）执行"编辑"（Edit）菜单中的"剪切"（Cut）命令或"清除"（Clear）命令或按 Delete 键删除。

（3）如没有选定行号而是选定多个单元格，则仅删除选定的单元格中数据而不删除该观察值。如图 2.20 所示。

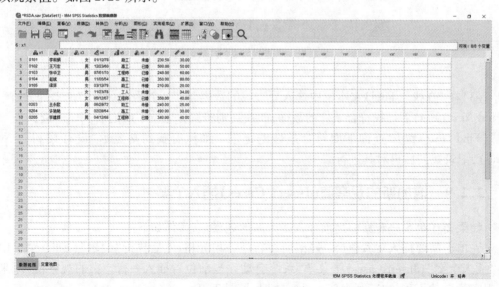

图 2.20　删除观测值

2.2.11 数据的排序(Sort Cases)

在对数据进行分析时,有时需要按某个或某几个变量值对数据重新排列。可用排序命令如在 RSDA.sav 文件中,按 x3(性别)、x7(工资)进行排序。

(1)选择"数据"(Data)菜单中"个案排序"(Sort Cases)命令,打开"个案排序"(Sort Cases)对话框。

(2)对话框的左侧是可供选择的排序变量,双击第 1 个排序变量如 x3 进入右侧对话框,再选择(双击)第二个排序变量 x7 进入右侧对话框。

(3)对每一个排序变量都有两种排序方式可供选择:"递增"(Ascending)为按升序排序;"递减"(Descending)为按降序排序。本例 x3(性别)按升序,即先 1(男)后 2(女),x7(工资)按降序(高工资在前,低工资在后),单击"OK"按钮。如图 2.21 所示。

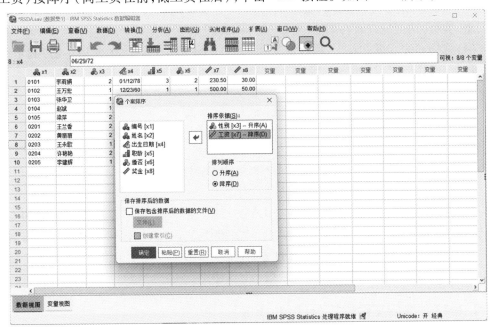

图 2.21 "个案排序"对话框

(4)可看到先按第一排序变量(性别)的值进行排列,当第一变量值相同时再按第二变量(工资)的值进行排列。排序之前需先保存原始数据。

2.2.12 数据的转置(Transpose)

数据分析之前的重要步骤是对数据进行整理成需要的格式,以适应数据分析的要求,有时需要将数据中的数据原来以行(列)方向排列的数据转换成按列(行)方向排列的数据。操作步骤如下:

(1)在进行操作之前,为便于说明问题,在 x1 变量前新增加一个变量 x0(新变量),其值为 y1~y10。字符型,宽度 3 位。

（2）执行"数据菜单|转置（Data|Transpose）"，打开"转置"（Transpose）对话框（见图2.22）。

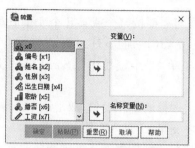

图2.22　"转置"对话框

（3）从源变量清单中选择转置变量，进入"变量"（Variables）框中，这里选择x7（工资）、x8（奖金）两变量进入右侧的"变量"（Variables）框。

（4）选择名称变量进入"名称变量"（Name Variables）框，选择x0，然后单击"确定"按钮。则会出现如图2.23所示结果。

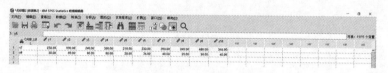

图2.23　行列转置后的数据文件

产生的新数据会在第一列出现一个CASE_LBL新变量，用于存放原来数据的变量名，如不事先定义新变量，则变量名默认为VAR0001、VAR0002等，可用同样方法将数据再转换回原来的排列方式。需要注意的是，转换变量需是同类型的变量，字符型变量不能转置。若变量类型不同则会用系统缺省值（.）替代。

2.2.13　数据文件的拆分（Split File）

文件的拆分相当于统计学中的分组，即将数据按一个或几个分组变量分成一些统计分析的组，有时在对数据进行分析时需要按不同类别对某一变量进行分组分析。例如，要用FREQUENCES命令求不同性别职工的平均工资，因为该命令只能对整个变量进行分析，不能分组，因此在进行分析之前须按x3（性别）对该数据进行拆分。但"拆分"并不是将一个数据文件拆分为两个或若干个独立的数据文件，仍然是一个文件，文件拆分后启动一个对拆分后的各分组数据进行统计分析的过程，按给定的拆分变量［如x3（性别）］进行排序，以便对不同性别分别进行分析。从表面上看，拆分效果与数据分类整理（排序）结果相同。

文件拆分基本步骤如下：

（1）执行"数据菜单|拆分文件"（Data|Split File）子菜单命令，打开"拆分文件"（Split File）对话框，见图2.24。

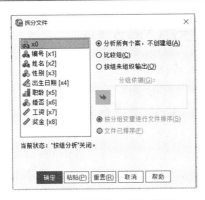

图 2.24　"拆分文件"对话框

（2）系统默认的是对数据文件中所有观测值（Analyze all cases）进行分析，为了按不同组别（性别）对观测值进行分析，可选择"比较组"（Compare groups）选项，也可选择"以组来组织输出"（Organize output by Groups），两者区别是输出格式的不同。前者将分组变量安置在同一表格里比较层叠输出，后者将按每一分组变量单独输出。

（3）选择分组变量 x3（性别）进入"分组依据"（Groups Based on）对话框，说明按 x3（性别）作为分组的依据。在"分组依据"（Groups Based on）对话框下面有两个选择项：

1）文件已排序（File is already sorted）是指数据文件已经按所选择的变量排序，如数据文件已经排序则选择此项。

2）按分组变量进行文件排序（Sort the file by grouping variables）是指按分组变量对数据文件进行分类排序，我们选择后者对数据按 x3（性别）排序。

（4）单击"确定"（OK）即可完成对数据文件的拆分，结果见图 2.25。根据前面叙述可选择分析所有观测值（Analyze all cases）来取消拆分。

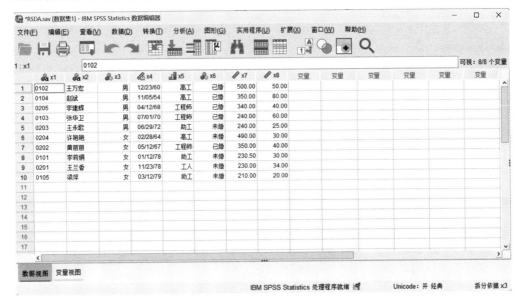

图 2.25　拆分结果

2.2.14　数据文件的合并(Merge Files)

合并数据文件包括两种方式:纵向合并和横向合并,从外部数据文件中增加观测值到当前数据文件中(Add Cases),称为纵向合并,即增加观测值;从外部数据文件中增加变量到当前数据文件中(Add Variables),称为横向合并,即增加变量。

(1)增加观测值(Add Cases):假设有另外一个数据文件 RSDA2. sav(如图 2.26),这里我们为了说明,可把 RSDA. sav 另存一份名为 RSDA2. sav,录入了另外 10 名职工数据,为便于统计分析,需要把 RSDA2. sav 中的数据增加到 RSDA. sav 中。在 RSDA 文件中新增加一个变量 xx,内容与 x8 相同(可采用复制/粘贴命令)。在 RSDA2. sav 文件中将 x1,x2 分别更名 xx1,xx2。合并文件具体操作步骤如下:

1)单击"数据"(Data)菜单中的"合并文件"(Merge Files)子菜单,然后选择"添加个案"(Add Cases)命令,弹出"添加个案至"(Add Casesto)对话框,如图 2.27。

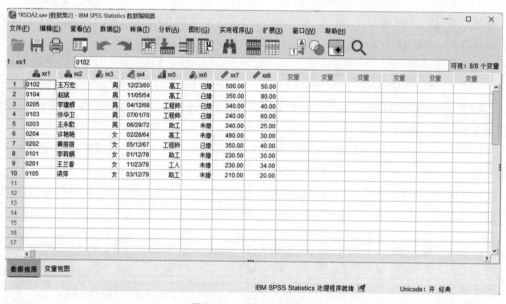

图 2.26　增加变量菜单

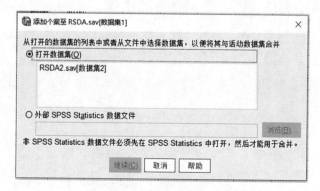

图 2.27　"添加个案至"对话框

2) 选择需合并的文件 RSDA2. sav,点击"继续",弹出"添加个案自 RSDA2 的文件"(Add Cases From RSDA2)对话框,如图 2.28。

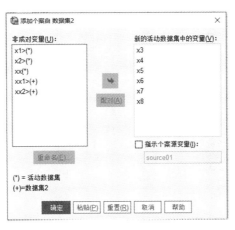

图 2.28 选择合并数据变量

在对话框的左侧为非成对变量(Unpaired Variables),列出分属两个文件的不成对变量名,即变量名和类型不相匹配的变量,其中用"*"标记表示工作文件,用"+"标记的属于外部文件,带">"的为字符变量,右侧为新工作表文件(Variables in New Active Dataset)列出匹配变量,只有相同的变量(变量名、类型等)才能合并到一起。

3) 如果两文件的变量名不同,类型相同,是一种类型的数据,如 x1、x2 与 xx1、xx2 变量,增加观测值时,应将两者(x1、xx1)同时选中(按 Ctrl 单击变量名),单击"配对"(Pair)按钮,将它们移至"新的活动数据集"中的变量(Variables in New Working Data File)框中,合并后的新文件变量列表里二者的观测值将合并到工作文件(RSDA. sav)x1 变量中。同理可合并 x2、xx2 变量。新工作表变量宽度为工作文件(rsda. sav)数据宽度,如工作文件的数据宽度小于外部文件的数据宽度,则外部文件的观测值不会显示出来,而以"*"代替。

4) 对左侧不匹配变量,可以对其更名,方法是选中需更名的变量,如 x1 单击"重命名"(Rename)按钮,打开"重命名"(Rename)对话框,输入新的变量名,也可对匹配变量更名,方法是选中右侧变量,单击左向按钮,将其选择到左侧框中,然后对其更名。更名后再移到新工作数据文件中。

5) 如果选择了显示数据来源(Indicate case source as variable),并在下面的对话框中输入名字(默认名字为 Source01),则显示数据来源,第 1 个文件其中值为 0,第 2 个文件其值为 1。

6) 要让变量名、类型均不匹配的变量(如 xx)添加到新工作文件中,可选中它,单击右向箭头按钮将它移动到"新的活动数据集中的变量"(Variables in New Working Data File)框中,则新文件中没有此变量的观测值为缺失值("。")。

7) 单击"确定"(OK)按钮即可完成对数据文件的纵向合并。如图 2.29,可以看到,RSDA2. sav 中的 10 个观测值已经被合并到 rsda. sav 文件中去,可保存合并后的文件。

	x1	x2	x3	x4	x5	x6	x7	x8	xx	var
1	0101	李莉娟	2	01/12/78	3	2	230.50	30.00	30.00	
2	0102	王万宏	1	12/23/60	1	1	500.00	50.00	50.00	
3	0103	张华卫	1	07/01/70	2	1	240.00	60.00	60.00	
4	0104	赵斌	1	11/05/54	1	1	350.00	80.00	80.00	
5	0105	梁萍	2	03/12/79	3	2	210.00	20.00	20.00	
6	0201	王兰香	2	11/23/78	4	2	230.00	34.00	34.00	
7	0202	黄丽丽	2	05/12/67	2	1	350.00	40.00	40.00	
8	0203	王永歆	1	06/29/72	3	2	240.00	25.00	25.00	
9	0204	许艳艳	2	02/28/64	1	2	490.00	30.00	30.00	
10	0205	李建辉	1	04/12/68	2	1	340.00	40.00	40.00	
11	0102	王万宏	1	12/23/60	1	1	500.00	50.00	.	
12	0104	赵斌	1	11/05/54	1	1	350.00	80.00	.	
13	0205	李建辉	1	04/12/68	2	1	340.00	40.00	.	
14	0103	张华卫	1	07/01/70	2	1	240.00	60.00	.	
15	0203	王永歆	1	06/29/72	3	2	240.00	25.00	.	
16	0204	许艳艳	2	02/28/64	1	2	490.00	30.00	.	
17	0202	黄丽丽	2	05/12/67	2	1	350.00	40.00	.	
18	0101	李莉娟	2	01/12/78	3	2	230.50	30.00	.	
19	0201	王兰香	2	11/23/78	4	2	230.00	34.00	.	
20	0105	梁萍	2	03/12/79	3	2	210.00	20.00	.	
21										

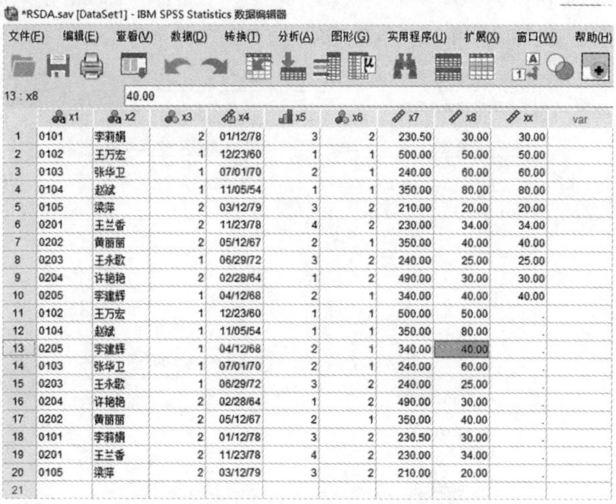

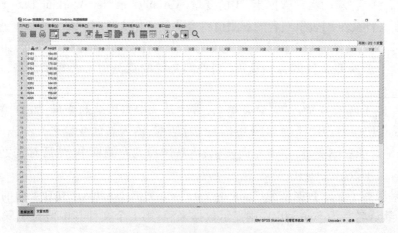

图 2.29 结果文件

(2)增加变量(Add Variables):将另一个文件中的变量增加到当前打开的工作文件中,即横向合并。可使用“增加变量”(Add Variables)命令,如有一个 SG. sav(身高库)数据文件见图 2.30,其内容为 RSDA 文件中职工的身高,要将其横向合并入 RSDA. sav 数据文件。合并过程中要求两个数据文件必须具有一个共同的关键变量(Key Variable,变量名、类型、变量值排序相同),并需在该关键变量上进行排序,且这两个文件中的关键变量应有一定数量相等的观测值。合并时将按关键变量值相同的原则进行数据的横向合并。这里我们事先对 RSDA. sav 及 SG. sav 数据进行排序(如升序)。

图 2.30 身高数据文件 SG. sav

具体操作步骤如下:

1)先打开合并工作文件 RSDA. sav 文件,单击“数据”(Data)菜单中的“合并文件”(Merge File)子菜单,然后单击“增加变量”(Add Variables)选项,弹出“增加变量”读文件(Add Variables to RSDA)对话框。与纵向合并类似。

2）单击要读取要横向连接的外部数据文件（SG. sav），然后点击"继续"（Continue）按钮，弹出"添加变量自 sg. sav"对话框（Add Variables From SG. SAV），如图 2.31。

3）对话框左侧的"排除"的变量（Excluded Variables）选项中，列出的 x1 是两个数据文件中的相同变量应于排除，保留原变量，对话框的右侧是指合并后的新工作数据文件（New working data files）的全部变量。变量来源用" * "、"＋"表示。此时单击"确定"（OK）按钮，默认按数据排列顺序进行合并。用于两个文件观测值相等，分类排序顺序一致时进行合并。如按两个合并文件中，某一变量（需两个文件均有的变量）值进行合并，可单击"排除的变量"（Excluded Variables）框中的 x1 作为关键变量。此时可见两框中的变量消失。选择按关键字排序后变量匹配观测值（Match cases on key variables in sorted files），则需要事先对两文件中该变量均按升序排序，默认选项，它又有三个单选按钮：

基于文件顺序的一对一合并（One-to-one merge based on file order）：文件按照个案顺序匹配、合并变量。文件中的个案顺序决定了个案的匹配方式。

基于键值的一对一合并（One-to-one merge based on key values）：两个数据文件中存在有相同名称和类型（数值或字符串等）的一个或多个变量。具有相同名称和类型的变量可以被设置为"键变量"。合并后的数据文件包含了两个文件中的所有键变量的键值。

基于键值的一对多合并（One-to-many merge based on key values）：一个文件包含个案数据，一个文件是查找表。来自查找表的个案与个案数据文件中具有匹配键值的个案合并。相同键值在个案数据文件中可以多次出现。查找表中的一个个案可以与个案数据文件中的多个个案合并。

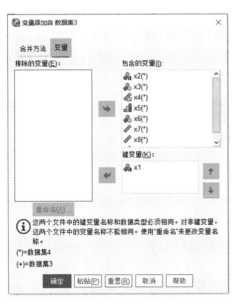

图 2.31　读取外部数据文件对话框

4）变量单击"确定"（OK），完成对数据文件的横向合并，如图 2.32。

如两个文件没有事先按关键值进行排序，则合并时将给出错误信息。可以对左边变量进行更名后移到新工作文件中,或将新工作文件中的数据移到左侧更名后,再移到右侧。

从以上可以看出,纵向合并时要求变量最好一一对应,横向合并时要求具有相同的观测值。

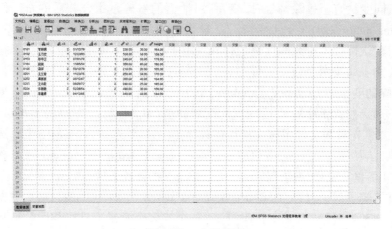

图 2.32　合并结果

2.2.15　数据文件的分类汇总(Aggregate)

按指定的分类变量(一个或多个)值相同的原则对观测值进行分组,对每组观测值的各数值型变量求描述统计量,生成新数据文件(默认文件名为 aggr. sav),在新数据文件中对应分类变量的每个值产生一个观测值。

在 RSDA. sav 数据文件中,如分析不同性别职工的 x7(工资)、x8(奖金)统计量(均数、汇总、标准差等),操作步骤如下:

(1)单击"数据"(Data)菜单中的数据"汇总"(Aggregate)子菜单,弹出"汇总数据"(Aggregate Data)对话框,如图 2.33 所示。

(2)左边框为源变量列表栏。右边上端为"分界变量"[Break Variable(s)]框,用于选择分组变量,可以是一个或多个,可以是字符型或数值型。这里将 x3(性别)变量选入"分组变量"[Break Variable(s)]框中,表示按性别作为分组变量对汇总变量进行分组;在"汇总变量"(Aggregated Variables)对话框,用于选择汇总变量,则这里选入 x7(工资)、x8(奖金),表示要将 x7、x8 进行汇总。

(3)系统默认分类汇总后的新变量名为 x7_1、x8_1;用户可以通过"名称和标签"(Name & Label)功能按钮进行设定汇总后目标变量名,单击"变量名和标签"(Name & Lable…)功能钮,弹出分类结果数据文件的"汇总数据:变量名和标签"(Aggregate Data:Variable Name and Label)对话框,可以更改分类汇总后产生的新变量和标签,单击"继续"(Continue)返回。如图 2.34 所示。

(4)系统默认的分类汇总的函数为求平均数(Mean)。用户可以通过单击"函数"(Function)按钮弹出"汇总数据:汇总函数"(Aggregate Data:Aggregate Function)对话框,如图 2.35,可选择分类汇总的函数,其函数选项如下:

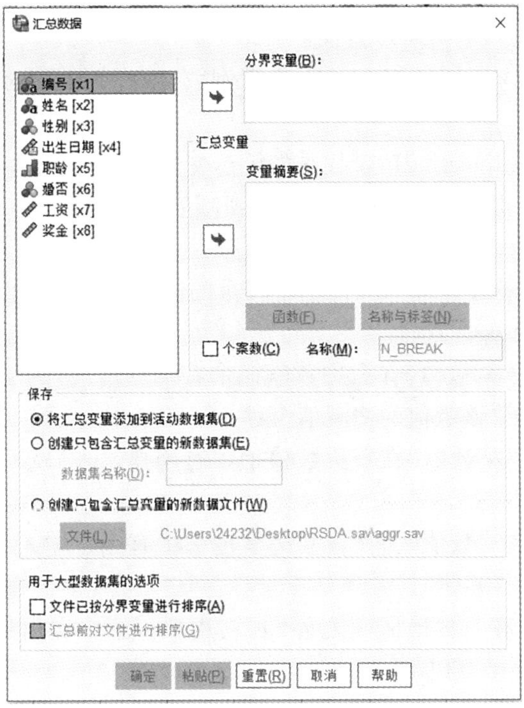

图 2.33　"汇总数据"对话框

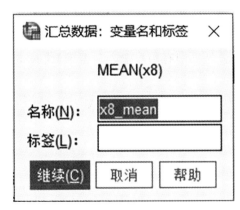

图 2.34　"变量名和标签"对话框

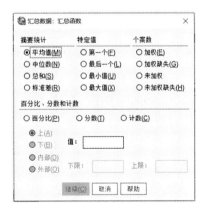

图 2.35　"汇总函数"对话框

1）在摘要统计（Summary Statistics）方面：求平均值（Mean）、中位数（Median）、总和（SUM）、标准差（Standard Deviation）。

2）在特定值（Specific Values）方面：

第一个（First）求该组第一个数值；

最后一个（Last）求该组最后一个值；

最小值（Minimum）求该组最小值；

最大值(Maximum)求该组最大值。

3)在个案数(Number of cases)方面:

加权(Weighted):求每组带权重的观测值例数,该例数中不含汇总变量中有遗漏值的观测值个数。

加权缺失(Weighted missing):带权重的汇总变量遗漏值汇总。

未加权(Unweighted):求每组不带权重的观测值例数,该例数中不含汇总变量中有遗漏值的观测值个数。

未加权缺失(Unweighted missing):不带权重的汇总变量遗漏值汇总。

4)百分比(Percentages)方面:

上(Above):求大于某数值(在右边数值框中有用户输入)的所有例数占总例数的百分比(0%~100%);不含该数值的遗漏值个数。

下(Below):求小于某数值(在右边数值框中有用户输入)的所有例数占总例数的百分比(0%~100%)。

内部(Inside):求在一数值区间(在右边数值框中有用户输入一范围)之内的例数占总例数的百分比(0%~100%)。

外部(Outside):求在一数值区间之外(在右边数值框中有用户输入一范围)的例数占总例数的百分比(0%~100%)。

5)分数方面(Fractions):

上(Above):求大于某数值(在右边数值框中有用户输入)的所有例数占总例数的比例(0~1)。

下(Below):求小于某数值(在右边数值框中有用户输入)的所有例数占总例数的比例(0~1)。

内部(Inside):求在一数值区间(在右边数值框中有用户输入一范围)之内的例数占总例数的比例(0~1)。

外部(Outside):求在一数值区间之外(在右边数值框中有用户输入一范围)的例数占总例数的比例(0~1)。

(5)在主对话框的左下角有三个选择项,其功能如下:

1)将汇总变量添加到活动数据集(Add aggregated variable stoactive dataset):选择此项,各分组的观测值的数目作为一个新的变量保存在生成的新数据文件中,将新的变量名输入到右边的文本框中。

2)创建只包含汇总变量的新数据集(Createanew dataset containing only the aggregated variables):指将汇总变量添加到新建的数据集界面中,可以在"数据集名称"(Datasetname)中自己命名数据集名称。

3)创建只包含汇总变量的新数据文件(Write a new data file containing only the aggregated variables):汇总结果存储在新的文件中,单击下边的"文件"(File)按钮,弹出"汇总数据:输出文件指定项"(Aggregate Data:Output File Specification)对话框,用户可选择保存文件路径、名称,单击"保存(Save)"按钮返回主对话框;本例将新文件名称定义为AGGR. sav。

本例选择 x7 为平均数(Mean),选择 x8 为求和(SUM)。单击"继续"(Continue)返回主对话框。进行设定汇总后目标变量名及按其他项进行汇总。

以上的选项选择好后,单击"确定"(OK)按钮即可完成对数据文件的分类汇总。打开分类汇总的新文件 AGGR.sav,如图 2.36。

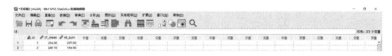

图 2.36　分类汇总结果

2.2.16　选择观测值(Select Cases)

在对数据分析中,数据文件中的数据包括收集到的所有数据,默认为分析所有数据,有时需要分析其中的一部分,这时,就要对数据进行选择。

单击"数据"(Data)菜单中的"选择个案"(Select Cases)子菜单,弹出"选择个案"(Select Cases)对话框,如图 2.37,对话框的左侧为可供选择的变量名,右侧有 6 个选项,其功能如下:

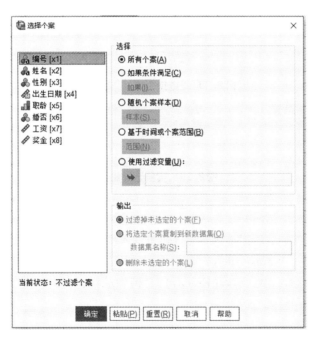

图 2.37　"选择个案"对话框

(1)所有个案(All cases):所有的观察例数都被选择,该选项可用于解除先前的选择。默认此选项。

(2)如果条件满足(If condition is satisfied):按指定条件选择,单击"如果"(If…)按钮,弹出"选择个案:If"(Select cases:If)对话框,如图 2.38。

　　对话框的右下角有一百余种函数可供选择,本例选择已婚男性数据,单击左侧列表框中 x3(性别),依次单击数字键盘上的"＝"、"1"、"&"(与)及 x6＝1 或由键盘输入,表达式将显示在上面的文本框中,单击"继续"(Continue)按钮返回到主对话框,单击"确定"(OK)按钮即可完成数据的选择。如图 2.39,可看到不符合条件的观测值用斜杠,表示其已经从将要进行的分析或处理中被剔除,并同时产生新的变量成为过滤变量 filter-＄,filter-＄＝1 的观测值为选中的观测值,不符合条件的观测值 filter-＄＝0。若要分析全部观测值,可单击"数据"菜单(Data)中的"选择个案"(Select Cases)子菜单,然后选择"所有个案"(All cases)或删除 filter-＄ 变量即可。

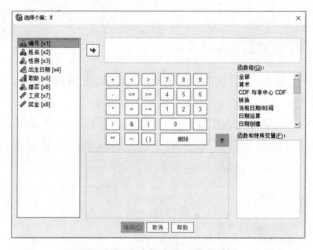

图 2.38　"选择个案:If"对话框

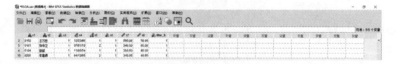

图 2.39　案例选择结果

　　(3)随机个案样本(Random sample of cases):表示对观察单位进行随机抽样,单击"样本"(Sample…)按钮,弹出"选择个案:随机样本"(Select Cases:Random Sample)对话框,如图 2.40。大约(Approximately),是指大概抽样,即键入所取样本比例后由系统随机抽取;如抽取 50%,输入 50。精确(Exactly),是精确抽样,即要求从第几(如 4)个观察值起抽取多少个(如 3 个)。

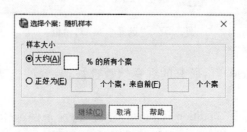

图 2.40　"选择个案:随机样本"对话框

（4）基于时间或个案范围（Based on time or case range）：单击"范围"（Range…）按钮，弹出"选择个案：范围"（Select Cases：Range）对话框，如图 2.41，用户按观测值顺序输入从第几号（first case）观察值到第几号观察值（last case）。

（5）使用过滤变量（Use filter variable）：选择观测值使用过滤变量，用户可以建立（如变量 X，其值为 0 或 1）或使用上面的"如果"（If）、"随机样本"（Random Sample）选项建立。变量值为 0 表示要被剔除，变量取值 1 为准备分析或保留的观测值。

（6）输出（Output）：用户对输出的三种处理方式，包括过滤掉未选定的个案（Unselected Case Are）、将选定个案复制到新数据集（Copy selected cases to a newdataset）、删除未选定的个案（Delete unselected cases）。过滤掉未选定的个案（Unselected Case Are）是指对未被选取的左侧观测值的做斜杠标记过滤，删除未选定的个案（Delete unselected cases）是指删除未被选取的观测值。

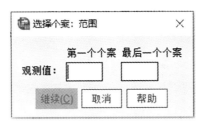

图 2.41　"选择个案：范围"对话框

2.2.17　变量的加权（Weight Cases）

输入数据时，有时输入的是分析数据的中间结果，如频数表资料，这时可用频数对变量中数据进行加权，变量加权后对数据进行的计算相当于该变量中的数据发生了权数次。如工资改革后，每人都增加一定的比例（是原来的几倍），该倍数存放在 f 变量中。如图 2.42 所示。

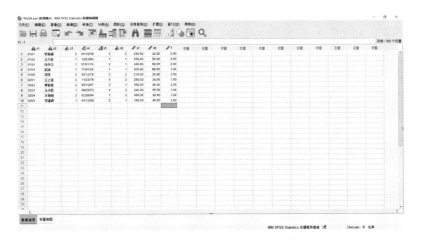

图 2.42　新建 f 变量后的 RSDA 数据文件

求对工资进行描述统计(合计、均数、标准差等)。操作方法如下：

(1)单击"数据"(Data)菜单中的"个案加权"(Weight Cases)子菜单,弹出"个案加权"(Weight Cases)对话框,如图 2.43 所示。

(2)在对话框中,不对个案加权(Do not weight cases)是指不做加权,此选项也可用于对做过加权的变量取消加权;个案加权依据(Weight cases by)是指按给定的变量进行加权,此时可选择一个变量做加权,本例为 f。

(3)单击"确定"(OK)即可。

观测值加权后可用"分析(Analyze)|描述统计(Descriptive Statistics)|频率(Frequencies)"命令做相应的统计分析命令。观测值经过加权后对所有观测值均一直起作用。除非改选别的变量作为加权变量或取消(关闭)它。如果加权变量为 0、负数或缺失值时,它便不能在分析中应用。数据加权后在数据窗口没有任何变化,只有在数据分析时才可显现出来。

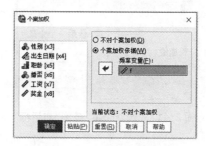

图 2.43 "个案加权"对话框

第 **3** 章

数据的转换

在数据分析过程中,有时需要根据统计分析的需要对原始数据进行转换,生成新的变量或进行重新编码等,可通过"转换"(Transform)菜单选项来完成。

3.1 数据的运算

数据的运算有算术运算、关系运算以及逻辑运算,常用的运算为算术运算。

3.1.1 算术运算

在进行数据统计分析时,有时需要根据原始数据生成新的目标变量。例如,根据工资、奖金项求总工资,或对变量进行加(+)、减(-)、乘(*)、除(/)、乘方(幂)(**)运算。如求每人总工资,操作步骤如下:

(1)单击"转换"(Transform)菜单中的"计算变量"(Compute Variables)子菜单,弹出"计算变量"(Compute Variable)对话框,如图3.1所示。

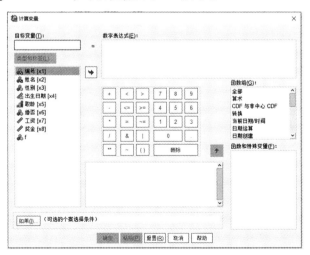

图3.1 "计算变量"对话框

（2）首先在"目标变量"（Target Variable）框中输入一个保存计算结果的变量,这个变量可以是数据管理器中原有的变量,也可以是欲生成的新变量,如 x9（总工资）,然后单击"类型和标签"（Type & Label…）按钮,定义生成数据的类型（默认为数值型）及为变量加上标签（总工资）,如图 3.2,单击"继续"（Continue）返回主对话框。在"数值表达式"（Numeric Expression）框中根据系统提供的计算器键入计算公式,x7+x8 即 x9＝x7+x8。

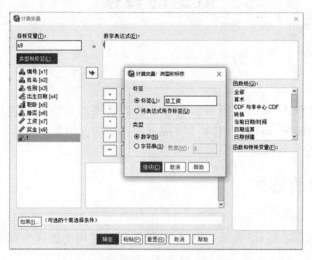

图 3.2　设置目标变量的类型和标签

（3）如果要对符合条件的观测值进行计算,可单击"如果"（If…）按钮,弹出"计算变量:If 个案"（Compute Variable:If Cases）对话框,可选择"在个案满足条件时包括"（Include if case satisfies condition）并在文本框中输入计算条件,如只对男职工进行计算,输入条件为"x3＝1",见图 3.3。默认为"包括所有个案"（Include all cases）,这里选择默认,单击"继续"（Continue）按钮。

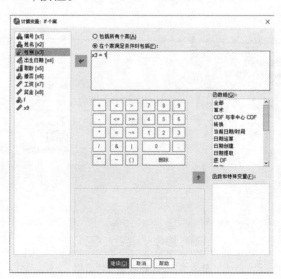

图 3.3　选择计算条件

（4）单击"确定"（OK）则可看到计算结果。见图3.4。

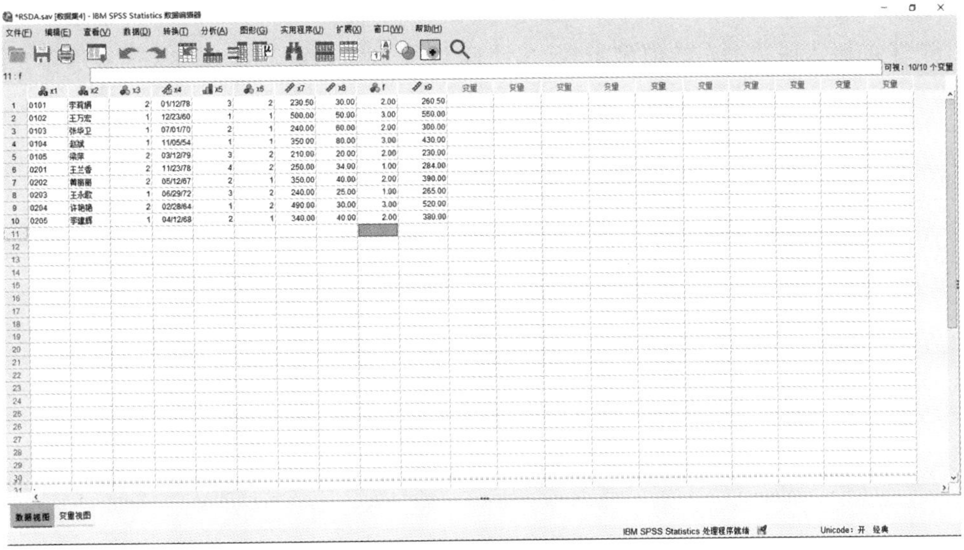

图3.4 计算结果

由图可见自动生成了另一变量 x9（总工资），其中为每一职工的工资与奖金之和，为了显示编号、姓名、总工资项可使用固定（Pinging）命令。

3.1.2 关系运算与逻辑运算

关系运算是用于两个同类型数据进行比较。运算结果是数值 0 或 1，即 T（真）或 F（假）。关系运算符有 <（小于）、>（大于）、<=[小于或者等于（不大于）]、>=[大于或者等于（不小于）]、=（等于）、≠（不等于）。

如通过计算命令产生另一变量 x10，在"数值表达式"（Numeric Expression）框输入 x3 = 1。则 x3（性别）为 1（男）的职工 x10 为 1，否则为 0。

逻辑运算符是将两个关系运算连接起来进行的运算，运算结果是数值 0 或 1，即 T 或 F。逻辑运算符有与（&）、或（|）。如通过计算命令产生另一变量 x11，在"数值表达式"（Numeric Expression）框输入 x3 = 1&x7>300。则 x3（性别）为 1（男）且 x7（基本工资）大于 300 的职工 x11 为 1，否则为 0。

3.1.3 函数

函数是系统提供为了完成某种特定功能的一种特殊计算，如对不符合正态分布的数据可使用对数函数，生成新变量。然后对新变量再进行分析，系统提供了一百多种函数，在图 3.3 的"函数组"（Functiongroup）列表框内，用户可根据需要使用；函数的自变量可以是常数，也可以是变量，如表达式 lg10（x7）或表达式 lg10（1+2），函数（函数嵌套）或 lg10[lg10（3）]。如产生另一变量 x12 = lg10（x7）。在"函数和特殊变量"（Functionsand Special Variables）中，鼠标指向该函数后单击鼠标左键，会得到函数的格式、功能说明。

3.1.3.1 算术函数组(Arithmetic Functions)

SPSS 的算术函数都是数值型函数,共计有 17 个算术函数。设 numexpr 表示自变量,它可以是数值或者数值表达式。如表 3.1 所示。

表 3.1 算术函数

函数	函数值及自变量取值范围
ABS(numexpr)	返回 numexpr 的绝对值,必须为数值
ARSIN(numexpr)	返回 numexpr 的反正弦(arcsine)(以弧度表示),求出的值必须在−1 到+1 之间
ARTAN(numexpr)	返回 numexpr 的反正切(arctangent)(以弧度表示),必须为数值
COS(radians)	返回 radians(必须为数字值,以弧度度量)的余弦
EXP(numexpr)	返回 e 的 numexpr 次幂,其中 e 是自然对数的底,而 numexpr 为数值。过大的 numexpr 值所产生的结果可能会超过计算机的容量
LG10(numexpr)	返回以 10 为底数的 numexpr 的对数,numexpr 必须为大于 0 的数字
LN(numexpr)	返回以 e 为底数的 numexpr 的对数,numexpr 必须为大于 0 的数字
LNGAMMA(numexpr)	返回 numexpr 的完全 Gamma 函数的对数,numexpr 必须为大于 0 的数字
MOD(numexpr,modulus)	返回 numexpr 除以 modulus 所得到的余数。两个参数必须都是数值,且 modulus 不得为 0
RND(1)(numexpr[,mult,fuzzbits])	使用单个参数,返回最接近该参数的整数。刚好以.5 结尾的数字被舍入为 0
RND(2)(numexpr[,mult,fuzzbits])	使用单个参数,返回最接近该参数的整数。刚好以.5 结尾的数字被舍入为 0
RND(3)(numexpr[,mult,fuzzbits])	使用单个参数,返回最接近该参数的整数。刚好以.5 结尾的数字被舍入为 0
SIN(radians)	返回 radians 的正弦(以弧度为单位),radians 必须为数字值
SQRT(numexpr)	返回 numexpr 的正平方根,numexpr 必须为非负数
TRUNC(1)(numexpr[,mult,fuzzbits])	返回向 0 方向截断的 numexpr 值
TRUNC(2)(numexpr[,mult,fuzzbits])	返回向 0 方向截断的 numexpr 值
TRUNC(3)(numexpr[,mult,fuzzbits])	返回向 0 方向截断的 numexpr 值

3.1.3.2 统计函数组(Statistical Function)

统计函数即数理统计中的统计量,SPSS 中主要有 8 种统计函数。如表 3.2 所示。

表 3.2 统计函数

函数	函数值及自变量取值范围
CFVAR(numexpr,numexpr[,…])	($n \geq 2$)个数值型变量的变异系数,等于标准差除以均值的商
MAX(value,value[,…])	返回($n \geq 2$)个数值型自变量的有效值中的最大值
MEAN(numexpr,numexpr[,…])	返回($n \geq 2$)个数值型自变量的有效值的算术平均数
MIN(value,value[,…])	返回($n \geq 2$)个数值型自变量的有效值的最小值
MEDIAN(numexpr,numexpr[,…])	返回($n \geq 1$)个数值型变量中有效值(非缺失值)的参数的中位数(第 50 个百分位)
SD(numexpr,numexpr[,…])	返回($n \geq 2$)个数值型变量有效值的标准差
SUM(numexpr,numexpr[,…])	返回($n \geq 2$)个数值型变量有效值的累加和
VARIANCE(numexpr,numexpr[,…])	返回($n \geq 2$)个数值型变量有效值的方差

3.1.3.3 CDF 与非中心 CDF 函数组(CDF&Noncentral CDF)

CDF 与非中心 CDF 函数组如表 3.3 所示。

表 3.3 CDF 与非中心 CDF 函数组

分布函数	分布名称	函数值及自变量取值范围
CDF.BERNOULLI(quant,prob)*	伯努利分布	0<prob<1
CDF.BETA(quant,shape1,shape2)	β(贝塔)分布	形状参数 shape1,shape2 皆大于 0
CDF.BINOM(quant,n,prob)*	二项分布	参数 n 为大于或等于 1 的是整数,0<prob<1
CDF.BVNOR(qusnt1,quant2,corr)	标准二元正态分布	corr 为相关系数,0≤corr<1
CDF.CAUCHY(quant,loc,scale)	柯西分布	参数 loc 为任意实数,scale>0
CDF.CHISQ(quant,df)	χ^2 分布	df 为自由度,df>0
CDF.EXP(quant,shape)*	指数分布	参数 shape>0
CDF.F(quant,df1,df2)	F 分布	df1,df2 分别为第一和第二自由度
CDF.GAMMA(quant,shape,scale)	F 分布	形状参数 shape、比例参数 scale 皆>0
CDF.GEOM(quantprob)*	几何分布	参数 0<prob<1

续表3.3

分布函数	分布名称	函数值及自变量取值范围
CDF.HSLGNRM(quant,mean,stddev)	半正态分布	参数 mean 为均值,stddev 为标准差
CDFHYPER(quant,total,sample,hits)*	超几何分布	total 为总数,sample 为抽取的样品数,hits 为具有某种特征的个体数
CDF.IGAUSS(quant,loc,scale)	逆高斯分布	参数 loc,scale 皆为大于0
CDF.LAPLACE(quant,meanscale)	拉普拉斯分布	参数 mean 为任意实数,scale>0
CDF.LOGISTIC(quant,mean,scale)	逻辑斯蒂分布	参数 mean 为任意实数,scale>0
CDF.LNORMAL(quant,a,b)	对数正态分布	参数 a 为任意实数,b>0
CDF.NEGBIN(quant,thresh,prob)*	负二项分布	参数 thresh 为正整数,0<prob<1
CDF.NORMAL(quant,mean,stddev)	正态分布	参数均值 mean 为任意实数,标准差 stddev>0
CDF.PARETO(quant,threshold,shape)	巴列特分布	参数 threshold,shape 皆大于0
CDF.POISSON(quant,mean)*	泊松分布	参数 mean>0
CDF.SMOD(quant,a,b)	学生化最大模分布	参数 $a \geqslant 1$,b 为自由度
CDF.SRANGE(quant,a,b)	学生化极差统计量分布	参数 $a \geqslant 1$,b 为自由度
CDF.T(quant,df)	Student t 分布	df 为自由度,df>0
CDF.UNIFORM(quant,min,max)	均匀分布	min<max 为任意实数
CDF.WEIBULL(quant,a,b)	威布尔分布	参数 a,b>0
CDF.NORM(zvalue)	标准正态分布	均值为0,标准差为1
NCDF.BETA(quant,shape1,shape2,nc)	非中心 χ^2 分布	shape1,shape2 为形状参数,nc 为非中心参数
NCDF.CHISQ(quant,df,nc)	非中心 B 分布	df 为自由度,nc 为非中心参数,nc<0
NCDF.F(quant,df1,df2,nc)	非中心 F 分布	df1,df2 分别为第一和第二自由度,nc 为非中心参数
NCDF.T(quant,df,nc)	非中心 t 分布	df 为自由度,nc 为非中心参数

例 3.1 某地钩虫感染率为 13%,随机抽查当地 150 人,其中感染 2 例的概率有多大? 至多 2 名感染的概率为多大? 至少感染 2 名的概率为多大?

可用函数 CDF.BINOM(q,n,p),求总体概率为 P(即 π),重复 n 次实验,发生 q 次的累积概率。

(1)感染 2 例的概率为

$$P = \text{CDF.BINOM}(2,150,0.13) - \text{CDF.BINOM}(1,150,0.13)$$

即求发生 2 例及以下的概率减去发生 1 例及以下的概率,见图 3.5。结果可在编辑栏看到。

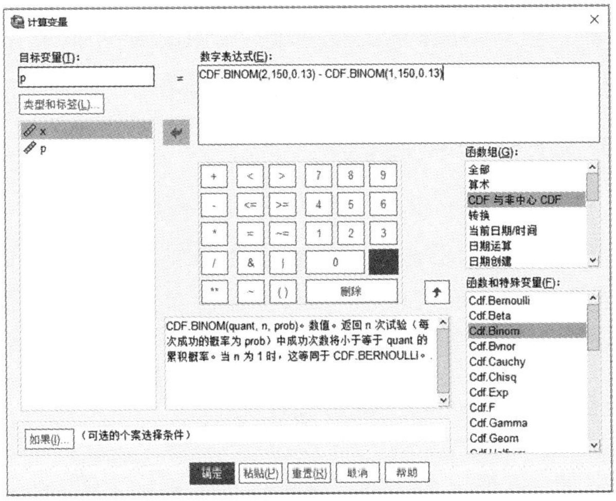

图3.5　二项分布计算

（2）至多 2 名感染的概率为
$$P = CDF.BINOM(2,150,0.13) = 2.31 \times 10^7$$

（3）至少感染 2 名的概率为

$P = 1 - CDF.BINOM(1,150,0.13) \approx 1$，即求 1－发生 1 例及以下的概率。

例 3.2　某地新生儿先天性心脏病的发病率为 8‰，那么该地 120 名新生儿中有 4 人患先天性心脏病的概率有多大？至多 4 人患先天性心脏病的概率有多大？至少 4 人患先天性心脏病的概率有多大？

可用函数 CDF.POISSON(q,mean)，求总体均数为 mean（即 λ），$\lambda = n\pi$，发生 q 次的累积概率。本例 $q = 150 \times 0.008 = 0.96$

（1）发生 4 人的概率为
$$P = CDF.POISSON(4,0.96) - CDF.BINOM(3,0.96)$$

（2）至少发生 4 人的概率为
$$P = 1 - CDF.POISSON(3,0.96)$$

（3）至多发生 4 人的概率为
$$P = CDF.POISSON(4,0.96)$$

如要了解函数的用法，可在计算对话框中，鼠标指向函数后单击鼠标左键得到函数的说明。

3.1.3.4　PDF 与非中心 PDF 函数组（PDF&Noncentral PDF）

IBM SPSS for Statistics Windows 新增了概率统计中 27 种主要的离散型随机变量的概率函数和连续型随机变量的概率密度函数（统称概率密度函数）。对离散型随机变量，它返回该随机变量取指定值的概率。对连续型随机变量，它返回随机变量取指定值的概率密度函数值。

随机变量概率密度函数名的构成只需将累积分布函数名的前缀部分改为"PDF"即可(注意:SPSS 中没有 PDFNORM、PDF. SMOD 和 PDF. SRANGE 函数),概率函数或密度函数的参数与对应的累积分布函数的参数相同,例如函数 PDF. NORMAL(quant,mean,stddev)为以 mean 为均值,以 stddev 为标准差的正态概率密度函数,此处略去。

3.1.3.5 逆 DF 函数组(Inverse DF)

SPSS 提供了一维连续型随机变量的逆分布函数,即分布函数的反函数,它正是数理统计中的上侧分位点函数。逆 DF 函数中的 prob 为自变量代表累积概率,其取值范围为(0,1)区间。逆分布函数名由前缀"IDF"起头,其后各参数与对应的累积分布函数相同,SPSS 共有 18 个逆分布函数,此处略去。

3.1.3.6 随机函数组(Random Numbers)

随机函数见表3.4。

表3.4 随机函数

随机数生成函数	返回值
RV. BERNOULLI(prob)	返回参数 0<prob<1 的伯努利分布的随机数
RV. BETA(shapel,shape2)	返回参数为 shape1、shape2 的 B 分布的随机数
RV. BBINOM(n,prob)	返回参数为 n,0<prob<1 的二项分布的随机数
RV. CAUCHY(loc,scale)	返回能耐数为 loc 和 scale 的柯西分布的随机数
RV. CHISQ(df)	返回自由度 df 的 χ^2 分布的随机数
RV. EXP(shape)	返回参数 shape>0 的指数分布的随机数
RV. F(quant,df1,df2)	返回自由度为 df1、df2 的 F 分布的随机数
RV. GAMMA(shape,scale)	返回参数 shape、scale 的 F 分布的随机数
RV. GEOM(prob)	返回参数 0<prob<1 的几何分布的随机数
RV. HALFNRM(mean,stddev)	返回参数 mean,标准差为 std 的半正态分布的随机数
RV. HYPER(total,samle,hits)	返回参数为 total、sample、hits 的超几何分布的随机数
RV. IGAUSS(loc,scale)	返回参数为 loc、scale 的逆高斯分布的随机数
RV. LAPLACE(mean,scale)	返回参数为 mean、scale 的拉普拉斯分布的随机数
RV. LOGSTIC(mean,scale)	返回参数 mean、scale 的逻辑斯蒂分布的随机数
RV. LNORMAL(a,b)	返回参数为 a、b 的对数正态分布的随机数
RV. NEGBIN(threshold,prob)	返回参数为 thresh、prob 的负二项分布的随机数
RV. NORMAL(mean,stddev)	均值为 mean,标准差为 stddev 的正态分布的随机数
RV. PARETO(threshold,shape)	返回参数为 threshold、shape 的巴列特分布的随机数
RV. POISSON(mean)	返回参数为 mean 的泊松分布的随机数

续表3.4

随机数生成函数	返回值
RV. T(df)	返回自由度为 df 的 t 分布的随机数
RV. UNIFORM(min,max)	返回区间[min,max]上均匀分布的随机数
RV. WEIBULL(a,b)	返回参数为 a、b 的威布尔分布的随机数

3.1.3.7　显著性函数组(Significiance)

SPSS 新增了两个单尾概率函数,即数量统计中的单尾显著性水平 a,它们以前缀"SIG"起头,返回大于自变量值 quant 的概率。见表 3.5。

表 3.5　单尾概率函数

单尾概率函数	返回值与举例
SIG. CHISQ(quant,df)	返回自由度为 df 的 χ^2 分布随机变量大于 quant 值的概率。例如 SIG. CHISQ(0.484,4) = 0.975,SIG. CHISQ(9.488,4) = 0.05
SIG. F(quant,df1,df2)	返回自由度为 df1 和 df2 的 F 分布的随机变量大于 quant 值的概率。例如 SIG. F(4.74,10,5) = 0.05,SIG. F(2.54,10,15) = 0.0503

3.1.3.8　转换函数组(Conversion)

SPSS 提供了两个转换函数,使用它们可以将由数字组成的字符串转换成指定格式的数字,或者将数字转换成字符串。见表 3.6。

表 3.6　转换函数

转换函数	函数类型、返回值与举例
NUMBEF(strepr,format)	数值型函数,将形如数字的字符串 strexpr 转换成设定数值格式 format 的数字。如果字符串 strexpr 不是由数字组成,则返回系统缺失值。例如,自变量 name 是一个由 8 个字节的数字表示的字符串,定义函数 NUMBER(name,f8) 返回格式为 f8 的数值型变量
STRING(numexpr,format)	字符型函数,将设定格式 format 的数值型变量 numexpr 转换成字符串。例如,STRING(-1.5,F5.2) 将返回字符串值 -1.50

3.1.3.9　日期及时间函数(Date and Time Functions)

SPSS 有 20 多个日期及时间函数。它们分别以 CTIME、DATE、TIME、XDATE 为前缀,它们都是数值函数或者日期格式的数值型函数。见表 3.7。

表 3.7　日期及时间函数

日期及时间函数	函数类型、返回值
CTIME. DAYS(timevalue)	数值型函数。将时间格式的变量 timevalue 的值转换成天数,包括分数的天数
CTIME. HOURS(timevalue)	数值型函数。将时间格式的变量 timevalue 的值转换成小时数,包括分数的小时数
CTIME. MINUTES(timevalue)	数值型函数。将时间格式的变量 timevalue 的值转换成分钟数,包括分数的小时数
CTME. SECONDS(timevalue)	数值型函数。将时间格式的变量 timevalue 的值转换成秒数,包括分数的秒
DATE. DMY(day,month,year)	日期格式数值型函数。返回与指定的日,月,年相应的日期值,要正确显示函数值,必须赋予其日期格式,day,month,year 的值为整数,day 为 1~13 之间的整数,year 为大于 1582 的整数
DATE. MOYR(month,day,year)	日期格式数值型函数。返回与指定的月,日,年相应的日期值。要正确显示函数值,必须赋予其日期格式,各自变量的取值范围与上一个函数相同
DATE. MDY(month,year)	日期格式数值型函数。返回与指定的月,年相应的日期值。要正确显示函数值,必须赋予其日期格式,自变量 quarter 为 1~4 之间的整数,year 为大 1582 的整数
DATE. QYR(quarter,year)	日期格式数值型函数。返回与指定的季,年相应的日期值。必须赋予其日期格式,自变量 quarter 为 1~4 之间的整数,year 为大于 1582 的整数
DATE. WKYR(weeknum,year)	日期格式数值型函数。返回与指定的星期,年相应的日期值。要正确显示函数值,必须赋予其日期格式,自变量 weeknum 为 1~52 之间的整数,year 值为大于 1582 的整数
DATE. YRDAY(year,daynum)	日期格式数值型函数。返回与指定的年,日数相应的日期值。要正确显示函数值,必须赋予其日期格式,自变量 year 为大于 1582 的整数,daynum 为 1~366 之间的整数
TIME. DAYS(days)	时间间隔格式数值型函数。返回由日数所决定的时间间隔。要正确显示函数值,必须赋予其时间格式,自变量 days 必须为数值型变量
TIME. HMS(hours,min,sec)	日期格式数值型函数。返回由时,分,秒所决定的时间间隔。要正确显示函数值,必须赋予其时间格式,自变量的值分别不能大于 24,60,60,必须为数值型变量
TIME. HMS2(hours,min,sec)	日期格式数值型函数。返回由时,分,秒所决定的时间间隔。要正确显示函数值,必须赋予其时间格式,自变量的值分别不能大于 24,60,60,必须为数值型变量

续表 3.7

日期及时间函数	函数类型、返回值
TIME. HMS3(hours,min,sec)	日期格式数值型函数。返回由时,分,秒所决定的时间间隔。要正确显示函数值,必须赋予其时间格式,自变量的值分别不能大于 24,60,60,必须为数值型变量
XDATE. DATE(datevalue)	日期格式数值型函数。返回一个由 DATE.XXX 函数产生或一种 DATE 输入格式读入的日期型格式的数值所决定的日期位置
XDATE. HOUR(datevalue)	数值型函数。返回由 DATE.XXX 函数产生或 DATE 输入格式读入的日期型格式的数值所决定的小时数(0~23)
XDATE. JDAY(datevalue)	数值型函数。返回由 DATE.XXX 函数产生或 DATE 输入格式读入的日期型格式的数值所决定的一年中的天数(1~366)
XDATE. MDAY(datevalue)	数值型函数。返回由 DATE.XXX 函数产生或 DATE 输入格式读入的日期型格式的数值所决定的一月中的大数(1~31)
XDATE. MINUTE(datevalue)	数值型函数。返回由 DATE.XXX 函数产生或 DATE 输入格式读入的日期型格式的数值所决定的一小时中的分钟数(0~59)
XDATE. MONTH(datevalue)	数值型函数。返回由 DATE.XXX 函数产生或 DATE 输入格式读入的日期型格式的数值所决定的一年中的月数(1~12)
XDATE. QUARTER(datevalue)	数值型函数。返回由 DATE.XXX 函数产生或 DATE 输入格式读入的日期型格式的数值所决定的一年中的季度数(1~4)
XDATE. SECOND(datevalue)	数值型函数。返回由 DATE.XXX 函数产生或 DATE 输入格式读入的日期型格式的数值所决定的一分钟中的秒数(0~59)
XDATE. TDAY(datevalue)	数值型函数。返回由 DATE.XXX 函数产生或 DATE 输入格式读入的日期型格式的数值所决定的整天数
XDATE. TIME(datevalue)	数值型函数。返回由 DATE.XXX 函数产生或 DATE 输入格式读入的日期型格式的数值所决定的从午夜开始计算的秒数。自变量值在数据单元格中显示 hours,minutes 格式
XDATE. WEEK(datevalue)	数值型函数。返回由 DATE.XXX 函数产生或 DATE 输入格式读入的日期型格式的数值所决定的一年中的周数(1~53)
XDATE. WKDAY(datevalue)	数值型函数。返回由 DATE.XXX 函数产生或 DATE 输入格式读入的日期型格式的数值所决定的一年中的周数(1~7)
XDATE. YEAR(datevalue)	数值型函数。返回由 DATE.XXX 函数产生或 DATE 输入格式读入的期型格式的数值所决定的(四位整数显示的)年数
YRMODA(year,month,day)	数值型函数。返回由 DATE.XXX 函数产生或 DATE 输入格式读入的日期型格式的数值所决定的天数

例3.3 求 RSDA 数据文件中每人的年龄?

Age = (CTIME. DAYS(DATE. DMY(9,10,2022)) – CTIME. DAYS(x4)) / 365.25

两个日期相减得出两个日期之间的天数,除以每年365.25天后得出年龄(Age)。见图3.6。

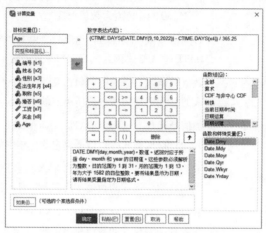

图3.6 计算年龄

3.1.3.10 字符串函数组(String)

SPPS 系统提供了约18个字符串函数,用于字符串处理。见表3.8。

表3.8 字符串函数

字符串函数	函数类型、返回值
CHAR. INDEX(haystack, needle [, divisor])	数值型函数。返回指示 haystack 中第一次出现 needle 的字符位置的数字
CHAR. LENGTH(strexpr)	数值型函数。返回 strexpr 的字符长度且任何拖尾空格已删除
CHAR. LPAD(strexpr1, length [, strexpr2])	字符型函数。使用尽可能多拟合 strexpr2 的完整副本作为填充字符串向左填充 strexpr1 使其长度达到 length 所指定的值
CHAR. MBLEN(strexpr, pos)	数值型函数。返回在 strexpr 的字符位置 pos 处的字符中的字节数
CHAR. RINDEX(haystack, needle [, divisor])	数值型函数。返回一个整数,指示字符串 needle 最后一次出现在字符串 haystack 中起始字符位置
CHAR. RPAD(strexpr1, length [, strexpr2])	字符型函数。使用 strexpr2 向右填充 strexpr1,以将其延伸到 length 所给定的长度
CHAR. SUBSTR(strexpr, pos [, length])	字符型函数。返回将字符串 strexpr 中从字符位置 pos 开始的字符串
CONTACT(strexpr, strexpr[, …])	字符型函数。返回由其全部参数拼接而成的字符串,对其求出的值必须为字符串

续表3.8

字符串函数	函数类型、返回值
LENTH(strexpr)	数值型函数。返回字符串表达式 strexpr 的长度(含尾部空格),如果要得到不包含尾部空格的字符串长度,应使用函数 LENGTH[RTRIM(strexpr)]
LOWER(strexpr)	字符型函数。返回 strexpr,同时大写字母都改为小写字母而其他字符不变
LTRIM(strexpr[,char])	字符型函数。返回包含移去的 char 的任何前导实例的 strexpr
MBLEN.BYTE(strexpr,pos)	数值型函数。返回在 strexpr 的字节位置 pos 处的字符中的字节数
NORMALIZE(strexpr)	字符型函数。返回 strexp 标准化版本
NTRIM(varname)	返回 varname 值,不用删除拖尾空格
REPLACE(a1,a2,a3[,a4])	字符型函数。在 a1 中,a2 的实例替换成 a3
RTRIM(strexpr,char)	字符型函数。作用与上一个函数相同,只不过除去的是由第三个参数 char 所规定的单个字符,这个字符必须用单引号括起来
STRUNC(strexp,length)	字符型函数。返回截断至长度(以字节为单位)的 strexp 然后删除所有拖尾空格
UPCAS(strexpr)	字符型函数。将字符串 strexpr 中的小写字母转换为大写字母,其他字母保持不变

3.1.3.11 逻辑函数(Logical Functions)

SPSS 提供了两个逻辑型函数,函数返回逻辑值为 1 或 0(True 或者 False)。见表 3.9。

表 3.9 逻辑函数

逻辑函数	返回值与举例
RANGE(test,lo,hi[,lo,hi,])	Test 为自变量,它可以是数值型变量或字符型变量,如果 test 的值包含在列对 lo,hi(lo<=hi)所界定的范围内,函数返回 1 或 true,否则,返回 0 或 false。 例如,定义函数 RANGE(AGE,15,30,40,60),如果 AGE(年龄)的值介于 15~30 或者 40~50 的范围内,函数返回 1 或 ture,否则返回 0
ANY(test,value[,value,])	Test 为自变量,它可以是数值变量,如果 test 的值与值列 value[,value,]中的值匹配,函数返回 1 或 true,否则返回 0 或 false。例如,定义函数 ANY(score,65,78,85),如果自变量 scor(分数)的值与 65,78,85 中的值匹配,函数返回 le,否则返回 0。类似地,对函数 ANY(name,"JONES","FOX"),如果姓名 name 和字符串列"JONES""FOX"中的某一个匹配,函数返回 true,否则,返回 false

3.1.3.12 缺失值函数(Missing Value Functions)

SPSS 系统有 5 个缺失值函数。见表 3.10。

表 3.10　缺失值函数

缺失值函数	函数类型、返回值
NMISS(variable[,…])	数值型函数。函数需要工作文件中的一个或多个自变量(下同),将返回具有缺失值的自变量的个数
MISSING(variable)	逻辑型函数。对自变量 variable 的缺失值,函数返回 1 或 true,否则返回 0 或 false
SYSMIS(numvar)	逻辑型函数。对自变量 numvar 的系统缺失值,函数返回 1 或 true,否则返回 0 或者 false
VALUE(variable)	数值型或者字符型函数。忽略用户自定义缺失值,返回自变量 variable 的值
NVALID(variable[,…])	数值型函数。返回有着有效非缺失值的参数的计数

3.2　观察值的常用操作

3.2.1　观测值计数命令

对于数值型变量,可以对其包含的某个或某些值在各观察单位中的出现次数进行清点。例如,在数据文件中,可清点工资大于 300 元、奖金大于 30 元的男职工的人数。具体操作步骤如下:

(1)单击"转换"(Transform)菜单中的"对个案中的值进行计数"(Count Values within Cases)子菜单,弹出"计算个案中值的出现次数"(Count Occurrences of Values within Cases)对话框,如图 3.7 所示。

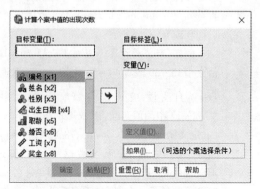

图 3.7　案例内数值计数

（2）在"目标变量"（Target Variable）框中输入一个变量"计数"（也可以是已有的变量），在"目标变量"标签（Target label）中输入变量标签，将要清点变量 x7 单击进入数值变量（Numeric Variables）框内（可以是 1 个及以上变量，如为字符变量则框名变为"String variables"）。这里选取 x7、x8，然后单击"定义值"（Define Values…）按钮，弹出"对个案中的值进行计数：要计数的值"（Count Values within to Cases：Valueto Count）对话框，如图 3.8 所示。

对变量中那些数值进行清点，系统将按照设定，凡与设定值或范围相匹配的就计数一次，并给目标变量加 1，有如下选项：

- 值（Value）：表示单一数值；如输入 400，则仅清点工资是 400 的人数。
- 系统缺失值（System-missing）：按系统指定的该变量缺失值；即"．"进行计数。
- 系统缺失值或用户缺失值（System-or user-missing）：系统或用户指定的该变量的缺失值；即"．"及用户定义的缺失值。
- 范围（Range）：指定数值范围。

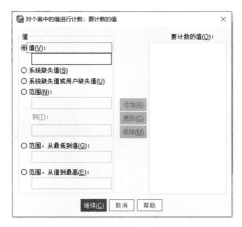

图 3.8 "对个案中的值进行计数：要计数的值"对话框

有某数到某数（＊＊＊ through ＊＊＊）、最小到某数（LOWEST throughvalue ＊＊＊）、某数到最大（＊＊＊ valuethrough HEIGHT），其中＊＊＊表示数值框，将数据输入该框中。本例，在某数到最大（valuethrough highest）下边的框中输入 350，单击"增加"（Add），在范围（Range）下面的框中输入 30，到（Through）后面的框中输入 50，表示 30～50，单击增加（Add）按钮，单击"继续"（Continue）按钮，返回主对话框。

注意，这两个条件为工资及奖金满足的条件，由于在菜单方式中无法指定，350 以上为奖金满足的条件，30～50 为奖金满足的条件。这两个条件两个变量只要有一个满足则计数为 1，两个同时满足则为 2，两个均不满足则为 0，因此，条件定义时应指定某一范围，这样使某一条件只对一个变量有效，避免条件的交叉。如上例中指定奖金条件为 30 最大（through highest）则工资中满足该条件的观测值会被重复计数。如使某一条件只对一个变量有效，可在主窗口中单击粘贴（Paste）命令，将菜单操作转换为命令程序操作方式，修改其中的程序。

（3）单击"如果"（If…）按钮，指定计数条件，系统弹出"计算出现次数：If 个案"（Count Occurrences：If Cases）对话框，在对话框中有两组选项。

● 包括所有个案（Include all cases），为系统默认方式。

● 在个案满足条件时包括（Include if case satisfies condition）。本例选择此方式，在左边的列表框中选择性别 x3 进入右边条件框中，使用上面提供的计算器输入 =1，则条件框中将显示 x3＝1，即对男职工进行计数。见图 3.9。单击"继续"（Continue）按钮返回主对话框。

（4）单击"确定"（OK）即可完成对变量值个数的清点。由图 3.10 所示的结果文件可见，工资大于 350、奖金大于 30 的男职工的"计数"变量值只要有 1 个满足值为 1，有 2 个条件满足为 2，有 3 个条件满足为 3，所有条件均不符合则为 0。然后，可用"分析（Analyze）|描述统计（Descriptive Statistics）|频数（frequencies）"命令计算 x10 中为 1 的个数。

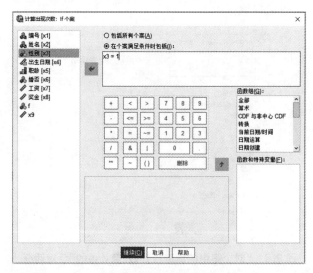

图 3.9　"条件"对话框

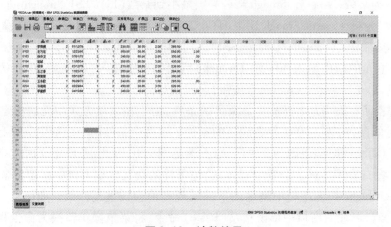

图 3.10　计数结果

3.2.2 变量值的重新赋值

在数据进行统计分析中,有时为了对现有数据进行重新分组,如要得到加权法求平均数的频数表,或分组后求每组数目等,需要对变量进行重新赋值。如在 RSDA.sav 数据文件中,按工资 350 为界分为两组。

(1)单击"转换"(Transform)菜单中的"重新编码为相同的变量"(Recode into Same Variables)指对同一变量进行重新赋值(转换后原变量中的数据将丢失),"重新编码为不同的变量"(Recode into Different Variables)指转换后的值赋值给其他变量,本例选择"重新编码到不同的变量",弹出"重新编码为不同变量"(Recode into Different Variables)对话框。

(2)单击 x7 变量进入"数字变量→输出变量"(Numeric Variable→Output Variable)对话框,同时在"输出变量"(Output Variable)框内确定(输入)一个赋值变量 x72(可以是新的,也可以是旧的变量),在"标签"(Label)框中输入变量标签。单击"变化量"(Change)后,系统会在"数值变量->输出变量"(Numeric Variable→Output Variable)对话框中显示 x7→>x72,如图 3.11 所示。

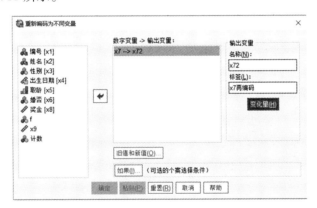

图 3.11　新变量 x72

(3)单击"如果"(If…)按钮可以对指定条件的观测值进行重新赋值(与上相同)。

(4)单击"旧值和新值"(Old and New Values)按钮,系统会弹出"旧值和新值"(Recode into Different Variables:Old and New Value)对话框,如图 3.12 所示,本对话框共有两组选项。

1)旧值(Old Value)

值(Value):表示单一数值。

系统缺失值(System-missing):系统指定的缺失值;即"."。

系统缺失值或用户缺失值(System-or user-missing):系统或用户指定的缺失值。

范围(Range):指定数值范围。

所有其他值(All other values):所有其他数值(即不在以上定义范围的值)。

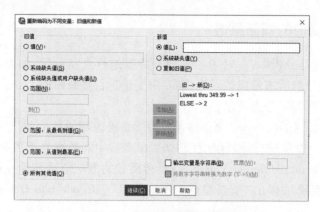

图 3.12 "旧值和新值"对话框

2）新值（New Value）

本例在旧值中的"从最低到值"（Lowest through）框中输入 349.99，在新值框中输入 1，单击"添加"（Add）按钮，选中"所有其他值"（All other values），在新值框中输入数值为 2。单击"增加"按钮，单击"继续"（Continue）返回主对话框。

单击"确定"（OK），图 3.13 为系统运行结果，产生 x72 变量将工资分为两组，小于 350 的列为第 1 组，大于或等于 350 的列为第 2 组。

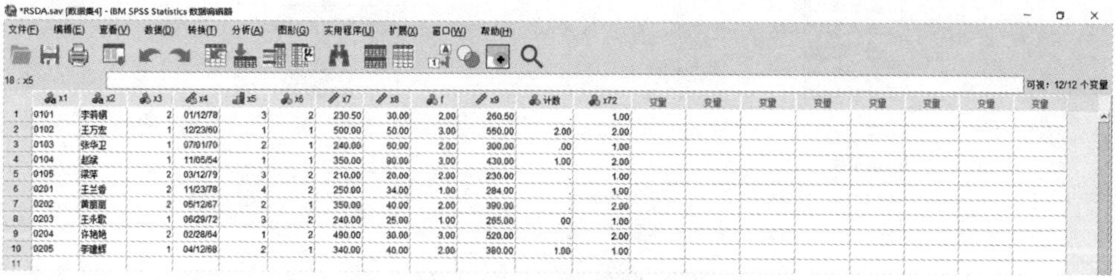

图 3.13 分组结果

3.2.3 变量进行分组

对变量进行分组是指将连续数值型数据转变为分类数值型数据。这种转换是按照百分位数进行分组的，这样使得每一组都能有大概相等的观察值。例如，一个变量被分为 4 组，操作步骤如下：

（1）单击"转换"（Transform）菜单中的"重新编码为不同的变量"（Recode into Different Variables）子菜单，对不同范围的变量值进行分组，在"旧值框"（Old Value）中的"从最低到值"（LOWEST through value）下输入 250，对应"新值"（New Value）框中值（Value）输入 1；在"旧值"框（Old Value）"范围"（Range）下输入 250，"到"（Through）下输入 300，对应"新值"（New Value）框"中值"（Value）输入 2；在"旧值"框（Old Value）"范围"（Range）下输入 300，"到"（Through）下输入 350，对应"新值"（New Value）框"中值"（Value）输入 3；

在"旧值"框(Old Value)中的"从值到最高"(valuethrough HIGHEST)下输入350,对应"新值"(New Value)框"中值"(Value)输入4,如图3.14。点击"继续"(Countinue)按钮返回上一级对话框。

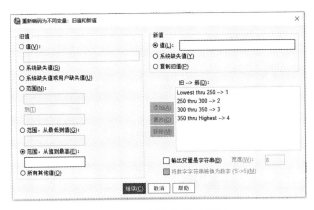

图3.14 变量分组对话框

(2)单击"确定"(OK)钮即可完成对变量的分组,如图3.15的结果文件,产生的新变量 nx 将 x7 分为 4 组。

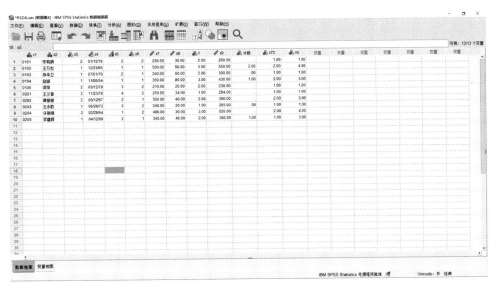

图3.15 分组结果

3.2.4 变量值求秩次

一些统计分析过程中(如秩和检验)需要对变量的秩(顺序)进行分析。有些分析过程在分析之前自动先对变量求秩,有些则需要事先排好秩。求变量值的秩的可由系统菜单"转换"(Transform)中的"个案排秩"(Rank Cases)命令完成。操作步骤如下:

在 RSDA. sav 数据文件中,如要按性别分组对工资求秩。

(1)单击"转换"(Transform)菜单中的"个案排秩"(Rank Cases)子菜单,系统弹出"个案排秩"(Rank Cases)对话框,如图 3.16 所示。

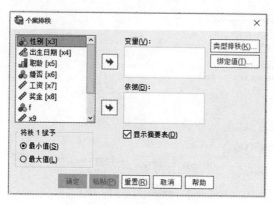

图 3.16 "个案排秩"对话框

(2)单击 x7 进入"变量"(Variables)框,说明将按工资变量值大小排秩,单击 x3(性别)变量进入"依据"(By)框,说明按性别进行分组,该框不填则说明仅按工资大小排秩。"将秩 1 赋予"(Assign Rank 1 to)框是指定秩次排列方式的,最小值(Smallest value)表示最小值用 1 表示(升序排秩);最大值(Largest value)表示最大值用 1 表示(降序排秩)。

(3)单击"类型排秩"(Rank Types…)按钮,弹出"个案排秩:类型"(Rank Cases:Types)对话框,可选择排序类型,见图 3.17。

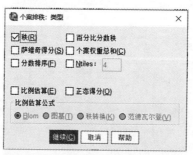

图 3.17 "个案排秩:类型"对话框

1)秩(Rank):普通秩次,系统默认此方式,排序结果存入 R+排秩变量名的变量中,本例 Rx7。

2)萨维奇得分(Savage score):以指数分布为基础的原始分为秩次,排序结果存入 s+排秩变量名的变量中,如本例为 sx7。

3)分数排序(Fractional rank):以分组例数之和占总例数的累积百分比为秩次,排序结果存入 rfr001 变量中。

4)百分比分数秩(Fractional rank as%):以累积百分数为秩次,排序结果存入 p+排秩变量名的变量中,如本例为 px7。

5）个案权重总和（Sum of case wehghts）：以分组例数之和的权重为秩次；排序结果存入 n+排秩变量名的变量中，如本例为 nx7。

6）Ntiles（Ntiles）：先给定一个大于 1 的整数，系统按此数值开始确定排序的秩次，排序结果存入 nti001 变量中。

7）比例估算（Proportion estimates）：是与一个特别秩次对应分布的累积比的估计。

8）正态得分（Normal scores）：即与估计累积比相应的 Z 分数。

选择最后两个比例估计类型后，还可以在下面矩形框中选择一个计算公式。本例选择系统默认方式排秩（Rank）作为排秩的类型，单击"继续"（Continue）返回主对话框。

（4）单击"绑定值"（Ties）按钮，进入"个案排秩：绑定值"（Rank Cases：Ties）对话框，如图 3.18 所示，绑定值（Ties）功能是当所选择的变量值相同时，其秩次确定的原则。

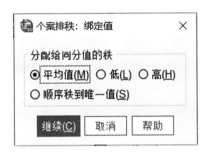

图 3.18　"个案排秩：绑定值"对话框

1）平均值（Mean）：取平均秩次，如 3 个相同的工资，按顺序分别排秩次为 1、2、3，秩次平均为 2，则选择此项，3 个观测值按工资排秩次均为 2，所有的秩值中没有 1、3，此为系统默认方式。

2）低值（Low）：取最小值，选择此项，则上例中的秩次均为 1，没有 2、3。

3）高值（High）：取最大值，选择此项，则上例中的秩次均为 3，没有 1、2。

4）顺序秩到唯一值（Sequential ranks to unique values）：取第一个出现的秩次值，其他的观测量秩次顺序排列。上例中均为 1，下一个不同值工资的秩为 2。

本例选择"平均值"（Mean），单击"继续"（Continue）返回主对话框。主对话框中的"显示摘要表"（Display summary tables）为显示总结表，本例予以选择。单击"确定"（OK）按钮即可完成对变量值的排序，见图 3.19，在新生成的变量 Rx7 中，将工资按照性别分组排序的秩次一一列出。

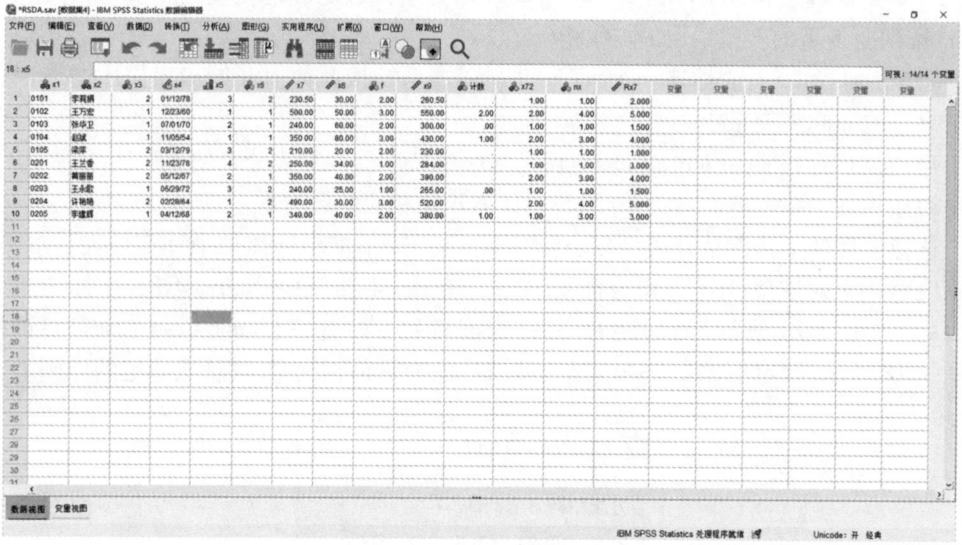

图 3.19　"秩结果"对话框

3.2.5　自动对变量重新赋值

SPSS 的一些统计分析过程不能使用字符型变量,分类变量需要连续整数。SPSS 的自动重新赋值功能可以把数值型整数和字符型变量值自动转换为连续整数。执行该命令后可以将变量定义了值和值标签的数据自动赋值给新变量。没有定义值标签的值重新赋值给新变量时将原值作为其标签使用。自动重新赋值后,系统将输出新旧变量值及标签的表格。

如 x3 为性别变量,其值为字符"男","女",该命令将其转换为 1,2。操作步骤如下:

单击"转换"(Transform)菜单中的"自动重新编码"(Automatic Recode)子菜单,系统弹出"自动重新编码"(Automatic Recode)对话框,如图 3.20 所示。

单击"性别[x3]"变量进入"变量->新名称"(Variable→New Name)框内,在新名称(New Name)框中输入新变量名定义赋值后的新变量"x32",单击添加"新名称"(Add New Name)按钮,系统会出现 x3→x32 的提示。在"从…开始重新编码"(Recode Starting from)中有两个选项:最小值为 1(Lowest Value),最大值为 1(Highest Value),字符按其 ASCII 码大小排列,如一级汉字按拼音大小排列。本例选择"最小值"(Lowest Value),单击"确定"(OK)按钮即可完成对变量的自动赋值,如图 3.21 所示。

单击"查看"(View)中的"值标签"(Value labels)子菜单则显示变量数值标签。在变量视图中可看到 x32 的数值标签情况("男"=1,"女"=2)。

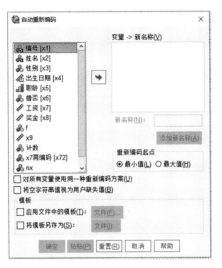

图 3.20　"自动重新编码"对话框

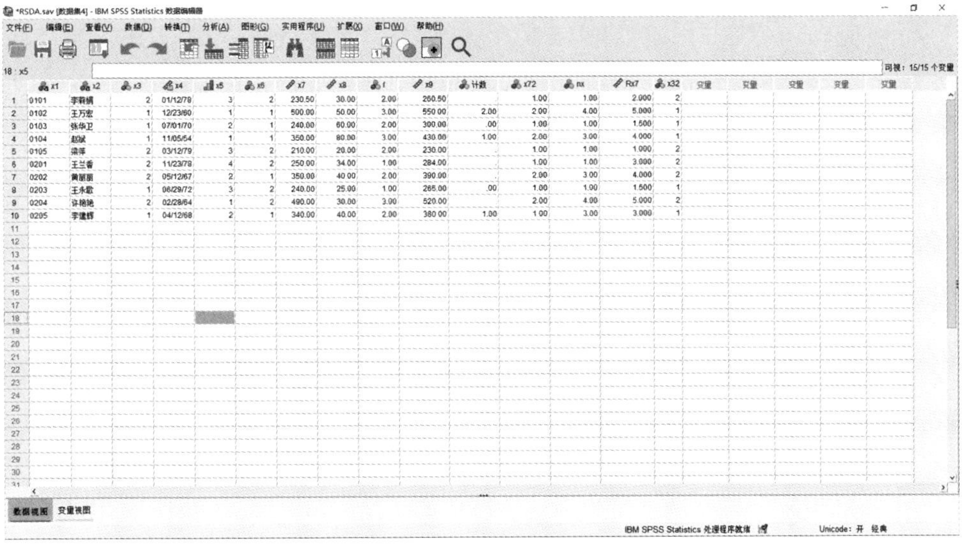

图 3.21　编码结果

3.2.6　缺失值的替代

当变量有缺失值时,分析数据时会出现数据例数不一致的情况,使有效例数减少,此时可以对缺失值进行替代。为了说明起见,我们把第 6 例工资清除[选中,执行"编辑"(Edit)菜单中的"清除"(clear)命令]。

(1)执行"转换"(Transform)菜单中的"替换缺失值"(Replace Missing Values…)子菜单,弹出"替换缺失值"(Replace Missing Values)对话框,如图 3.22 所示。

（2）单击一个或多个存在缺失值的变量进入"新变量"（New Variables）框内，这里选择 x7，系统自动产生用于替代缺失值的新变量，默认变量名为在原来变量后加 −1，即 x7_1，也可以由用户在"名称"（Name）框内自己定义替代缺失值的新变量名。单击"方法"（Method）右侧的下拉列表框选择缺失值的替代方法，共有 5 种方法。

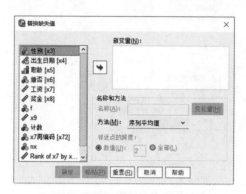

图 3.22　"替换缺失值"对话框

1）序列平均值（Series mean）：用该变量除去有缺失值数据后的均数做替代；系统默认。这里选择默认值。

2）临近点的平均值（Mean of nearby points）：用缺失值相邻点的非缺失值的均数做替代，取多少个相邻点可由"临近点的跨度"（Span of nearby points）选项来确定；默认为 2（即上下各 2 个，共 4 个）。如数目达不到指定的数值，则以系统缺失值"."替代。如为 ALL 则与 Series mean 相同。

3）临近点的中间值（Median of nearby points）：用缺失值相邻点的非缺失值的中位数做替代，取多少个相邻点可由"临近点的跨度"（Span of nearby points）选项来确定；默认为 2（即上下各 2 个，共 4 个）。

4）线性插值（Linear interpolation）：用缺失值相邻两点非缺失值做线性内插法替代；即缺失值上下两个数的均数。

5）邻近点的线性趋势（Linear tread at point）：用拟合的直线方程估计缺失值，方程为将原序列号为自变量，选择的变量为因变量求出的线性回归方程。用回归方程对各缺失值进行预测，用预测值替代相应的缺失值。

选择好以上选项后，单击"确定"（OK）按钮可完成对缺失值的替代。可看到工资项目中缺失的数据用平均工资替代。

第 **4** 章

统计分析报告

4.1 数据分析概述

数据编辑窗口读入数据文件后,对数据进行统计分析,由"分析"(Analyze)菜单完成,但使用何种统计分析方法,需要根据用户学到的统计学知识和根据数据文件的类型由用户而定,需要注意的是:一些统计方法的运用是有条件的,统计分析过程要求按照一定的格式排列数据。用户需要根据所学的统计学知识,调用适当的统计分析过程,才能得到正确的分析结果。SPSS 提供了丰富的统计分析功能,分析(Analyze)菜单共有 28 项子菜单,如图 4.1 所示。

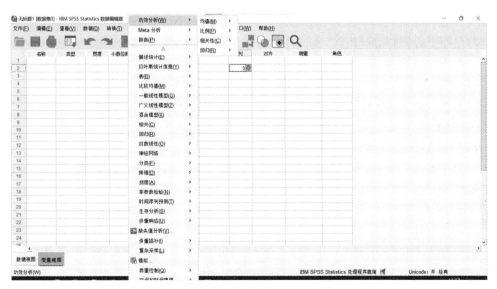

图 4.1 统计分析菜单

常见的主要有:

(1)功效分析(Power Analysis):均值比较,包括单变量的统计量计算、配对样本 t 检验、独立样本 t 检验以及单因素方差分析;比例,包括单样本二项检验、相关样本二项检验和独立样本二项检验;还包括相关性和回归。

(2)Meta 分析(Meta Analysis)。

(3)报告(Reports):报告分析变量,分组别输出统计分析变量的报告以及按照行和列显示指定范围内计算指定变量的描述统计量。

(4)描述统计(Descriptive Statistics):描述性统计,进行变量的频数分析、交叉表,综合描述统计量和两变量或多变量的各水平组合的频数分布等。

(5)贝叶斯统计信息(Bayesian Statistics):应用该程序可以进行单样本正态检验、单样本二项式检验、单样本泊松检验、相关样本正态检验、独立样本正态检验、皮尔逊相关性、线性回归检验、单因素方差分析、对数线性模型、单因素重复测量检验。

(6)表(Tables):包括定制表、多重响应集、定义类别顺序。

(7)比较均值(Compare Means):均数比较,包括单变量的统计量计算、独立样本 t 检验、配对样本 t 检验以及单因素方差分析等。

(8)一般线性模型(General Linear Model)。

(9)广义线性模型(Generalized Linear Models):广义线性模型,用最小二乘法拟合广义线性模型,具有非常广泛的功能,可用于回归分析、方差分析、协方差分析、多元方差分析和偏相关分析等。

(10)混合模型(Mixed Models):包括线性和广义线性。

(11)相关(Correlate):进行两变量相关分析、偏相关分析以及对变量内部观察单位间的数值进行距离相关分析等功能。

(12)回归(Regression):进行二元或多元的线性回归分析、曲线估计、Logistic 回归分析、序次回归、剂量-效应关系的回归方程、非线性回归、不等权数的线性回归模型估计以及二阶最小平方回归等分析。

(13)对数线性(Loglinear)。

(14)神经网络(Neural Networks)。

(15)分类(Classify):分类分析,进行各种聚类和判别分析,ROC 曲线及其分析。

(16)降维(Dimension Reduction):进行分析变量的降维或简化数据的过程。

(17)刻度(Scale):可进行可靠性分析等。

(18)非参数检验(Nonparametric Tests):应用该程序可以进行卡方检验、二项分布资料的检验、游程检验、资料分布类型检验、两组或多组计量资料的非参数检验、非参数的配对样本 t 检验、两个或两个以上相关变量分布的比较等统计分析。

(19)时间序列预测(Forecasting):可进行有关模型的创建。

(20)生存分析(Survival):可进行生命表分析以及 Cox regression 分析等统计分析。

(21)多重响应(Multiple Response):多重响应分析。

(22)缺失值分析(Missing Value Analysis)。

(23)多重插补(Multiple Imputation):可插补缺失数据值。

(24)复杂采样(Complex Samples):可进行 Logistic 回归和 Cox 回归。

(25)模拟(Simulation)。

(26)质量控制(Quality Control)。

（27）空间和时间建模（Spatial and Temporal Modeling）。

（28）直销（Direct Marketing）。

4.2　变量分层报告

SPSS 的在线分析过程（OLAP Cubes）可以对一个或几个分类变量的每个分组形成分层表格，报告分析变量在各组中的相关统计信息（描述统计量），所以也称为分层报告过程，这种分层报告的表格具有信息量大、形式简洁、便于查看的特点。

4.2.1　分层报告过程

（1）打开 rsda. sav 数据文件，执行"统计分析|报告|OLAP 立方体"（Analyze|Report|OLAP Cubes）命令，打开"OLAP 立方体"对话框，如图 4.2 所示。

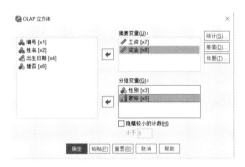

图 4.2　"OLAP 立方体"对话框

（2）从源变量清单中选择一个或多个需要分析的变量进入"摘要变量"（Summary Variables）框内，需是数值变量，这里选择 x7（工资）、x8（奖金）。选择一个或多个分组变量送入"分组变量"（Grouping Variables）框内，一般为分类变量，也可以是数值型或字符型，这里选择 x5（职称）、x3（性别）两变量。

（3）单击"统计"（Statistics）按钮，弹出"OLAP 立方体：统计"（Statistics）对话框，如图 4.3，对话框中共有 20 余种统计参数可供选择，分别为：总和（Sum）；观测值数目（Number of Cases）；平均数（Mean）；标准差（Standard Deviation）；总和的百分比（Percent of total Sum）；观测值总数百分比（Percent of total N）；中位数（Median）；分组别中位数（Grouped Median）；平均数的标准误（Standard Error of Mean）；最小值（Minimum）；最大值（Maximum）；间距（Range）；分组变量的第一组的变量数值（First）；分组变量的最后一组的变量数值（Last）；方差（Variance）；峰度（Kurtosis）；峰度的标准差（Standard Error of Kurtosis）偏度（Skewness）；偏度的标准误差（Standard Error of Skewness）；调和均数（Harmonic Mean）；几何均数（Geometric Mean）；分组变量内观测值总和占百分比（Percent of sum in，in 后为分组变量名如，x5）；分组变量观测值总数占百分比（Percent of N in）。本例按默认值计算，单击"总和"（Sum）、"个案数"（Number of Cases）、"均值"（Mean）、

"标准差"(Standard Deviation)、"在总和中所占的百分比"(Percent of total Sum)和"在总个案数中所占的百分比"(Percent of total N)进入"单元格统计"(Cell Statistics)框内,单击"继续"(Continue)按钮返回主对话框。

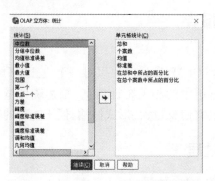

图4.3 "OLAP立方体:统计"对话框

（4）单击"标题"(Title)按钮,打开"OLAP立方体:标题(Title)"对话框,在"标题(Title)"框中输入分层报告标题。如"职工工资统计表",在"副标题或脚注"(Caption)框中输入制表时间、制表人等信息。单击"继续"(Continue),返回主对话框。

（5）单击"确定"(OK)按钮即可完成。

4.2.2 结果解释

以下为系统根据用户要求输出的统计分析结果:

（1）观测量概述表,如表4.1所示,表中列出参与概述分析的有效观测量数,被排除的观测量数(如有缺失值)、全部观测量数及它们所占的百分比。

表4.1 观测量概述表

	包括		排除		总计	
	个案数	百分比	个案数	百分比	个案数	百分比
工资 * 职称 * 性别	10	100.0%	0	0.0%	10	100.0%
奖金 * 职称 * 性别	10	100.0%	0	0.0%	10	100.0%

（2）分层概述分析报告表,如表4.2所示。

表4.2 职工工资统计表

	总和	个案数	平均值	标准差	在总和中所占的百分比	在总个案数中所占的百分比
工资	3180.5	10	318.050	107.7405	100.0%	100.0%
奖金	409.00	10	40.9000	18.11353	100.0%	100.0%

结果显示,共有 10 例观测值,10 名职工的平均工资为 318.05 元,标准差为 107.7405元。平均奖金为 40.9 元,标准差为 18.11353 元。

单击结果中职称及性别右侧的"Total",弹出下拉列表框,在该框中选择"不同性别及职称"可得到不同汇总表。

4.3 观测值概述

该过程允许用户对文件中全部观测量或部分观测量进行概述。

4.3.1 观测值概述过程

(1)打开 rsda. sav 为数据文件。选择"统计分析(Analyze)菜单|报告(Reports)|个案摘要(Case Summaries…)"命令,系统弹出"个案摘要"(Summarize Cases)对话框,如图 4.4 所示。

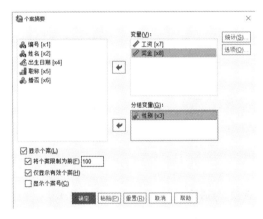

图 4.4 "个案摘要"对话框

(2)从源变量标签中选择一个或几个概述变量移至(单击)分析"变量"(Variables)对话框,这里选择 x7(工资)、x8(奖金)变量进入"变量"(Variables)框内,表示要对 x7、x8变量进行观测值概述;选择分组变量进入"分组变量"(Grouping Variables)框中。这里选择 x3(性别)进入"分组变量"(Grouping Variables)框内,表示以 x3 作为分组依据。对话框的左下方为观测值显示的选项:

显示案例(Display cases),选中此框,下面 3 个并列选项才被激活,且在输出表中显示参与概述的观测序号;不选择该项则仅显示文件中全部观测量按各分组变量计算的统计量。

1)限制案例到第 1 个(Limit cases to first 100),限制参与概述的观测值数,默认值为前 100 个观测值。

2)显示有效案例(Show only valid cases)指只显示有效的观测值;不显示缺失值。

3）显示案例序号（Show case numbers）指显示观测值在数据文件中的序号，结果显示在"个案号（case number）"下面。

单击"选项"（Options…）按钮，打开"选项"（Options）对话框，如图 4.5 所示。标题（Title）及文字说明（Options）框意义与分层分析报告同。下面有三个选项。

合计的副标题（Subheading for totals）：输出的概述表中显示各分组的总和。

排除有遗漏值的案例（Exclude cases with missing values listwise）：将排除缺失值变量。

遗漏统计量显示成（Missing statistics appear as）：在矩形框中键入字符、文字或者短语标记缺失值。选择此项，则主对话框中不能选择"仅显示有效观测值"（Show only valid case）。

单击"统计量"（Statistics…）按钮，系统弹出"统计"（Summary Report：Statistics）对话框，如图 4.6 所示。

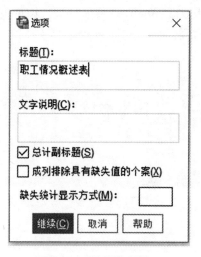

图 4.5 "选项"对话框

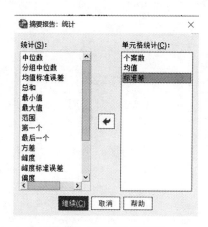

图 4.6 "统计"对话框

对话框中同样有 20 余种统计参数可供选择，具体参数及其意义参见上一节，本例选择例数（Number of Cases）、均数（Mean）、标准差（Standard Deviation）三个指标，单击"继续"（Continue）按钮返回主对话框，单击"确定"（OK）按钮即可完成结果输出。

4.3.2 结果及解释

以下为系统输出的结果：

（1）显示限定的观测量表，同表 4.1。

（2）按分组变量显示观测量概述表，如表 4.3 所示。

表4.3　职工情况概述表

			个案号	工资	奖金
性别	男	1	1	230.5	30.00
		2	2	500.0	50.00
		3	3	240.0	60.00
		4	4	350.0	80.00
		5	5	210.0	20.00
	总计	个案数		5	5
		平均值		306.100	48.0000
		标准差		121.2891	23.87467
	女	1	6	230.0	34.00
		2	7	350.0	40.00
		3	8	240.0	25.00
		4	9	490.0	30.00
		5	10	340.0	40.00
	总计	个案数		5	5
		平均值		330.000	33.8000
		标准差		105.1190	6.49615
总计		个案数		10	10
		平均值		318.050	40.9000
		标准差		107.7405	18.11353

　　在结果中,输出了分男、女、合计的观测值的总结:观测值列表、原序号、例数、平均数、中位数、标准误等统计分析结果。

4.4　行形式概述数据报告

4.4.1　行概述报告过程

　　(1)打开 rsda. sav 数据文件,执行"分析(Analyze)菜单|报告(Reports)子菜单|行报告(Report Summaries in Rows…)"命令,系统弹出"报告:行摘要"对话框(Report: Summaries in Rows),如图4.7 所示。

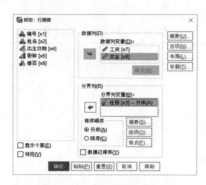

图 4.7　"行摘要"对话框

（2）从源变量框中选择要报告的变量进入"数据列"（Data Columns）框内，这里选择 x7（工资）、x8（奖金）两个分析变量，选中 x7 变量，单击"格式"（Format…）钮，系统弹出"报告：x7 的数据列格式"（Report：Data Column Format for x7）对话框，如图 4.8 所示，对变量输出变量的标题、列宽和缩进方式等格式进行设置。

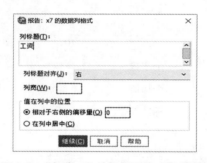

图 4.8　"报告：x7 的数据列格式"对话框

1）在"列标题"（Column Title）栏中输入输出变量的列标题，默认为变量名或变量标签，这里输入工资（可不输）。

2）"列标题对齐"（Column Title Justification）框中可以选择列标题对齐的形式（右 Right、左 Left、居中 Center）。

3）"值在列中的位置"（Value Position within Column）框中选择变量值在列中所处的位置。Offset from right（数值型变量显示为 right，字符型为 left）/Offset amount 框中输入变量或值标签的缩进量（从左或从右），位于列中央（Centered within column）变量值或值标签位于列中央。

4）"列宽"（Column Width）框键入列的宽度。

5）"列内容"（Column Content）框中选择列输出的内容，"值"（Values）为变量值（默认），"值标签"（Value labels）输出显示的变量值标签。本例采用系统默认选项。

单击"继续"（Continue）按钮返回主对话框。

（3）从源变量清单中选择分组变量进入"分组列变量"（Break columns），这里选择 x3 变量进入"分组列变量"（Break Columns）框内，表示要以性别作为分组变量。

1）单击"摘要"（Summary…）按钮，弹出"报告：x3 的摘要行"（Report：Summary Lines for x3）对话框，如图4.9，来确定分组后每组变量的统计量。

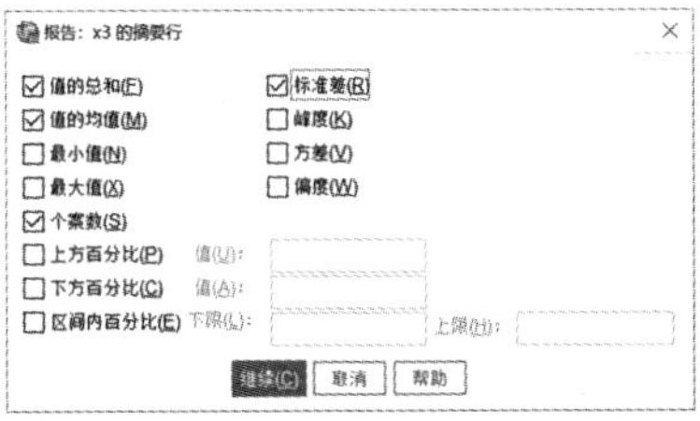

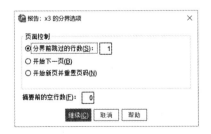

图4.9　"报告：x3 的摘要行"对话框

值得总和（Sum of values）：某组变量数值之和。

值的均值（Mean of values）：某组变量数值的平均数。

最小值（Minimum value）：某组变量数值的最小值。

最大值（Maximum value）：某组变量数值的最大值。

个案数（Number of cases）：某组变量中观测量的数目。

上方百分比（Percentage above）：高于其后 Value 框中设定值的数据的百分比。

下方百分比（Percentage below）：低于其后 Value 框中设定值的数据的百分比。

区间内百分比（Percentage inside）：位于其后 low 与 high 框中设定值范围之内的数据的百分比。

标准差：Standard deviation。

峰度：Kurtosis。

方差：Variance。

偏度：Skewness。

本例选择值的总和（Sum of values）、平均数（Mean of values）、例数（Number of cases）、标准差（Standard deviation），单击"继续"（Continue）按钮返回主对话框。

2）单击"选项"（Options…）按钮，弹出"报告：x3 的分界选项"（Report：Break Options for x3）对话框，如图4.10 所示，设置"页面控制"（Page Control）栏选项，指定页面控制。进行对分组变量之间空白间隔的选择。

图4.10　"报告：x3 的分界选项"对话框

在"分界前跳过的行数"（skip lines before break）后的矩形框内输入 0～20 之间的一

个数值 A,则输出时各分组之间插入 A 个空行。

开始下一页(begin next page):按每组一页,页码连续的格式输出报告。

开始新页并重置页码(Begin new&reset page number):按每组一页,在新的一页开始时列置概述变量,并重置页码的格式输出。

在"摘要前的空行数"(Break lines before summaries)其后的矩形框内输入 0~20 之间的数值 A,输出时在各分组的标签与概述报告之间插入 A 个空行。

本例采用系统默认选项,单击"继续"(Continue)按钮返回主对话框。

3)单击"分界列"(Break Columns)下方的"格式"(Format…)按钮,系统弹出"报告: x3 的分界格式"(Report:Break Format for x3)对话框,如图 4.11 所示,进行分组变量输出格式的选择,与行变量格式类似,单击"继续"(Continue)按钮返回主对话框。

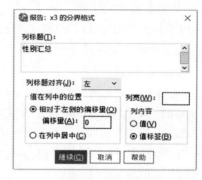

图4.11 "报告:x3 的分界格式"对话框

4)"排序顺序"(Sort sequence)栏中的两个选项确定分组变量的输出顺序,升序(Ascending)、降序(Descending)。

5)"数据已排序"(Data are already sorted)选项,如数据已经分类,则选择此项,SPSS不再对数据进行排序,如果数据未排序则不选此项,运行报告时,系统将首先按选定分组变量对数据自动进行分类。

(4)主对话框的"报告"(Report)框中选择对全部数据的报告结果的修饰选择项。

1)单击"摘要"(Summary…),打开"最终摘要行"(Final Summary Lines)可以确定对全部变量进行描述的统计量,与图 4.9 相同。

2)单击"选项"(Options…)按钮,弹出"报告:选项"(Report:Options…)对话框,如图 4.12 所示,可以进行对缺失值以及输出页码的设置。

成列排除具有缺失值的个案(Exclude cases with missing values listwise):在"缺失值显示方式"(Missing Values Appear as)后的小框内输入一个数(只能是一个字符或数字,系统默认为".")),用于在输出报告中标记缺失值。

在"起始页码"(Number Page from)的栏小框里输入 0~99999 之间的一个整数作为首页页码,默认为1。

3)单击"布局"(Layout…)按钮,弹出"报告:布局"(Report:Layout)对话框,如图 4.13 所示,对输出报告的格式进行布局。

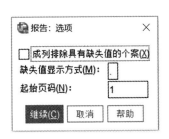

图4.12　"报告:选项"对话框

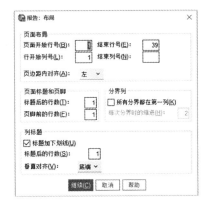

图4.13　"报告:布局"对话框

页面布局(Page layout)。

页面开始行号/结束行号(Page Begin/Ends on line):设置输出报告页的起始/结束行数,默认为1/39。

行开始列号/结束列号(Line Begins/Ends in column):设置输出页码的左、右边距。

页边距内对齐(Alignment within Margins):设置输出报告的左、中、右对齐方式。

页面标题和页脚(Page Titles and Footers):设置页标题和脚注。

标题后行数[Lines after Title(s)]:设置报告标题与首行之间的空行数。

页脚前行数[Lines before Footer(s)]:设置报告脚注与末行之间的空行数。

列标题(Column Titles)为列标题设置子栏,包括:

标题加下划线(Underscore titles):列标题下加下划线。

标题后的行数[Lines after Title(s)]:设置列标题与报告行之间的空行数。

垂直对齐(Vertically Align):设置列标题的对齐方式,各列标题顶部 Top/底部默认(Bottom)成一线对齐。

分界列(Break Columns)子栏包括:

所有分界都在第一列(All Breaks in first column):所有的分组变量都将排第一列。

每次分界时的缩进(Indent at Each Break):如果所有分组变量都排在第一列,那么对不同水平的分组变量系统会根据设定的数值向右缩进,默认的缩进量为2个空格。

数据列行与分界标签(Data Column Row & Break Labels)子栏。

自动垂直对齐(Automatically align vertically):概述报告中,第一个统计量自动排在分组变量值之后。

显示在同一行(Display on same row):第一个统计量排在分组变量值的同一行,且隐藏它的标题,在列报告中,第一个观测值将排在分组变量值的同一行。

显示在标签下(Display below labels):设置分组变量值与统计量之间的空白行数。

单击"标题"(Title)按钮,弹出"报告:标题"(Report:Titles)对话框,如图4.14所示。对输出报告的标题与脚注的格式进行布局。

在框右面的上下栏分别输入多达10行的标题或脚注,可用变量清单作为标题或脚注,也可用户输入。有三个位置供选择,左(Left)、中(Center)、右(Right)。单击"下一页"(Next)进入下一页,单击"上一页"(Previous)进入上一页。Page Title Line n of m 显示当前处在总 *m* 行中的第 *n* 行。左下角中的"特殊变量"(Special Variables)为两个特别变量,日期(DATE)和页码(PAGE),可在相应位置显示系统日期和页码。

单击"继续"(Continue),返回主对话框。单击"确定"(OK)即可完成。

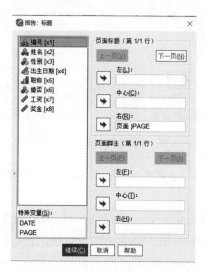

图 4.14 "报告:标题"对话框

4.4.2 结果及解释

以下为系统输出的结果文件。

系统输出了按性别分组的职工工资、奖金的总和、平均值、标准差等统计指标。如表4.4 所示。

表 4.4 分性别工资统计

		工资	奖金
男	总和	1530.5	240.00
	平均值	306.1	48.00
	N	5	5
	标准差	121.3	23.87
女	总和	1650.0	169.00
	平均值	330.0	33.80
	N	5	5
	标准差	105.1	6.50

4.5 列形式输出数据报告过程

调用此过程可进行数据资料列形式的概述数据报告。可用它来进行许多统计运算。以 rsda. sav 数据资料进行介绍。

4.5.1 列概述报告过程

(1)rsda. sav 数据文件,执行"分析 | 报告 | 按列显示的报告摘要"(Analyze | Reports | Report Summaries in Columns…)命令,系统弹出"报告:列摘要"(Report:Summaries in Columns)对话框,如图 4.15 所示。

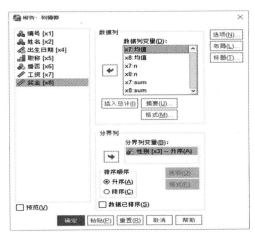

图 4.15 "报告:列摘要"对话框

(2)在源变量清单中选择需要概述变量进入"数据列"(Data Columns)框中,这里先选择 x7 变量。选中变量在栏内的显示形式为"变量:sum",此为系统默认值。单击"摘要"(Summary…)按钮,弹出"报告:x7 的摘要行"(Report:Summary Lines for x7)对话框,如图 4.16 所示。确定分组后每组变量的统计量,本例选择"个案数"(Number of cases),意为求观测值例数。单击"继续"(Continue)按钮返回主对话框。"数据列"(Data Column)框中显示为"变量:选定统计量",本例显示"x7:n"。

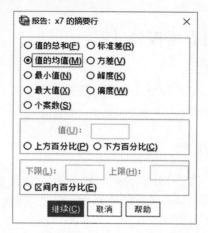

图 4.16 "报告:x7 的摘要行"对话框

（3）单击"数据"（Data）框中 x7（工资）变量，单击"格式"（Format…）按钮，系统弹出"报告:x7 的数据列格式"（Report:Data Column Format for gz）对话框，如图 4.17 所示，对 x7 变量输出变量的标题、列宽和缩进方式等格式进行设置；在"列标题"（Column Title）框中输入列标题，从列标题对题（Column Title justification）右面的下拉列表框中选择标题的对齐格式，在"列宽"（Column width）的小框中输入数值指定列宽。在"值在列中的位置"（Value Position within Column）栏的选项，意义与行描述相同。

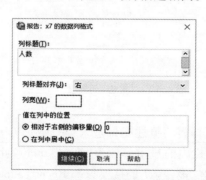

图 4.17 "报告:x7 的数据列格式"对话框

（4）重复第 2 步及第 3 步依次选择 x7:SUM（标题:工资）、x8:SUM（标题:奖金）等。

（5）当两个或多个变量选择进入"数据列"（Data Column）栏后需要对某种选中变量进行某种算术运算，如和、差、积、商等，可单击"插入总计"（Insert Total）按钮，此时"数据列"（Data Column）栏里出现名为"总计"（Total）的新变量，单击"摘要"（Summary）按钮，打开如图 4.18 所示的对话框。

在左边的"数据列"（Data Column）框中选择两个列变量移入"摘要列"（Summary Column）框中。单击"摘要函数"（summary function）右边的箭头，弹出下拉列表框，在其中选择需要的函数，意为将"摘要列"（Summary Column）框中的两个变量的运算结果赋予变量 Total，摘要函数有如下几个：

各个列的总和(Sum of columns):两列或多列变量求和。

各个列的均值(Mean of columns):两列或多列变量的算术平均数。

各个列的最小值(Minimum of columns):两列或多列变量的最小值。

各个列的最大值(Maximum of columns):两列或多列变量的最大值。

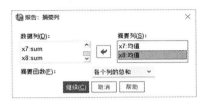

图 4.18 "摘要列"对话框

第一列-第二列(1st column-2nd columns):第 1 列变量与第 2 列变量(选中的)之差。

第一列/第二列(1st column/2nd columns):第 1 列变量与第 2 列变量(选中的)之比。

%第一列/第二列(1st column/2nd columns):第 1 列变量占第 2 列变量(选中的)的百分比(即二者的商乘以 100)。

各个列的乘积(Product of columns):两列变量的乘积。

概述变量选定后,返回主对话框,"数据列"(Data Columns)框中的新变量为"Total:概述函数名称"。

重复以上操作,再选择 x7:Mean(平均工资),x8:Mean(平均奖金),Total:Mean(平均总工资)。

(6)从源变量清单中选择分组变量,移至分页列(Break Columns)框中。在其中选择一个分组变量,这里选择 x3 变量,单击"选项"(Option)按钮,打开如图 4.19 所示的分组变量选项(Break Options for)对话框。对话框用于确定分组变量列标题,分组以及概述统计量之间间隔的空行数。

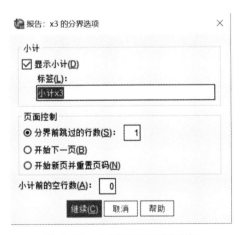

图 4.19 分组变量选项对话框

其中"小计"(Subtotal)栏,选择"显示小计"(Display Subtotal),将显示每一个分组小计(有两个分组变量时)。此时,"标签"(Label)栏被激活,输入分组变量的标签。页面控制(Page Control)栏作用与"行摘要"对话框同。分页前空行(Blank lines before Subtotal)用于设置分组小计前的空行数。这里不选,单击"继续"(Continue)返回主对话框。

(7)主对话框右上角的"报告"(Report)子栏中,3 个功能按钮可对文件中全部数据的总报告结果进行修饰与控制。单击"选项"(Options)按钮,打开"报告:选项"(Options)对话框,如图 4.20 所示。在"总计"(Grand Total)栏里,如选择"显示总计"(Display grand total),则"标签"(Label)框被激活,输入总计标签(默认为 Grand Total),这里输入总计。其余为缺失值的处理与标记方式(Missing values appear as,默认为".")、页码设置(Number page from 默认为1)。见行概述选项。布局(Layout)与标题(Title)与行报告同。

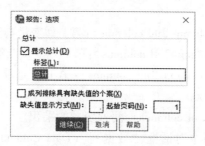

图 4.20　"报告:选项"对话框

4.5.2　输出结果及解释

输出结果见表 4.5。

表 4.5　职工月工资

性别	人数	平均工资	平均奖金	工资	奖金	合计
男	5	306.1	48.00	1530.5	240.00	354
女	5	330.0	33.80	1650.0	169.00	364
总计	10	318.1	40.90	3180.5	409.00	359

第 **5** 章

描述性统计

对数据进行处理时,首先要了解资料的基本分布特征,以便使用户对之做进一步的深入分析。通过调用描述性分析的各个过程,可以完成许多统计学指标。因此,描述性分析是统计学的出发点。对于计量资料,可完成集中趋势、离散趋势的描述分析;对于计数和等级资料,可完成构成比、率等指标的计算以及率的卡方检验等。另外,在科研数据采集及数据录入的过程中,可能存在一些差错现象。因此,在进行任何统计分析之前,通过数据的描述统计,可以发现数据文件中的差错数据,提示用户对其进行相应的处理。这一过程可以利用 SPSS 的"分析"(Analyze)中的"描述统计"(Descriptive Statistics)菜单来完成。

5.1 频数分布分析

频数分布表是描述性统计中最常用的方法之一,利用变量的频数分布分析可以生成观测量的分布情况表,以便对数值特征和内部结构状况有一个概括认识。可以对每个变量值的合理性(即发现奇异数据或错误数据及各变量值之间的逻辑上的合理性)进行分析。

5.1.1 频数分布分析过程

本例以 rsda. sav 数据资料为例进行介绍。

(1)打开 rsda. sav 数据文件,执行"分析|描述统计|频率"(Analyze|Descriptive Statistics|Frequencies)命令,系统弹出"频率"(Frequencies)对话框,如图 5.1 所示。

(2)选择分析变量,从左侧的源变量清单中选择分析变量进入"变量"(Variables)框,本例选择 x7(工资)、x8(奖金)变量进入"变量"(Variables)框内,表示要对工资、奖金进行描述性分析;选择左下角的"显示频率表"(Display frequency tables)表示是否输出频数分布表。此项为系统默认方式。

(3)单击"统计"(Statistics…)按钮,系统弹出"频率:统计"(Frequencies:Statistics)对话框,如图 5.2 所示。

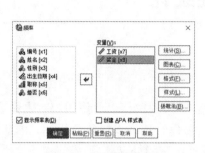
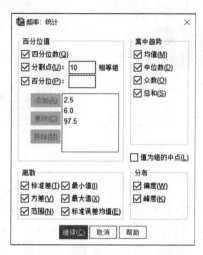

图 5.1   "频率"对话框   图 5.2   "频率:统计"对话框

在对话框中选择输出统计量,可供选择的统计量分四组,每组中的统计量可以同时选择:

1)百分位值(Percemtile Values):百分位数组,输出所选变量的百分位数。

四分位数(Quartiles):即 25% 、50% 、75% 百分位数。

分割点(Cut points for__equal groups):在小框中输入数据 K,表示将数据平分为 K 等份;输出各分点处的变量值,即求第 K 百分位数。默认为分 10 个点,即求 10% 、20% 、30% …90% ,共 9 个百分位数。

百分位(Percentiles):由用户定义的百分位数。本例输入 2.5 、6 、97.5 等,即分别求 2.5% 、6% 、97.5% 百分位数。输入后单击"添加"(Add)表示增加,"更改"(Change)表示修改,"删除"(Remove)表示删除框内的数值。

2)离散(Dispersion):离散趋势,输出所选变量的离散程度统计量。

标准差(Std. deviation);

方差(Variance),即 S^2;

全距(Range),即最大值−最小值;

最小值(Minimum);

最大值(Maximum);

标准误差均值(S. E. mean)。

3)集中趋势(Central Tendeney),用于指定反映变量值集中趋势的统计量。

均值(Mean);

中位数(Median);

众数(Mode),频数最多的一组,如有两组相同则取第 1 个频数最多的组;

总和(Sum)。

4)分布(Distribution)。

偏度(Skewness);

峰度(Kurtosis)。

选择这两项则连同它们的标准误(SE of Skewness 及 SE of Kurtosis)一起显示出来,如果它们的数值接近于0,变量的分布越接近于正态分布,如果偏度(Skewness)值大于0,表明变量分布为正偏态,否则为负偏态,如果峰度(Kurtosis)值大于0,则表明数值分布具有比正态分布曲线更尖峭的峰态。

值为组的中点(Values are group midpoints),如果变量数据事先已经分组,且变量值确定为组中值时可选此项。表示:对数据进行分组或进行折叠。

本例选择图示选项,单击"继续"(Continue)按钮返回主对话框。

(4)单击"图表"(Charts…)按钮,系统弹出"频率:图表"(Frequencies:Charts)对话框,如图5.3所示。可以选择输出的统计图形。

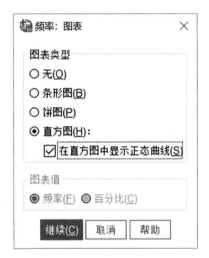

图5.3 "频率:图表"对话框

1)无(None):不输出图形,为系统默认状态。

2)条形图(Bar charts):条形图。

3)饼图(Pie charts):饼图。

4)直方图(Histograms):直方图;选择此项,还可以确定是否输出正态曲线(With normal curve)。

当选择"条形图"(Bar charts)或"饼图"(Pie chart)时,"图表值"(Chart Values)栏才可以被激活。如果选择"条形图"(Bar charts),在"图表值"(Chart Values)栏里选择"频率"(Frequencies),图的纵向轴表示频数。选择百分比(Percentages),纵轴代表频率,即百分数。

当选择"饼图"(Pie charts)时,在"图表值"(Chart Values)栏里选择"频率"(Frequencies)图的扇形表示频数。选择百分数(Percentages),代表频率,即百分数。

本例为连续型数值变量应选择直方图,并且要求输出正态曲线,单击"继续"(Continue)按钮返回主对话框。

(5)单击"格式"(Format…)按钮,系统弹出"频率:格式"(Frequencies:Format)对话

框,如图 5.4 所示,用来设置频数表输出的格式。

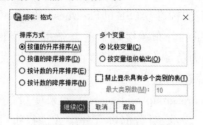

图5.4 "频率:格式"对话框

1)排序方式(Order by)组栏,表示输出的频数表中变量的排序方式。

按值的升序排序(Ascending values):统计表中变量值按升序排列,是默认选项。

按值的降序排序(Descending values):按变量值降序排列。

按计数的升序排序(Ascending counts):按频数升序排列。

按计数的降序排序(Descending counts):按频数降序排列。

2)多个变量(Multiple Variables):用于指定多个变量的安排方式。

比较变量(Compare Variables):对照变量,默认选项,统计表中各项分析结果将在一张表中并列显示,便于结果对照比较。

按变量组织输出(Organize output by variables):按各变量组织输出,一个变量一个表格形式输出。

对话框选项"禁止显示具有多个类别的表"(Suppress tables with many categories)是当变量分类多于 n 时,可以不输出数组大于 n 的表格。默认为10。

本例选择系统默认状态,单击"继续"(Continue)按钮返回主对话框。单击"确定"(OK)按钮即可完成。以下为结果输出:

由于没有分组变量,要使用频数(Frequencies)变量对数据进行分组描述时,应先选择"数据"(Data)菜单中的"拆分文件"命令(split),对数据按某一个或几个分组变量进行数据拆分后在使用该命令。如可按x3(性别)分组输出不同性别的数据频数表。

5.1.2 结果及解释

结果见表5.1~表5.3。

表5.1 统计值表

		工资	奖金
个案数	有效	10	10
	缺失	0	0
平均值		318.050	40.9000
平均值标准误差		34.0706	5.72800
中位数		290.000	37.0000

续表5.1

		工资	奖金
众数		240.0^a	30.00^a
标准差		107.7405	18.11353
方差		11608.025	328.100
偏度		0.846	1.202
偏度标准误差		0.687	0.687
峰度		−0.611	1.261
峰度标准误差		1.334	1.334
范围		290.0	60.00
最小值		210.0	20.00
最大值		500.0	80.00
总和		3180.5	409.00
	2.5	210.000	20.0000
	6	210.000	20.0000
	10	212.000	20.5000
	20	230.100	26.0000
	25	230.375	28.7500
	30	233.350	30.0000
	40	240.000	31.6000
百分位数	50	290.000	37.0000
	60	346.000	40.0000
	70	350.000	47.0000
	75	385.000	52.5000
	80	462.000	58.0000
	90	499.000	78.0000
	97.5	.	.

注:a. 存在多个众数,显示了最小的值。

表 5.2　工资频数分布表

		频数	百分比/%	有效百分比/%	累积百分比/%
	210.0	1	10.0	10.0	10.0
	230.0	1	10.0	10.0	20.0
	230.5	1	10.0	10.0	30.0
	240.0	2	20.0	20.0	50.0
有效	340.0	1	10.0	10.0	60.0
	350.0	2	20.0	20.0	80.0
	490.0	1	10.0	10.0	90.0
	500.0	1	10.0	10.0	100.0
	总计	10	100.0	100.0	

表 5.3　奖金频数分布表

		频数	百分比/%	有效百分比/%	累积百分比/%
	20.00	1	10.0	10.0	10.0
	25.00	1	10.0	10.0	20.0
	30.00	2	20.0	20.0	40.0
	34.00	1	10.0	10.0	50.0
有效	40.00	2	20.0	20.0	70.0
	50.00	1	10.0	10.0	80.0
	60.00	1	10.0	10.0	90.0
	80.00	1	10.0	10.0	100.0
	总计	10	100.0	100.0	

第 1 列为原始数据列表,第 2 列为频数,第 3 列为构成比(含缺失值),第 4 列为有效构成比(不含缺失值),第 5 列为累积构成比。

最后输出直方图并输出正态曲线图,如图 5.5、图 5.6 所示。

直方图(histogram)是以直方面积描述各组频数的多少,面积的总和相当于各组频数之和,适合表示数值变量的频数分布。直方图的横轴尺度是数值变量值,纵轴是频数。注意:如各组的组距不等时,要折合成等距后再绘图。即将频数除以组距得到单位组距的频数作为直方的高度,组距为直方的宽度。

双击图表可进入图表编辑(Chart editor)对话框,对其进行修改,包括标题、坐标轴、间距、颜色、线条等格式。

对频数表资料,可建立两个变量,一个变量 X 存放组中值数据,另一变量存放其频数 F,然后执行"数据(Data)|个案加权(weight case)"命令,按 F 值加权。以后操作与单变量相同。

对服从对数正态分布的资料,可以将原始数据通过"转换|计算变量"(Transform|compute)命令使用对数函数(lg10)转换后生成新变量,然后对新变量再用频数(frequencies)命令。

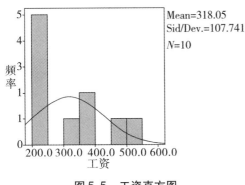

图5.5　工资直方图

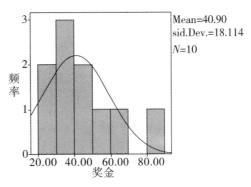

图5.6　奖金直方图

5.2　描述性分析

统计量是研究随机变量变化特征的重要工具,SPSS 变量的描述统计量有平均值、标准差、最大值、最小值、方差、全距以及平均数的标准误等。描述性分析的描述参数与频数分析基本一致,但描述性分析的计算过程要相对简单、快捷。其另一特点是可以将原始数据按公式转换成标准 Z 分值并存入数据文件中。$Z=(x-\bar{x})/s$,表示某原始数值比其均值高或低多少个标准差单位,高的为正值,低的为负值,相等的为零。

5.2.1　描述统计量过程

本例仍以 rsda. sav 数据文件为例进行介绍。

(1)打开 rsda. sav 数据文件,执行"分析(Analyze)|统计描述|描述"(Descriptive Statistics|Descriptives…)命令,系统弹出"描述"(Descriptives)对话框,如图5.7。

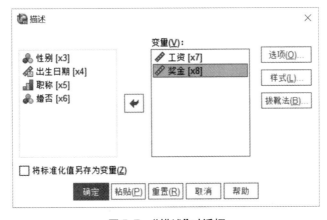

图5.7　"描述"对话框

（2）从源变量清单中选择一个或多个分析变量移至"变量"（Variables）栏中，表示要对变量进行描述性分析。如要将原始数据转换成 Z 分值，应选将标准化值作为新变量保存（Save standardized values as variables），$Z=$（观察值 $x-$ 平均数 $\bar{x}$）/标准差 V）。系统将根据选定变量的每一个观测值产生一个相应的标准化变量，称为源变量的 Z 得分，并在数据框中产生相应的新变量，新变量名是源变量名前加前缀 Z，如源变量为 x7，则新变量为 $Zx7$。

（3）单击"选项"（Options…）按钮，弹出"描述：选项"（Descriptives：Options）对话框，如图 5.8。

1）最基本的统计量

①均值（Mean）：算术均数。

②总和（Sum）：变量各观测值的和。

2）离差（Dispersion）：离散趋势参数组。

①标准差（Std. deviation）。

②最小值（Minimum）。

③方差（Variance）。

④最大值（Maximum）。

⑤范围（Range）。

⑥标准误差均值（S. E. mean）。

3）分布（Distribution）：分布参数组

①峰度（Kurtosis）。

②偏度（Skewness）。

4）显示次序（Display Order）：显示输出顺序组

①变量列表（Variable list）：以选入分析变量的排列顺序输出结果，默认。

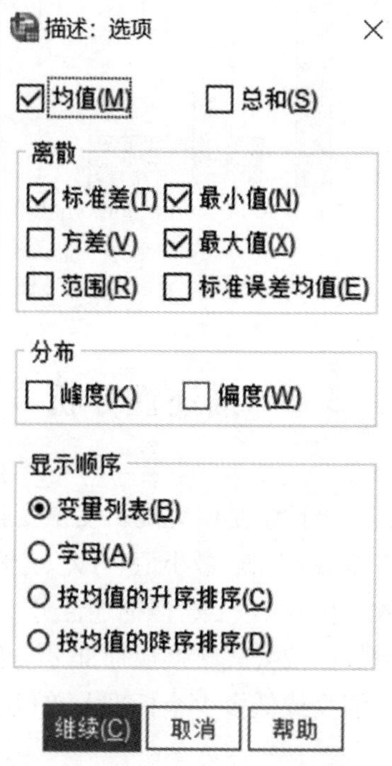

②字母（Alphabetic）：以变量名的字母顺序来显示变量。

③按均值的升序排序（Ascending means）：以平均值的升序来显示变量的统计量。

④按均值的降序排序（Descending means）：以平均值的降序来显示变量的统计量。

其中最小值（Minimum）、最大值（Maximum）、均值（Mean）、标准差（Std deviation）及变量列表（Variable list）为默认选项，本例选择。单击"继续"（Continue）按钮返回主对话框。单击"确定"（OK）按钮提交系统运行，以下为统计结果。

图 5.8 "描述：选项"对话框

5.2.2 结果解释

结果如表 5.4 所示。

表5.4　描述统计表

	个案数	最小值	最大值	平均值	标准差
工资	10	210.0	500.0	318.050	107.7405
奖金	10	20.00	80.00	40.9000	18.11353
有效个案数(成列)	10				

图5.9是数据文件中的 Z 值。此外,在原始数据中显示了 Z 分值,系统自动将新变量设定为 $Zx7$ ，$Zx8$ 。

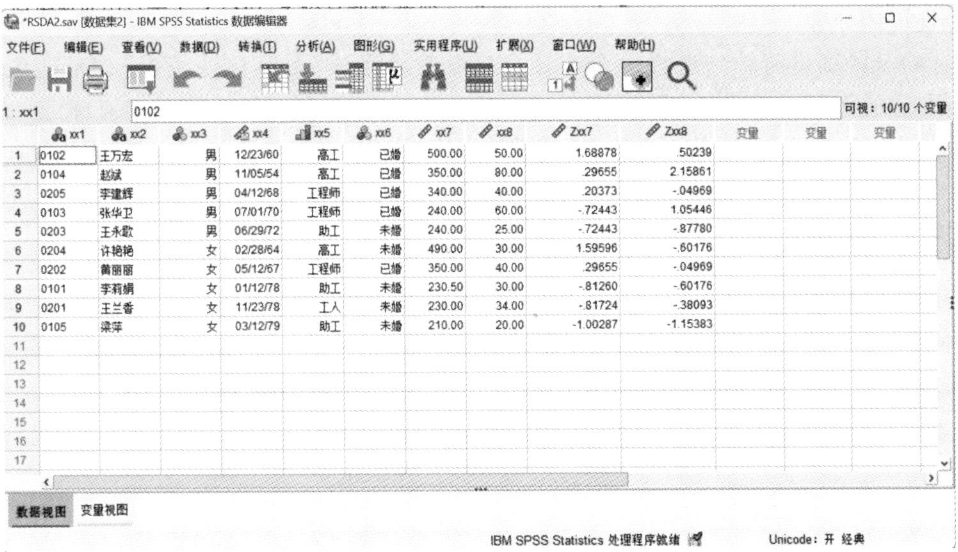

图5.9　有 Z 值的数据文件

5.3　数据探索性分析

搜集到的数据,在建立数据文件之后,并不是立即用于统计分析,因为数据文件的结构,数据中隐含的内在统计规律等还不清楚,需要对数据进行探索,以便确定初步统计方法,检查数据中的错误,检查是否包含异常数据,分析这些数值产生的原因,决定是否剔除这些数据。通过数据探索,可以分析变量的分布特征,以便采用不同的统计方法进行处理。如通过数据探索可以知道数据是否服从正态分布,对非正态分布资料,可以使用正态变换的方法进行转换或采用非参数检验方法进行处理。探索性分析是在一般描述性统计指标的基础上,增加有关数据其他特征的文字与图形描述,有利于用户对数据进一步分析。

5.3.1 探索分析过程

本例以前述的 rsda. sav 数据文件为例进行介绍。

（1）打开 rsda. sav 数据文件,执行"分析|描述统计|探索"(Analyze Descriptive Statistics|Explore…)命令,系统弹出"探索"(Explore)对话框,如图 5.10 所示。

（2）从源变量清单中选择一个或几个数值变量进入"因变量列列表"(Dependent List)框中,这里单击 x7(工资)、x8(奖金)变量进入"因变量列表"(Dependent List)框内,此时可直接单击"确定"(OK),按各项系统默认值进行统计分析。

（3）从源变量清单中选择一个或几个分组变量进入"因子列表"(Factor List)框中,这里单击 x3(性别)进入"因子列表"(Factor List)框内,表示要以性别分组对工资变量进行探索性统计分析。

（4）从源变量清单中选择一个或几个分组变量移至"个案标注依据"(Label Cases by)框,它的作用是当系统在数据探索时发现了奇异值,可利用标示变量加以标记,以便于用户查找这些异常值,如不选它,系统默认以序号(ID)变量作为标识变量。

（5）单击"统计"(Statistics…)按钮,系统弹出"探索:统计"(Explore:Statistics)对话框,如图 5.11 所示,有如下选项。

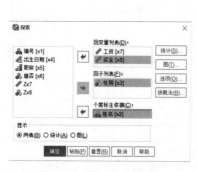

图 5.10 "探索"对话框

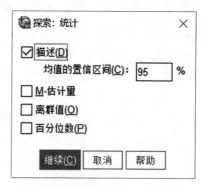

图 5.11 "探索:统计"对话框

1）描述(Descriptives):描述性分析。

输出均数、中位数、众数、5% 调整平均数、标准误、方差、标准差、最小值、最大值、全距、四分位全距、峰度系数及其标准误、偏度系数及其标准误以及均数的 95% 可信限(Confidence Interval for Mean)。

2）M-估计量(M-estimators):作集中趋势的粗略最大似然估计量,输出四个不同权重的最大似然估计量。当数据分布长尾型的对称分布,或者数据中有极端值时,M-estimators 给出比平均数或中位数更好的均值估计值。这四种估计量是:稳健估计量(Huber);非降稳健型估计量(Hampel);波估计量(Andrew);复权重估计量(Tukey)。

3）离群值(Outliers):输出 5 个最大观测值与 5 个最小观测值。

4）百分位数(Percentiles):输出第 5%、10%、25%、50%、75%、90% 及 95% 的百分位数。

本例选择描述性统计参数,单击"继续"(Continue)按钮返回主对话框。

(6)单击"图"(Plots…)按钮,弹出"探索:图"(Explore:Plots)对话框,如图5.12所示,应用本对话框来确定输出的图形,有以下选项:

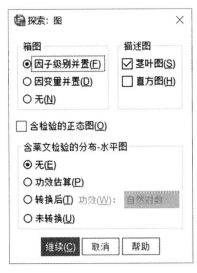

图5.12 "探索:图"对话框

1)箱图(Boxplots)。

因子级别并置(Factor levels together):选择此项,每个因变量对于不同分组的箱图并列显示,如性别分组,则按因变量分组再按分组变量分组(如按工资先男后女,再按奖金先男后女),系统默认方式;不同分析变量箱图分开。

因变量并置(Dependents together):对每个分组变量,将不同因变量的箱图并列显示,便于比较不同因变量在同一组中的值。如性别分组,则按因分组变量分组再按因变量分组(如按男性显示工资及奖金,再按女性显示工资及奖金)。不同分析变量在一个箱图中。

无(None)。

2)描述图(Descriptive)。

茎叶图(Stem-and-leaf),系统默认状态。

直方图(Histogram)。

3)含检验的正态图(Normality plots with tests)。

4)含莱文检验的分布-水平图(Spread as Level with Levene Test):用于设置附Levene检验的散布-水平图以及数据变换控制方面的选项,还输出回归直线的斜率以及方差的齐性Levene检验。

无(None):不显示,系统默认状态。

功效估算(Power estimation):幂估计,对每一组数据产生一个四分位数间距的自然对数对中位数的自然对数的散点图;以及产生为达到数据等方差而进行的幂变换估计。

转换后(Transformed):转换,根据对原始数据进行幂转换,由用户在Power后的矩形框中指定幂变换使用的幂值;并产生转换后的数据的四分位间距和中位数的散点图。Power 框可供选择幂值有自然对数(Natural Logarithm)、平方根(Square root)、-1/2 次方(Reciprocal of square root)、立方(Cube)等。

未转换(Untransformed):不对数据进行转换。

本例选择分组变量水平的箱图及茎叶图,单击"继续"(Continue)按钮返回主对话框。

(7)在主对话框中,单击"选项"(Options…)按钮,弹出"探索:选项"(Explore:Options)对话框,如图 5.13 所示,确定对待缺失值的方式。

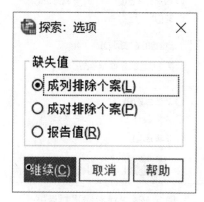

图 5.13　"探索:选项"对话框

1)成列排除个案(Exclude cases listwise):剔除分析的因变量中的缺失值,系统默认。

2)成对排除个案(Exclude cases pairwise):带有缺失的观测值被全部排除在分析之外。

3)报告值(Report values):分组变量中的缺失值将被单独分为一组。输出时作为附加组列出。

本例选择第一项,单击"继续"(Continue)按钮返回主对话框。

(8)在主对话框的左下角有"显示"(Display)选项;"两者"(Both)是指统计结果和图形都有显示,"统计"(Statistics)是指只显示统计结果,"图"(Plots)是指只显示图形,本例选择"两者"(Both)项。

单击"确定"(OK)按钮提交系统运行。

5.3.2　结果解释

系统首先输出了按性别分组的工资、奖金观测值的例数及缺失值的情况,接下来输出了按性别分组的描述性统计量,最后输出了茎叶图及箱图。

(1)统计表。如表 5.5 和表 5.6 所示。

表 5.5　观测量概述表

		有效		缺失		总计	
		个案数	百分比	个案数	百分比	个案数	百分比
工资	男	5	100.00%	0	0.00%	5	100.00%
	女	5	100.00%	0	0.00%	5	100.00%

表 5.6　描述统计量表

				统计	标准误差
工资	男	平均值		306.100	54.2421
		平均值的 95% 置信区间	下限	155.500	
			上限	456.700	
		5% 剪除后平均值		300.667	
		中位数		240.000	
		方差		14711.050	
		标准差		121.2891	
		最小值		210.0	
		最大值		500.0	
		全距		290.0	
		四分位距		204.8	
		偏度		1.347	0.913
		峰度		0.978	2.000
	女	平均值		330.000	47.0106
		平均值的 95% 置信区间	下限	199.478	
			上限	460.522	
		5% 剪除后平均值		326.667	
		中位数		340.000	
		方差		11050.000	
		标准差		105.1190	
		最小值		230.0	
		最大值		490.0	
		全距		260.0	
		四分位距		185.0	
		偏度		0.852	0.913
		峰度		0.406	2.000

表 5.6 中列出的结果中,统计(Statistics)显示分析变量的描述统计量,包括均值,均值的 95% 可信区间下限及上限,5% 调整均数、中位数、方差、标准差、最小值、最大值、极差、四分位数间距、偏度、峰度。Std. Error 为标准误,依次为均数标准误、偏度标准误、峰度标准误。

表 5.7 中列出变量按性别分组后的各变量值的 Kolmogorov–Smirnov(柯尔莫格洛夫–斯米尔诺夫)检验统计值、自由度和概率水平。男职工显著性(sig)= 0.150 大于 0.05,说明服从正态分布,女职工也服从正态分布。

表 5.7 正态性检验表

		柯尔莫格洛夫–斯米尔诺夫[a]			夏皮洛–威尔克		
		统计	自由度	显著性	统计	自由度	显著性
工资	男	0.307	5	0.139	0.834	5	0.150
	女	0.225	5	0.200 *	0.899	5	0.405

注:* 表示这是真显著性的下限。
a 表示里利氏显著性修正。

茎叶图由 3 部分组成:最左边一列为频数,中间小数点左边为"茎",表示数值的整数部分,右边一列称为"叶",叶中的每一数字表示数值的小数部分。表中倒数第 2 行 Stem width 为"茎宽",这个茎叶图的茎宽为 100,最后一行 Each leaf:n case(s)表示每片叶代表 n 个观测值,本图为 1,表示一片叶代表一个观测量。如图 5.14 所示。

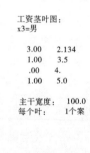

图 5.14 茎叶图(Stem–and–Leaf Plots)

频数、茎、叶之间的关系为:茎的数字连带小数点和叶的一个数字合在一起乘以茎宽表示分析变量的一个实际观测值的近似值。

一个观测值 =(茎 +. 叶)×茎宽,即 1 case =(stem. leaf)×width。

如果一片叶代表一个观测值时,则叶片个数等于频数。如果一片叶代表 $n(n \geqslant 2)$ 个观测值,如上例男职工如果一片叶代表 $n(\geqslant 2)$ 个观测值时,叶部分共有 m 片叶,则代表 $m \times n$ 个观测量,$m \times n$ 近似等于相应的频数。

例如,第一行男职工茎叶图显示 2.134,说明 2 的茎上有 3 片叶子,值分别为 2.1、2.3 和 2.4。茎宽为 100 则表示:第一个观察值(案例)为 $2.1 \times 100 = 210$,第二个观测值(案例)为 $2.3 \times 100 = 230$,第三个观测值(案例)为 $2.4 \times 100 = 240$,共 3 个。

有些图中显示 Extremes,表示极端值,属于异常值,在频数列显示其个数。

(2)统计图

1)正态 Q-Q 图和无斜向正态 Q-Q 图,见图 5.15、图 5.16。

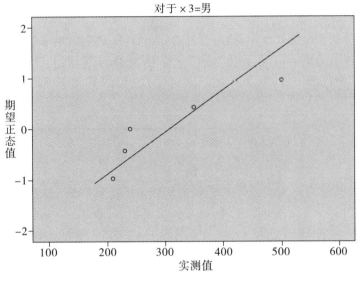

图 5.15　正态 Q-Q 图

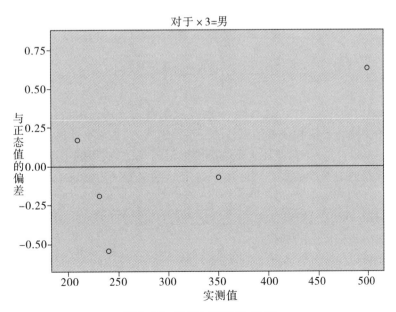

图 5.16　无斜向正态 Q-Q 图

用来描述数值标量是否服从正态分布,图中散点越接近于图上斜线,表明数值的分布越接近于正态分布。同时输出(Detrended Normal Q-Q plot of 工资),散点越靠近直线表示数值的分布越接近于正态分布。

2)箱式图(box plot)。箱式图使用5个统计量反映原始数据的分布特征,即数据分布中心位置、分布、偏度、变异范围和异常值。箱式图的箱子两端分别是上四分位数和下四分位数,中间横线是中位数,两端连线分别是除异常值外的最小值和最大值。另外标记可能的异常值。显然箱子越长,数据变异程度越大。中间横线在箱子中点表明分布对称,否则不对称。箱式图将数据的经验分布重要特征展示出来,给人们一个直观的印象。由于使用的是中位数和四分位数,因此比均数和标准差更为稳健。箱式图特别适合多组数据分布的比较。

箱式图按分组变量并列显示,描述变量的分布特征,其中的矩形框为箱图主体,箱的上边线与下边线之差表示箱长,称为"内四分位限"箱体,矩形框上、中、下3条平行线依次表示变量的75%、50%、25%百分位数,它包含了变量约50%的观测值。系统用红色表示。如图5.17所示。

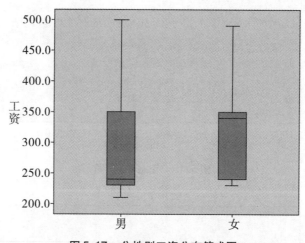

图5.17　分性别工资分布箱式图

触须线,即中间的竖线,它的上触、下触及量条横线分别表示变量本体的最大值、最小值。本体由去除奇异值和极端值以外的变量值组成,也称为本体值。

奇异值(Outlier),位于箱本体上下用圆圈标记的点,指从箱的上下边沿算起,对应的变量值超过箱长的1.5倍的那些值。由于选定的标识变量为Name,所以奇异值旁用姓名标注。

极端值(Extreme),系统默认用"*"标记。它们指从箱的上下边沿算起,其对应的变量值超过箱长的3倍以上的那些点。

根据箱图可以发现异常点。

5.4　正态性检验

医疗卫生工作中,常需要检查一些指标,并以其结果确定被检者的该项指标是否属于正常范围。正常人的各种生理指标,譬如身高、体重、肺活量等,由于个体差异与内外环境变化的影响,这些数值会发生一些波动,因而需要确定一个正常值范围。对于正态分布资料可以用平均数与标准差联合的方法来确定正常值范围。对于非正态分布资料,首先考虑它能否经变换(对数变换、平方根变换、反三角函数变换等),转化成正态分布资料,若能,则可在变换后再用平均数与标准差联合的方法来处理。在数据处理之前常需要进行正态性检验。

正态性检验有很多方法,本章介绍的是"Kolmogorov-Smirnov"(简称 K-S)方法。它是对样本分布类型作假设检验的一种方法,K-S 检验是将观测量的累积分布函数(即经验分布函数)与某个确定的理论分布函数(如正态分布、均匀分布、指数分布、泊松分布等)相比较,以检验一个样本是不是来自某指定分布的样本。按绝对值计算两个分布函数之间的最大差异,确定 K-S 检验统计量 Z 的值,进而做出检验的判断结果。

K-S 检验过程要求使用区间或比例测度的数值型变量。假定检验分布的参数是预先确定的,或过程是由给定的样本估计的。对于正态分布来说,将样本均值和标准差作为其参数;对于均匀分布来说,将样本的最小值和最大值作为其取值范围;对于泊松分布和指数分布来说,将样本均值作为其依赖的参数。

K-S 检验可对均匀分布、泊松分布、正态分布作假设检验。其 Z 值是基于观察值与理论积累分布值之间的最大绝对不同的统计量。

5.4.1　正态性检验过程

以 rsda. sav 为例对 x7(工资)、x8(奖金)数据作正态性检验,操作步骤如下:

(1)打开数据文件 rsda. sav。

(2)执行主菜单"分析 | 非参数检验 | 旧对话框 | 单样本 K-S 检验"(Analyze | Nonparametric Tests | Legacy Dialogs | one Sample Kolmogorov Test)对话框,如图 5.18 所示。

(3)从源变量栏里选择一个或几个检验变量移入"检验变量列表"(Test Variable List)框中。如果选择了多个检验变量,检验针对每一个变量分别进行。这里选择 x7(工资)、x8(奖金)拖入右边的"检验变量列表"(Test Variable List)下的矩形框内。

(4)在下部的"检验分布"(Test Distribution)子栏里选择需要检验的概率分布,系统提供了 4 种统计中常见的分布,各分布所依赖的参数根据检验变量的观测值,即样本,由系统自行估计并参与计算。这几个概率分布如下:

- 正态分布(Normal),是系统默认的检验分布。
- 泊松分布(Poisson)。
- 均匀分布(Uniform)。
- 指数分布(Exponential)。

本例选择"Normal"（即选择正态分布的检验）。

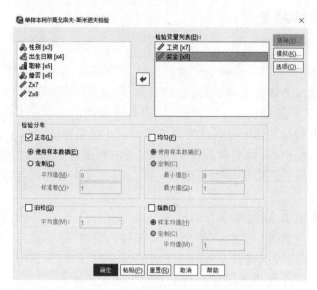

图 5.18　"单样本 K–S 检验"对话框

（5）单击"选项"按钮，打开选项对话框，选择统计量、本例选择，描述（均数、标准差、标准误等）、四分位数。单击"继续"返回主对话框。如图 5.19 所示。

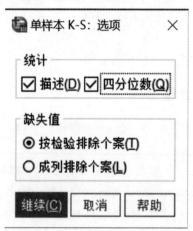

图 5.19　"单样本 K–S:选项"对话框

（6）单击"确定"（OK）按钮，则得输出结果。

5.4.2　结果及解释

仅以 x7（工资）为例说明。

观测量总数（N）为 10。正态分布参数（Normal Parameters）：均值（Mean）为 318.05（x7）、40.9（x8），标准差（standard deviation）为 107.74、18.11。最大的（Most Extreme

Differences）：绝对值（Absolute）为 0.266、最大正极端差（Positive）为 0.266、最大负极端差（Negative）为 −0.158. K-S 检验统计量 Z 值（Kolmogorov-Smirnov Z）为 0.226。双尾渐进显著性概率[asymp（2-tailed）]为 0.044。由于此概率值小于 0.05，因此不接受原假设，不能认为该工资服从正态分布。同理奖金也不服从正态分布。见表5.8。

表 5.8　单样本 K-S 检验结果

		工资	奖金
个案数		10	10
正态参数[a,b]	平均值	318.050	40.9000
	标准差	107.7405	18.11353
最极端差值	绝对	0.266	0.220
	正	0.266	0.220
	负	−0.158	−0.124
检验统计		0.266	0.220
渐进显著性（双尾）		0.044[c]	0.187[c]

注：a 表示检验分布为正态分布。

b 表示根据数据计算。

c 表示里利氏显著性修正。

对频数表资料，需按频数加权，执行"数据|个案加权"（data |weight cases）命令。

第6章

均数的比较

在科研工作中,对服从正态或近似正态分布的计量资料,如身高、体重等,除了进行描述统计外,还要进行组与组之间平均水平的比较,这就是统计学上常用的 t 检验和方差分析。需要注意的是,公式的运用是有条件的,对进行 t 检验和方差分析的资料必须是正态分布或近似正态分布资料,如果不符合正态分布,要对资料进行数据转换,如果转换后仍然不符合正态分布,就要应用非参数检验方法进行统计分析。t 检验或方差分析的另一条件是方差齐,因此必须做方差齐性检验。

6.1 均值比较

6.1.1 均值比较过程

均数(Means)过程按分组变量计算因变量的描述统计量的值,如均数和标准差等统计量。可进行分层分组,并提供用户比较分析各组变量值的差异。

例 6.1 某克山病区测得 11 例急性克山病患者及 13 名健康人的血磷值(mmol/L)如表 6.1。问:该地急性克山病患者与健康人的血磷值是否不同?

表 6.1 急性克山病患者与健康人的血磷值

患者	0.84	1.05	1.20	1.20	1.39	1.53	1.67	1.80	1.87	2.07	2.11	
健康人	0.54	0.64	0.64	0.75	0.76	0.81	1.16	1.20	1.34	1.35	1.48	1.56	1.87

(1)建立如图 6.1 和图 6.2 所示 L61. sav 数据文件。

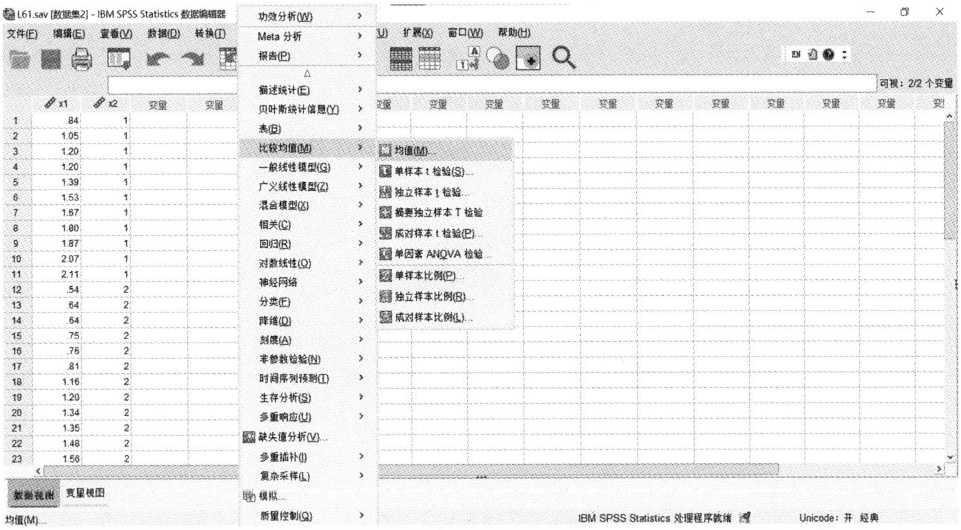

图 6.1 变量视图

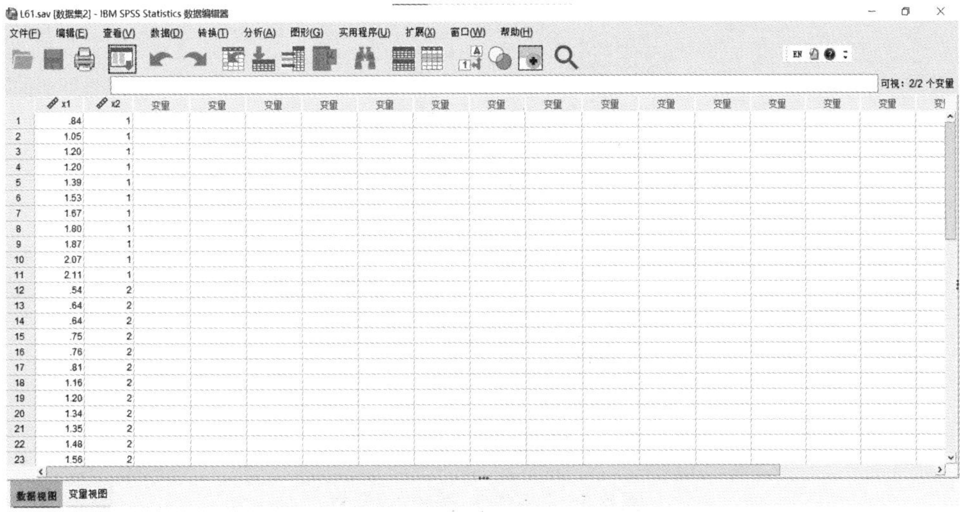

图 6.2 数据视图

执行"分析|比较均值|均值"(Analyze|Compare Means|Means…)比较命令,系统弹出"平均值"(Means)对话框,如图 6.3 所示。

(2)从源变量清单中选择一个或几个因变量,移入"因变量列表"(Dependent List)变量框,这里选择 x1 变量,单击进入"因变量列表"(Dependent List)框内。

(3)从源变量清单中选择一个或几个分组变量,进入"自变量列表"(Independent List)框内,这里单击 x2(组别)变量进入"自变量列表"(Independent List)框内,表示第一层以组别作为分组依据;如还要在第一层(组别下)分层,可单击"下一个"(Next)按钮,可选定分组的第二层次(Layer 2 of 2)进入"自变量列表"(Independent List)框内。

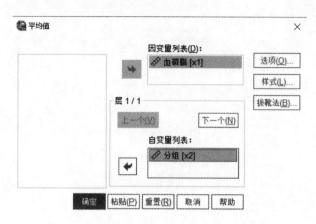

图 6.3 "平均值"对话框

（4）单击"选项"（Options…）按钮，系统弹出"平均值：选项"（Means：Options）对话框，如图 6.4 所示。

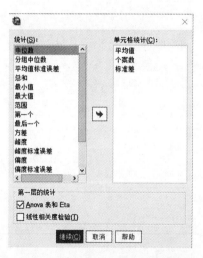

图 6.4 "平均值：选项"对话框

共有 21 种统计指标可供选择（具体名称及意义参见前述相关章节），默认统计量为平均值（Mean）、个案数（Number of Cases）与标准差（Standard Deviation）。

（5）在"第一层的统计"（Statistics for First Layer）框中，选择"Anova 表和 Eta"（Anova table and Eta）将为第一层次的分组计算一元方差分析表并计算 Eta 和 Eta 的平方值，Eta 和 Eta 平方为第一层中每一个自变量的关联性测度，Eta 平方是因变量中通过各组中差异来解释的方差比率，它的值为组间平方和与总平方和之比。Eta 是一个描述因变量与自变量之间联系密切程度的统计量，其值越接近于 1，说明二者之间的联系越密切。

（6）线性相关度检验（Test for linearity）。将平方和、自由度、与线形和非线形部分关联的均方、F 比、Pearson 相关系数 R，以及决定系数 R^2，用于测度线性模型拟合的优度。

本例选择方差分析表和 Eta，其他位默认统计量。

(7)选好后单击"继续"（Continue）按钮返回 Means 对话框。单击"确定"（OK）按钮提交系统运行。

6.1.2 结果及解释

如表6.2、表6.3、表6.4 和表6.5 所示。

表6.2 数据概述表

	包括		排除		总计	
	个案数	百分比	个案数	百分比	个案数	百分比
血磷值 * 组别	24	100.0%	0	0.0%	24	100.0%

表6.3 分组描述血磷值

组别	平均值	个案数	标准差
患者	1.5209	11	0.42179
非患者	1.0846	13	0.42215
总计	1.2846	24	0.46866

表6.4 ANOVA Table 对第一层变量方差分析表

		平方和	自由度	均方	F	显著性
	组间	1.134	1	1.134	6.369	0.019
血磷值 * 组别	组内	3.918	22	0.178		
	总计	5.052	23			

注：系统输出了按组别分组的血磷值方差分析，P 值为 $0.019 < 0.05$，故可以认为两组血磷值有显著性差异。

表6.5 Measures of Association（关联性测度）表

	Eta	Eta 平方
血磷值 * 组别	0.474	0.225

注：Eta=0.474 说明不同组别之间血磷值关系不甚密切。

6.2 单样本资料 t 检验

此过程可完成样本均数与已知总体均数（一般为理论值、标准值或经过大量观察所提的稳定值等）的比较。

6.2.1 单样本资料 t 检验过程

例 6.2 为研究某山区成年男子的脉搏均数是否高于一般成年男子均数。某医生在一山区随机抽查了 25 名健康成年男子,求得其脉搏的均数为 74.2 次/分,标准差为 6.0 次/分,根据大量调查,已知健康成年男子脉搏为 72 次/分。能否据此认为该山区成年男子的脉搏均数高于一般成年男子的脉搏均数?

$$H_0: \mu = 72 \text{ 次/分}(\text{即 } \mu_0);$$
$$H_1: \mu > 72 \text{ 次/分}(\text{即 } \mu_0);$$

单侧 $\alpha = 0.05$;

建立数据文件 L62. sav,数据格式及数值见图 6.5,x 变量的变量标签为脉搏。

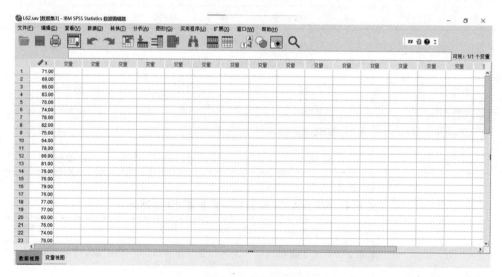

图 6.5　数据视图

(1)打开 L62. sav 数据文件,执行"分析|比较均值|单样本 t 检验"(Analyze|Compare Means|One-Sample T Test)命令,系统弹出"单样本 t 检验"(One-Sample T Test)对话框,如图 6.6 所示。

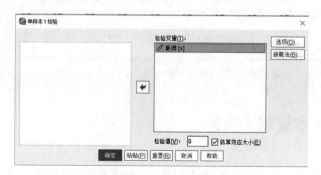

图 6.6　"单样本 t 检验"对话框

（2）在源变量清单中选择一个或几个数值变量移入"检验变量"（Test Variables）框内，这里单击 x（脉搏）变量进入"检验变量"（Test Variables）框内。

（3）在"检验值"（Test Value）框内键入检验值即总体均数（μ_0），这里输入72。

（4）单击"选项"（Options…）按钮，系统弹出"单样本 t 检验：选项"（One-Sample T Test：Options）对话框，如图 6.7。

此对话框可用来确定可信区间的范围以及缺失值的处理方式。

（1）置信区间（Confidence Interval）：可输入 1～99 之间的数值，输出结果将给出样本均数与指定检验值之差的按给定水平的可信区间。系统默认为 95%。

（2）缺失值（Missing Values）：对缺失值的处理方式。

排除分析中有缺失值的案例（Exclude cases analysis by analysis）：只排除分析变量的缺失值，系统默认。

排除有缺失值的案例（Exclude cases listwise）：剔除有缺失值的所有观测量。

本例选择系统默认方式，单击"继续"（Continue）按钮返回主对话框。单击"确定"（OK）按钮提交系统运行。

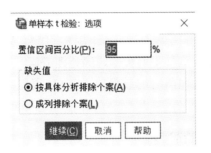

图 6.7 "单样本 t 检验：选项"对话框

6.2.2 结果解释

输出结果如表 6.6 和表 6.7 所示。

由输出结果可知，25 名成年人脉搏平均数为 74.20，标准差为 6.01，均数的标准误为 1.20。

表 6.6 单样本数据统计

	个案数	平均值	标准差	标准误差平均值
脉搏	25	74.2000	6.01387	1.20277

表6.7 单样本检验

	检验值=72					
	t	自由度	显著性(双尾)	平均值差值	差值95% 置信区间	
					下限	上限
脉搏	1.829	24	0.080	2.20000	-0.2824	4.6824

从表6.7中看出,$t=1.829$,DF=24,双侧$P=0.08$,单侧$P<0.05$,按$\alpha=0.05$水准,拒绝H_0,接受H_1,故可以认为该山区健康成年男子的脉搏均数高于一般成年男子的脉搏均数。均差(样本均数与总体均数之差)为2.20差值的95%置信区间为$-0.2824 \sim 4.6824$,如要求总体均数的95%置信区间可在test value框内输入0,或该值加上差值即可。

6.3 配对资料 t 检验

在医学研究中,主要的配对资料包括:两个同质(年龄、性别、体重、病况等非处理因素相同或相似者)受试对象分别接受两种不同的处理或同一研究对象分别给予两种不同的处理,以及同一研究对象处理前后的效果比较,这些资料的均数据比较就要应用配对资料 t 检验。

6.3.1 配对资料 t 检验过程

例6.3 为研究女性服用某避孕药后是否影响其血清胆固醇含量,将20名女性按年龄配成10对。每对中随机抽取一人服用新药,另一人服用安慰剂,经过一定时间后,测得血清总胆固醇含量(mmol/L),结果如表6.8所示。问该新药是否影响女性血清胆固醇含量?

表6.8 不同组别血清胆固醇含量

配对号	1	2	3	4	5	6	7	8	9	10
新药组	4.4	5.0	5.8	4.6	4.9	4.8	6.0	5.9	4.3	5.1
安慰剂组	6.2	5.2	5.5	5.0	4.4	5.4	5.0	6.4	5.8	6.2

首先建立数据文件 L63.sav,定义患者编号为 number,新药组为 x1,安慰剂组为 x2,并分别录入数据,如图6.8所示。

(1)打开数据文件,执行"分析|比较均值|成对样本 T 检验"(Analyze|Compare Means|Paired-Samples T Test…)命令。系统弹出"成对样本 T 检验"(Paired-Samples T Test)对话框,如图6.9所示。

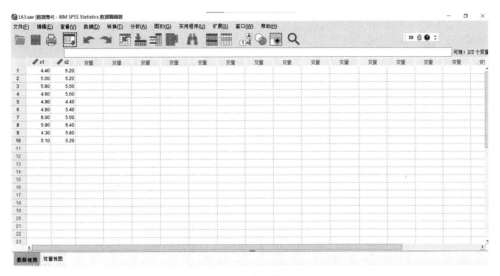

图 6.8　数据视图

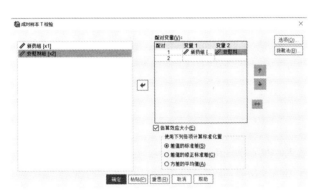

图 6.9　"成对样本 T 检验"对话框

（2）从源变量清单中选择一对或几对数值变量进入"配对变量"（Paired Variables）框内，这里选择 x1、x2 变量进入"配对变量"（Paired Variables）框内，表示新药组与安慰剂组进行配对比较。

（3）单击"选项"（Options…）按钮，系统弹出"成对样本 T 检验：选项"（Paired - Samples T Test：Options）对话框，用来确定置信区间的范围和缺失值的处理方式，本例选择系统默认方式，单击"继续"（Continue）按钮返回主对话框。

（4）单击"确定"（OK）按钮提交系统运行。

6.3.2　结果及解释

表 6.9 ~ 表 6.11 为系统的结果输出。

表6.9　配对样本统计量表

		平均值	个案数	标准差	标准误差平均值
配对1	新药组	5.080	10	0.6197	0.1960
	安慰剂组	5.510	10	0.6402	0.2025

表6.10　配对样本相关性检验表

		个案数	相关性	显著性
配对1	新药组 & 安慰剂组	10	0.020	0.956

表中的 correlation 表示相关系数,显示配对样本的线形相关性。显著性(Sig)= 0.956 为相关系数的显著性检验,$P>0.05$ 说明不具有相关性。

表6.11　配对样本的显著性检验表

		配对差值					t	自由度	显著性(双尾)
		平均值	标准差	标准误差平均值	差值95%置信区间				
					下限	上限			
配对1	新药组-安慰剂组	−0.4300	0.8820	0.2789	−1.0609	0.2009	−1.542	9	0.158

在配对变量数值差(Paired Differences)中,列出成对样本数值差的统计量,差的平均值为−0.43、标准差为0.8820、标准误为0.2789,95% 置信区间为(−1.0609,0.2009)。

t 统计量,$t=−1.542$;df(自由度)= 9,t 检验的双侧检验概率为 sig = 0.158>0.05。

说明不拒绝 H_0,无统计学意义。还不能认为该新药对女性血清胆固醇含量有影响。

配对 t 检验,也可以用单个样本比较 t 检验完成。方法是利用计算命令(computer)产生另一新变量,其值为两配对变量之差。然后对变量做单样本 t 检验(One-sample t test)。在检验值(test value)框内输入0,这里的0为总体均数。

6.4　成组资料 t 检验

也称独立样本 t 检验或两个样本均数比较的 t 检验。用来检验符合正态分布或近似正态分布的彼此独立的两组资料的均数比较。

6.4.1　成组资料 t 检验过程

对例6.1中资料进行分析,对不同人群血磷值进行比较。

（1）打开 L61. sav 数据文件，执行"分析│比较均值│独立样本 T 检验"（Analyze│
Compare Means │ Independent – Sample T Test）命令，系统弹出"独立样本 T 检验"
（Independent–Samples T Test）对话框，如图 6.10 所示。

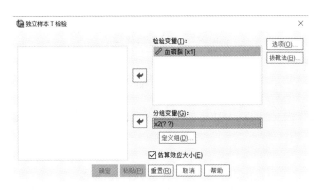

图 6.10　"独立样本 T 检验"对话框

（2）从源变量清单中选择一个或几个数值变量移入"检验变量"（Test Variables）框
内，这里选择分析变量 x1 变量进入"检验变量"（Test Variables）框内；选择分组变量
（Grouping Variables）框内，这里单击 x2 变量进入"分组变量"（Grouping Variables）框内，
表示要以组别为分组依据对血磷值的均数进行比较，此时出现"Group［?,?］"，其下面有
"定义组"（Define Groups），单击"定义组"（Define Groups）按钮，弹出定义分组"定义组"
（Define Groups）对话框。对 x2 分组变量进行定义，如图 6.11 所示，本例因为在分组变量
第 1 组定义为 1，第 2 组为 2，故在组 1（Group1）框内键入 1，在组 2（Group2）框内键入 2，
单击"继续"（Continue）按钮返回主对话框。

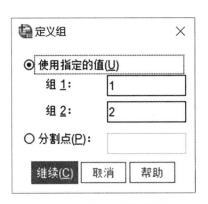

图 6.11　"定义组"对话框

（3）单击"选项"（Options…）按钮，系统弹出"独立样本 T 检验：选项"（Independent–
Samples T Test：Options）对话框，用来确定置信区间的范围和系统缺失值的处理方式，本
例选择系统默认方式，单击"继续"（Continue）按钮返回主对话框。单击"确定"（OK）按
钮提交系统运行。

6.4.2 结果及解释

系统输出结果见表 6.12、表 6.13 所示。

表 6.12 分组统计量表

	组别	个案数	平均值	标准差	标准误差平均值
血磷值	患者	11	1.5209	0.42179	0.12718
	非患者	13	1.0846	0.42215	0.11708

表 6.13 独立样本 t 检验结果表

		莱文方差等同性检验		平均值等同性 t 检验						
		F	显著性	t	自由度	显著性（双尾）	平均值差值	标准误差差值	差值95%置信区间	
									下限	上限
血磷值	假定等方差	0.032	0.860	2.524	22	0.019	0.43629	0.17288	0.07777	0.79482
	不假定等方差			2.524	21.353	0.020	0.43629	0.17286	0.07716	0.79542

Levene's Test for Equality of Variances，为 Levene 法进行的方差齐性检验，$F=0.032$、显著性（Sig）$=0.860>0.05$，说明方差齐，说明总体方差相等。故观察成组 t 检验的结果时应观察相等方差假设（Equal variances assumed）所对应行（上排）的结果，如方差不齐，应看下面的方差不相等假设（Equal variances not assumed）对应 t 检验结果。

本例 $t=2.524$，df（自由度）$=22$。Sig.（two-sided）（双侧概率）$=0.019<0.05$。因此应拒绝 H_0，接受 H_1，故可以认为急性克山病患者与健康人的血磷值不同，患者较高。这一结论与用均值比较命令得出的结论相同。

系统还输出了平均值差值（Mean Difference）、标准误差差值（Std. Error Difference）以及差值的 95% 置信区间。

6.5 两几何均数比较的 t 检验

医学中等比资料，近似服从对数正态分布资料，由于其不满足正态近似条件或方差不齐，不宜采用算术均数描述其平均水平，而应计算几何均数等，这类资料的变量值经过对数变换后，其对数值近似服从正态分布。于是可按正态分布原理进行两几何均数比较的 t 检验。

6.5.1　两几何均数比较的 *t* 检验过程

例 6.4　选甲型流感病毒血凝抑制抗体滴度(倒数)<5 者 24 人,随机分为两组,每组 12 人,用甲型流感病毒活疫苗进行免疫,一组用鼻腔喷雾法,另一组用气雾法。免疫后一个月采血,分别测定血凝抑制抗体滴度,结果如表 6.14。问:两种方法免疫的效果是否相同?

表 6.14　血凝抑制抗体滴度结果

鼻腔喷雾法	x1	50	40	30	35	60	70	30	20	25	70	35	25
气雾法	x2	40	10	30	25	10	15	25	30	40	10	15	30

首先,H_0:两总体几何均数相等

　　　H_1:两总体几何均数不相等

　　　$\alpha = 0.05$

(1)建立数据文件 L631.sav。如图 6.12 所示。

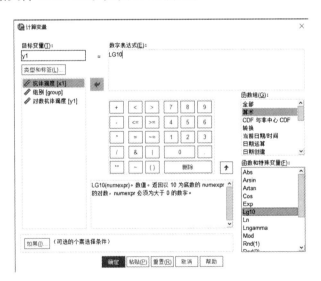

图 6.12　数据视图

(2)通过计算命令产生新变量 y1,y1=LG10(x1)。如图 6.13 所示。

(3)执行"分析|比较均值|独立样本 T 检验"(Analyze|Compare Means|Independent-Sample T Test)命令,系统弹出"独立样本 T 检验"(Independent-Samples T Test)对话框,如图 6.14 所示。从源变量清单中选择一个或几个数值变量移入"检验变量"(Test Variables)框内,这里选择分析变量 y1 变量进入"检验变量"(Test Variables)框内;选择"分组变量"(Grouping Variables)框,这里单击 Group 变量进入"分组变量"(Grouping Variables)框内,表示要以组别为分组依据对抗体滴度的均数进行比较,然后单击"定义

组"(Define groups)按钮对 Group 分组变量进行定义,如图 6.14 所示,本例因为在分组变量第 1 组定义为 1,第 2 组为 2,故在 Group1 框内键入 1,在 Group2 框内键入 2,单击"继续"(Continue)按钮返回对话框。

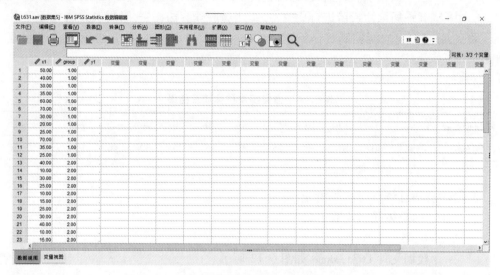

图 6.13 "计算变量"对话框

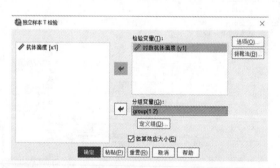

图 6.14 "独立样本 T 检验"对话框

6.5.2 结果及解释

结果如表 6.15、表 6.16 所示。

表 6.15 分组统计概述

	组别	个案数	平均值	标准差	标准误差平均值
抗体滴度	1.00	12	40.8333	17.55942	5.06897
	2.00	12	23.3333	11.14641	3.21769

表 6.16　独立样本 t 检验

		莱文方差等同性检验		平均值等同性 t 检验					差值95% 置信区间	
		F	显著性	t	自由度	显著性（双尾）	平均值差值	标准误差差值	下限	上限
抗体滴度	假定等方差	2.787	0.109	2.915	22	0.008	17.50000	6.00400	5.04847	29.95153
	不假定等方差			2.915	18.627	0.009	17.50000	6.00400	4.91642	30.08358

解释与例6.1同。

注意,独立样本的 t 检验与配对 t 检验数据格式是不同的。

6.6　单因素方差分析

方差分析又称为变异分析,它是英国统计学家 R. A. Fisher 首先提出的一种统计方法。成组设计的多个样本均数比较可用单因素方差分析。方差分析简写为 ANOVA（Analysis of Variance）。它既可做多组均数之间的显著性检验,也可做方差之间的显著性检验,本章介绍多组均数之间的显著性检验。它同样要求,各组观察值服从正态分布或近似正态分布,并且各组之间的方差具有齐性。

方差分析的基本思想是把所有观察值之间的变异分解为几个部分,即把描写观察值之间变异的离均差平方和分解为某些因素的离均差平方和及随机抽样误差,进而计算其均方,然后相互比较,作统计学处理。方差对数据的要求条件:①各次观察独立,任何两个观察值之间均不相关;②每一组观测值服从正态分布;③各总体方差相等。如不满足上述条件则不能使用方差分析,可用非参数检验的方法。

方差分析分为单因素方差分析和多因素方差分析。单因素方差分析仅涉及一个研究因素,下面以例子说明单因素方差分析具体操作。

6.6.1　单因素方差分析过程

进行多个样本均数的比较

例6.5　某社区随机抽取了 30 名糖尿病患者,IGT 异常和正常人进行载脂蛋白（mg/dl）测定,结果见表6.17,问:三种人的载脂蛋白有无差别?

表 6.17　糖尿病患者、IGT 异常及正常人的载脂蛋白测定结果

组别	载脂蛋白含量/(mg/dl)										
糖尿病	87.70	105.20	109.50	96.00	115.20	95.30	110.00	100.00	125.60	111.00	106.50
IGT	96.00	124.50	105.10	76.40	95.30	110.00	95.20	99.00	120.00		
正常人	144.00	117.00	110.00	109.00	103.00	123.00	127.00	121.00	159.00	115.00	

操作步骤如下：

（1）建立数据文件 L64. sav，分两个变量，一个分析变量 x1，存放所有分析数据，另一个组别变量 group，用来分组。如图 6.15 和图 6.16 所示，数据格式如下：

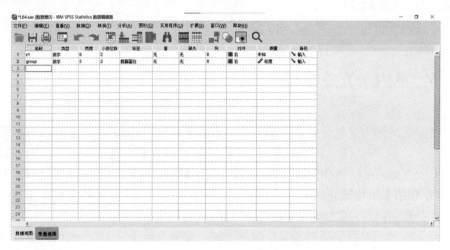

图 6.15　方差分析数据视图

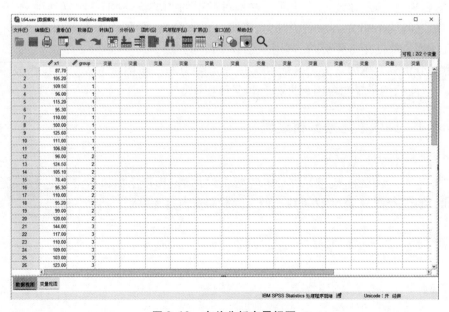

图 6.16　方差分析变量视图

（2）打开 L64. sav 数据文件，执行"分析|比较均值|单因素 ANOVA"（Analyze | Compare Means|One-Way ANOVA…）命令，系统弹出"单因素 ANOVA 检验"（One-Way ANOVA）对话框，如图 6.17 所示。

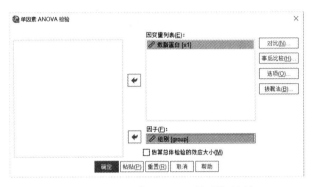

图 6.17　"单因素 ANOVA 检验"对话框

（3）从源变量清单中选择分析变量 x1 进入"因变量列表"（Dependent List）框内，选择因素变量 group 变量进入"因子"（Factor）框内，表示要以组别作为分组依据对载脂蛋白进行方差分析。

（4）单击"对比"（Contrasts…）按钮，系统弹出"对比"（Contrasts…）对话框，如图 6.18，可以把组间平方和分成有倾向性的部分，并且可确定均值的多项式比较。

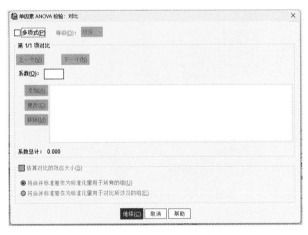

图 6.18　"对比"对话框

选择"多项式"（Polynomial），在右边被激活的"等级"（Degree）框中，展开下拉式表选择需要的次数，可选择多项式的阶数有线形（Linear）、二次（Quadratic）、三次（Cubic）、四次（4th）、五次（5th）。

如选择此项，则在组间平方和下增加了一列线性项（Linear Term），即将组间平方和分解为线性部分平方和、变差部分平方和，以观察样本之间是否存在线形关系。线形项目输出包括：

①Unweighted 行输出未加权线性部分平方和、自由度、均方、它与组间平方和的比值，即 F 比以及显著性概率（Sig），如小于 0.05，应该拒绝样本之间的线性关系的假设。

②Weighted 行输出加权线性部分平方和、自由度为、均方为、F 比，显著性概率（Sig），如小于 0.05，同样也拒绝样本之间存在线性关系的假设。

③Deviation 行输出变差部分平方和、自由度、均方、F 比、显著性概率（Sig），如大于 >0.05，则认为组间平方和主要是由于分组因素不同引起的。

在"对比"（Contrasts）对话框中，选择线性多项式比较各组的均值，在"系数"（Coefficients）框里输入比较多项式的系数。输入一个数值并单击"增加"（Add）按钮将其添加到下面的框中。系数的个数应与因素变量的个数相同。如输入 1，-1，0 则表示第 1 组（糖尿病组）与第 2 组（IGT 组）进行均数比较，即 $H_0:\mu_1=\mu_2$ 结果与两两比较时同。

可允许输入多达 10 组这样的值，要输入下一组可单击"下一个"（Next）按钮。通过"更改"（Change）、"移除"（Remove）按钮进行修改。单击"上一个"（Previous）按钮查看先前已建好的多项式系数。

本例不进行选择，单击"继续"（Continue）按钮返回主对话框。

（5）多重（Post Hoc）检验选项对话框。

主对话框里单击"事后比较"（Post Hoc）按钮，打开"单因素 ANOVA 检验：事后多重比较"（Post Hoc multiple comparisons）对话框，提供了多种多重比较检验方法，可以指定一种或几种，如图 6.19 所示。

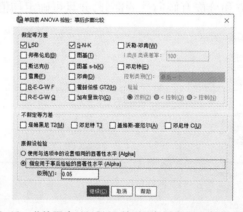

图 6.19 "单因素 ANOVA 检验：事后多重比较"对话框

1）假定等方差（Equal Variance Assumed）栏，提供等方差假设下的多重比较检验法。

①LSD：最小显著差法，用 t 检验完成各组间的比较，对多重比较误差概率不作调整。

②邦弗伦尼（Bonferroni）：修正差别检验法，用 t 检验在各组间作比较，通过设置每一试验对的误差率来控制整个误差概率。

③斯达克（Sidak）：基于 t 统计量的配对多重比较检验，且对多重比较的显著性水平进行调整。

④雪弗（Scheffe）：差别检验法。用 F 分布对所有可能的组合进行同时进入的配对比较，可用于检查组均值的所有线形组合，但不是公正的比较。

⑤R-E-G-W F:基于 *F* 检验的 Ryan-Einot-Gabriel-Welsch 多重递减程序。

⑥R-E-G-W Q:基于学生氏极差分布的多重递减程序。

⑦S-N-K(Student-Newman_keuls):用学生氏极差分布做出均值间的所有比较。即统计学中的 *Q* 检验。

⑧图基(Tukey):Tukey 显著性检验,用学生氏极差分布做出组间的所有配对比较,并在所选择的一切配对比较的误差率中给出校正误差率。

⑨图基 s-b(Tukey's-b):另一种 Tukey 显著性检验,临界值为 Tukey 检验法和 S-N-K 法的相应值的平均值。

⑩邓肯(Duncan):多范围检验,根据学生氏极差统计量使用按序逐步比较的方法做出比较,并对选择的检验误差设置一个警戒水平而不管个别检验的误差率。

⑪霍赫伯格 GT2(Hochberg's GT2):用学生氏最大模分布进行多重比较和极差检验,与 Tukey 法类似。

⑫加布里埃尔(Gabriel):用学生氏最人模分布进行配对比较检验法,当单元格数量不等时,用这种方法可以做出比 Hochberg's GT2 法更有效的结果。

⑬沃勒-邓肯(Waller-Duncan):基于 *t* 统计量使用贝叶斯(Bayes)逼近的多重比较检验。

⑭邓尼特(Dunnett):多重配对比较的 *t* 检验,用于一组处理对一个对照组均值的比较。默认的对照组是最后一组,也可选择第一组为对照组。

选择邓尼特(Dunnett)时,下面的"检验"(Test)栏被激活。其中双侧检验(2-Side)为默认选项。检验因素的任何一个水平(除对照组外)的均值都不等于对照组均值;后两个为单侧检验:选择<Control,检验因素的任何一个水平的均值都小于对照组均值,选择">Control",检验因素的任何一个水平的均值都大于对照组均值。

2)不假定等方差(Equal Variances Not Assumed)栏,提供方差不等的假设下的多重比较检验。

①塔姆黑尼 T2(Tamhane's T2):基于 *t* 检验的一种比较保守的配对比较检验法。

②邓尼特 T3(Dunnett's T3):基于学生氏最大模分布的配对比较检验法。

③盖姆斯-豪厄尔(Games-Howell):一种随意的配对比较检验法。

④邓尼特 C(Dunnett's C):基于学生氏极差分布的配对比较检验法。

3)统计意义水平(Significance level)框:确定多重比较检验的概率水平,系统默认 $\alpha = 0.05$,用户可以输入一个水平,如 0.1,0.01。多重比较检验法以行列表的形式输出检验结果。在给出的水平下,对那些组均值有差异的分组均值旁用"*"来标记。一般后面会有确切概率。

本例选择 LSD 最小显著差法及 S-N-K 法。单击"继续"(Continue)按钮返回主对话框。

单击"选项"(Options…)按钮,系统弹出"单因素 ANOVA 检验:选项"(One-Way-ANOVA:Options…)对话框,如图 6.20,可用来定义输出统计量的选择,有 4 个选择项组。

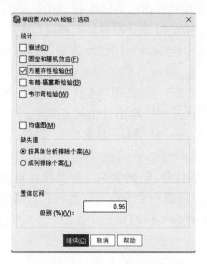

图 6.20 "单因素 ANOVA 检验:选项"对话框

①统计量(Statistics):统计指标。

描述(Descriptive):输出每一组因变量的描述统计量。

固定和随机效应(Fixed and random effects):不变效应模型和随机效应模型的标准差、标准误和 95% 置信区间。

方差齐性检验(Homogeneity-of-variance):计算用 Levene 统计量进行方差齐性检验。

布朗-福塞斯检验(Brown Forsythe):计算检验组均值相等假设的 Brown-Forsythe 统计量,当方差不齐时,该统计量比 F 统计量更优越。

韦尔奇检验(Welch):计算检验组均值相等假设的 Welch 统计量,当方差不齐时,该统计量比 F 统计量更优越。

②均值图(Means plot):要求输出因素变量各分组均值变化的散点图。

③缺失值(Missing Values):对缺失值处理方法进行选择。

按具体分析排除个案(Exclude cases analysis by analysis):对含有缺失值的观测量根据缺失值是因变量还是自变量从有关的分析中剔除,为系统默认方式。

成列排除个案(Exclude vases listwise):含有缺失值的观测值,从所有分析中剔除。

④置信区间(Confidence Intervals):默认为 0.95。

本例选择系统默认方式,单击"继续"(Continue)按钮返回主对话框。

单击"确定"(OK)按钮提交系统运行。

6.6.2　结果及解释

结果如表 6.18 ~ 表 6.21 所示。

表 6.18　Levene 法进行方差齐性检验

莱文统计	自由度 1	自由度 2	显著性
0.693	2	27	0.509

本例 $P>0.05$ 说明方差齐,可以进行方差分析。

表 6.19 系统输出了 3 组资料方差分析的结果,P 值为 0.008,因此认为不同组间载脂蛋白含量不同。

表 6.19　方差分析

	平方和	自由度	均方	F	显著性
组间	2364.798	2	1182.399	5.888	0.008
组内	5422.434	27	200.831		
总计	7787.232	29			

表 6.20　均数间多重比较的 LSD 法

(I)组别	(J)组别	平均值差值(I-J)	标准误差	显著性	95%置信区间 下限	95%置信区间 上限
糖尿病	IGT	3.24757	6.36961	0.614	−9.8218	16.3169
	正常人	−17.16355*	6.19197	0.010	−29.8684	−4.4587
IGT	糖尿病	−3.24757	6.36961	0.614	−16.3169	9.8218
	正常人	−20.41111*	6.51135	0.004	−33.7713	−7.0509
正常人	糖尿病	17.16355*	6.19197	0.010	4.4587	29.8684
	IGT	20.41111*	6.51135	0.004	7.0509	33.7713

注:* 表示平均值差值的显著性水平为 0.05。

表 6.20 列出了多重两两比较结果。如第一行表示糖尿病组与 IGT 组比较,均数之差为 3.2475。标准误差为 6.36962。P 值为 0.614>0.05,说明无统计学意义,后面给出了差值均数的 95% 置信区间。如 P 值小于给定的显著性界值(这里是 0.05),则在均差处显示一" * "号。

表 6.21　均数间多重比较的 S-N-K 法

S-N-K[a,b]

组别	个案数	Alpha 的子集＝0.05	
		1	2
IGT	9	102.3889	
糖尿病	11	105.6365	
正常人	10		122.8000
显著性		0.614	1.000

将显示齐性子集中各个组的平均值。

注：a 表示使用调和平均值样本大小＝9.933。

　　b 表示组大小不相等。使用了组大小的调和平均值。无法保证 I 类误差级别。

　　表 6.21 中列出了每组均数以及按给定的显著性水平(0.05)所在的总体,IGT 与糖尿病在第 1 号总体中,它们之间无统计学意义($P=0.614>0.05$),正常人在第 2 号总体中。说明正常人与其他两组(IGT 及糖尿病)按 0.05 水平比较均有统计学意义。

第7章

广义线性模型

线性模型(Linear Model)就是研究一个因变量与一个或多个独立自变量或因素之间的关系,而且将它们之间的关系通过线性形式的数学结构表现出来。它具有非常广泛的功能,可用于回归分析、方差分析、协方差分析、多元方差分析和偏相关分析等。在 GLM(General Linear Model)过程中假定随机样本都是来自正态总体,并且认为各单元格里的变量值方差相等。根据未知数据是否具有方差齐性,可以使用相关的选项设置进行方差齐性检验。

7.1 单因变量方差分析

单因变量方差分析是指因变量(分析变量)是一个因素变量(分组变量)为一个或多个的方差分析,可以检验有关一个因变量的各种分组下是否受其他变量的影响,研究因素之间的交互作用,协变量的作用以及协变量和其他因素之间的交互作用等。可以对完全随机设计资料、随机区组设计资料、吸引设计资料、正交设计资料等进行多因素方差分析或协方差分析。

7.1.1 单因变量方差分析过程

例 7.1 对小白鼠喂以 A、B、C 三种不同的营养素,目的是了解不同营养素增重的效果。采用随机区组设计方法,以窝别作为区组的特征,以消除遗传因素对体重增长的影响。现将同品系同体重的 24 只小白鼠分为 8 个区组,每个区组 3 只小白鼠。三周后体重增量结果(g)列于表 7.1,问:小白鼠经三种不同营养素喂养后所增体重有无差别?

表 7.1 A、B、C 三种营养素喂养小白鼠所增体重 (g)

区组	A 营养素	B 营养素	C 营养素
1	50.10	58.20	64.50
2	47.80	48.50	62.40
3	53.10	53.80	58.60

续表7.1

区组	A 营养素	B 营养素	C 营养素
4	63.50	64.20	72.50
5	71.20	68.40	79.30
6	41.40	45.70	38.40
7	61.90	53.00	51.20
8	42.20	39.80	46.20

首先建立数据文件,命名为 L71.sav,如图 7.1、图 7.2 所示。

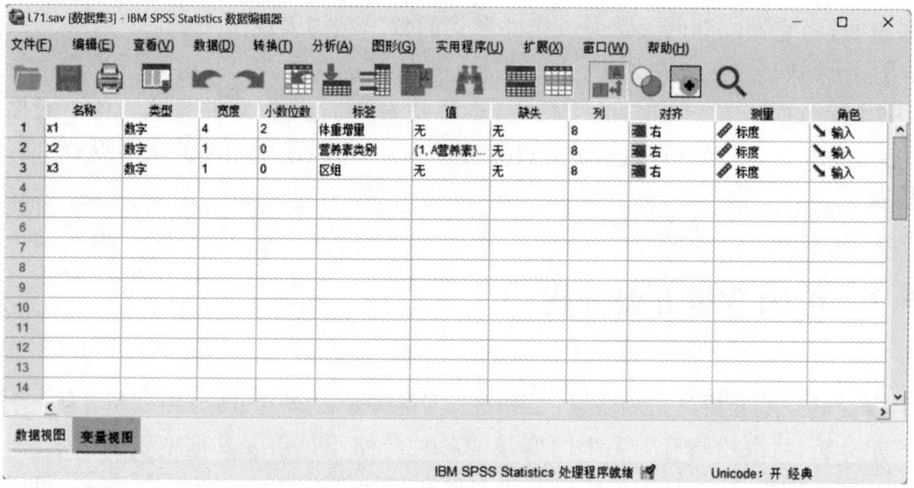

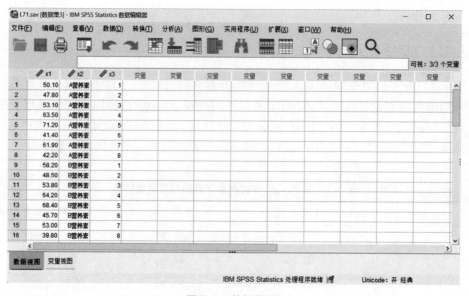

图 7.1 变量视图

图 7.2 数据视图

统计过程可使用单变量(Univariate)命令,它要求因变量和协变量(分析变量)需是数值型变量,因素变量(分组变量)可以是数值型或者字符型的类型变量。要求随机样本都是来自正态总体,并且认为各单元格里的变量值方差相等。可以使用相关的选项设置进行方差齐性检验。

(1)执行"分析|一般线性模型|单变量"(Analyze|General Linear Model|Univariate)命令,打开如图7.3所示的"单变量"(Univariate)对话框。

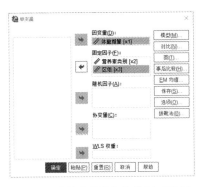

图7.3　"单变量"方差分析对话框

(2)从单变量清单中选择因变量x1移入"因变量"(Dependent Variable)框,因素变量x2(营养素类别)和x3(区组)移入"固定因子"[Fixed Factor(s)]框。表示这两种变量作为研究因素;根据数据的具体情况,可以选择随机因素变量移入"随机因子"[Random Factor(s)]框内,本例无须选择。"协变量"[Covariate(s)]框是用来定义协变量的,协变量是数量型的预测变量,可以使用它和因变量来定义回归分析预测模型,本例无须选择。WLS Weight框是用来定义加权最小平方分析的加权变量的,如加权变量的值为零、负数或缺失,相应的观测量将被从分析中剔除出去。一个在模型中已经使用了变量不能再作为加权变量。

单击"模型"(Model…),系统弹出"单变量:模型"(Univariate:Model)对话框,如图7.4所示,该对话框用来指定模型类型。

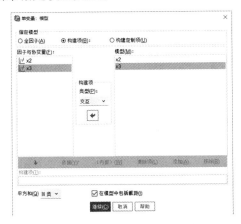

图7.4　"单变量:模型"对话框

1) 全因子(Full factorial):建立全模型,它包括所有因素变量的主效应和所有因素的各种搭配下的交互效应,但不包括协变量之间的交互效应。此项为系统的默认模型。

2) 构建项(Build Terms):自定义模型。允许用户定义方差分析模型。

选择"构建项"[Build Term(s)]选项后,在"因子与协变量"(Factors & Covariates)框选择变量通过"构建项"[Build Term(s)]栏中间的箭头按钮移到右边的"模型"(Model)框中。

"因子与协变量"(Factors & Covariates)框中所列变量为用户在主对话框里定义过的因素变量(变量名后边括号中用 F 标记)、协变量(用 C 标记)、随机变量(用 R 标记)。当从该框选一变量移入 Model 框,称为主效应项。

单击"构建项"[Build Term(s)]栏向下的箭头展开下拉列表,其中列置交互效应类型选择项:

系统默认的交互效应类型为交互效应(Interaction),选择此项允许从"因子与协变量"(Factors & Covariates)框选择一个、同时选择两个或两个以上的变量移入"模型"(Model)栏里,单个变量显示变量名,表明建立的模型中需分析变量主效应,多个变量时变量与变量之间用"*"相连,表明分析变量之间的交互效应。

主效应(Main effects):模型将只进行各变量的主效应分析,而忽略变量之间的交互效应。对无交互效应的多因素试验方差分析问题,应该选择这种效应类型进行分析。这里选择主效应,对于二阶~五阶(All 2-way~All 5-way),选择这些选项时,可以自动地进行选择变量的所有二阶~五阶交互效应分析。

3) 构建定制项(Build custom terms):需要用户指定一部分交互效应,选中该项后,激活下面的"因子与协变量""构建项"和"模型"框,从"因子与协变量"框中把相关效应选入模型,在中间的类型下拉列表里选择交互类型。选择平方和分解方法,对话框下端有平方和(Sum of Squares)方法选项,展开下拉列表,其中列置平方和分解方法有:

Type Ⅰ 法适用于均衡 ANOVA 模型。选择此方法,主效应将置于交互效应之前,一阶交互效应将置于二阶交互效应之前,以此类推。多项式回归中低阶项都将置于高阶项之前。

Type Ⅱ 法适用于均衡 ANOVA 模型,或只有主因素效应的模型。

Type Ⅲ 法为系统默认的平方和分解法。它既适用于均衡 ANOVA 模型,也适用于非均衡 ANOVA 模型。凡适合于 Type Ⅰ 和 Type Ⅱ 方法的模型均可以使用 Type Ⅲ 方法。

Type Ⅳ 法适用于 Type Ⅰ 和 Type Ⅱ 方法的模型、均衡 ANOVA 模型但是有缺失单元格的非均衡的 ANOVA 模型。

4) 对话框右下方有一个系统默认的选项——在模型中包含截距(Include intercept in model),如果数据通过坐标原点,可不选择此项。

本例选择营养素与区组之间的主效应模型,单击"继续"(Continue)按钮返回主对话框。

(3) 单击"对比"(Contrasts…)按钮,系统弹出"单变量:对比"(Univariate:Contrasts)对话框,如图 7.5,可设置因素变量水平之间差异进行对照方法,输出结果包括对第一比较对的 F 统计量值和根据 t 分布得出的比较差异的置信区间。

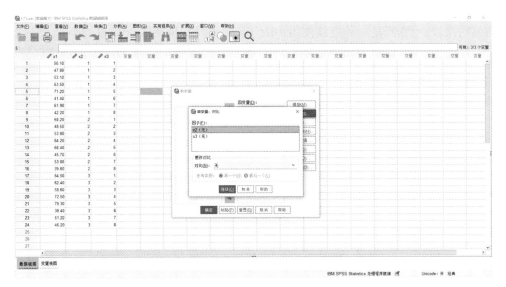

图7.5 "单变量:对比"对话框

"因子"(Factors)框列出主对话框里指定的因素变量,变量名之后括号里的内容指示当前的对比方式。默认为无(None)。如要改变,可单击因素变量,然后从"更改对比"(Change Contrast)栏中"对比"(Contrast)框边的下拉列表中选择对比方法,对比方法共有7种可供选择。

1)无(None),不作比较对照比较。

2)偏差比较法(Deviation),比较预测变量和因素变量的每个水平与其他水平(除第一个外)的效应。可选择最后一个(Last)和第一个(First)作为参考类别。

3)简单比较法(Simple),除去作为参考的水平外,预测变量和因素变量的每一水平都与参考水平进行比较。可选择最后一个(Last)和第一个(First)作为参考水平。

4)差值比较法(Difference),对预测变量或因素每一水平的效应,除第一水平外,都与其前面各水平的平均效应进行比较。

5)赫尔默特(Helmert)比较法,对预测变量和因素变量的每一水平,除最后一个水平外,都与其后面的各水平的平均效应进行比较。与 Difference 比较法相反。

6)重复(Repeated)比较法,预测变量和因素变量的每一水平,除第一个水平外,都与其前面相邻水平的平均效应进行比较。

7)多项式(Polynomial)比较法,比较线性、二次、三次等效应,常用于估计多项式趋势。第一自由度包括预测变量和因素变量的每一水平交叉的线性效应,第二自由度包括交叉的二次效应等。假定水平之间具有均匀的间隔。

选择上述的一种比对方法,以及参考类别(Reference Catagory),"因子"(Factors)框中选中变量后边括号里指示的比较对照方法将改变为新方法。

本例选择系统默认方式,不进行比较,单击"继续"(Continue)按钮返回主对话框。

(4)单击"图"(Plots…)按钮,系统弹出"单变量:轮廓图"(Univariate:Profile Plots)对

话框,如图 7.6,可以用来定义输出的图形,轮廓图也称为交互效应图,用于进行模型中边际均值的比较,轮廓图是一种点线图,图中的点表示因变量在因素变量的一个水平上的估计边际均值(Estimated Marginal Means)。第二个因素变量的水平可用于产生区分线,第三个因素变量的水平可用于产生区分点。

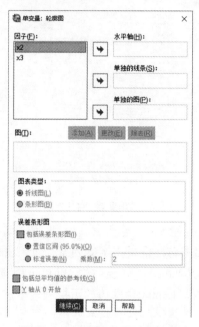

图 7.6　"单变量:轮廓图"对话框

　　一个因素变量的轮廓图可以直观地显示因变量在因素变量各水平估计边际均值增减交叉变动的情况,对有两因素或多因素的情况,如果轮廓图中的线平行,则说明各因素之间没有交互效应,反之,轮廓图中的线不平行,则说是各因素之间存在交互效应。

　　从"因子"(Factors)框中选择一个因素变量移入"水平轴"(Horizontal Axis)框,定义轮廓图的横坐标轴。选择另一个因素变量移入"单独的线条"(Separate Lines)框,定义轮廓图的区分线。如果需要的话再从"因子"(Factors)框中选择一个因素变量移入"单独的图"(Separate Plots)框,定义轮廓图的区分图。

　　以上选择确定以后,单击作图(Plots)清单框的"增加"(Add)按钮加以确认。如需要对加入图清单框的选择结果进行修正,可单击"更改"(Change)或"删除"(Remove)按钮。本例不进行选择,单击"继续"(Continue)按钮返回主对话框。

　　(5)单击"事后比较"(Post Hoc…)按钮,系统弹出"单变量:实测平均值的多重比较"(Univariate:Post Hoc Multiple Comparisons for Observed Means)对话框,如图 7.7,本对话框用来定义对研究因素(区号之间、营养素之间)进行多重比较的方法,这个对话框与"单因素 ANOVA 检验:事后多重比较"对话框选项基本相同。先从因子(Factors)框中选择待检验的因素变量移到事后检验(Post Hoc Test for)栏中,然后按照假设等方差(Equal Variances Assumed)和不假设方差(Equal Variances Not Assumed)两种情况进行检验。方法与单因素方差分析同,这里不选择,单击"继续"(Continue)按钮返回主对话框。

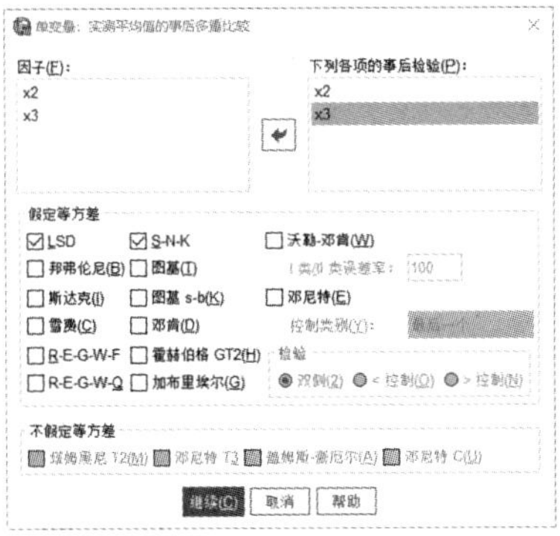

图 7.7 "单变量:实测平均值的多重比较"对话框

(6)单击"保存"(Save…)按钮,系统弹出"单变量:保存"(Univartate:Save)对话框,如图 7.8,本对话框用来设置预测值、残差和诊断,将作为新变量保存在原始数据文件中。

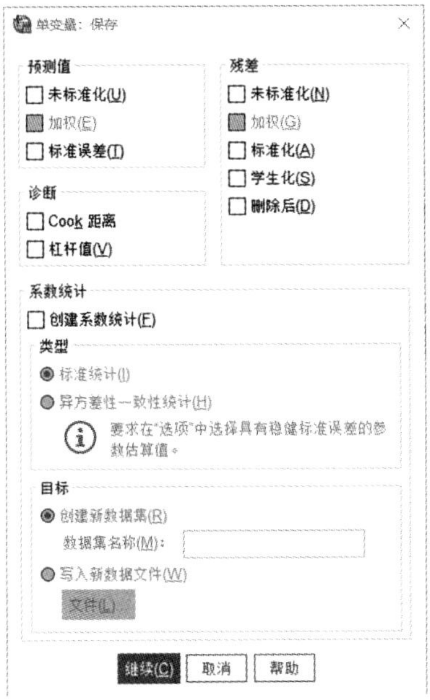

图 7.8 "单变量:保存"对话框

1)"预测值"(Predicted Values)栏用于设置预测值。

未标准化(Unstandardized):未标准化的预测值。

加权(Weighted):加权预测值,如果主对话中选择 WLS 变量,输出加权未标准化预测值。

标准误差(Standard Errors):未标准化预测值的标准误差。

2)"残差"(Residuals)栏用于设置残差。

未标准化(Unstandardized):未标准化残差,即因变量观测值减去预测值的差。

加权(Weighted):加权非标准残差。

标准化(Standardized):即残差被其标准误差的估计值除后所得的商,均值为0,标准差为1。

学生化(Studentized):残差被观量变化的标准差的一个估计值除后的商,它依赖于自变量的每一个观测值(案例)偏离其均值的距离。

删除后(Deleted):被删除的残差,是计算回归系数时被剔除在外的观测值的残差,它是自变量值与经调整的预测值之间的差。

3)"诊断"(Diagnostics)栏用于对模型中自变量和有较大冲突的观测值的诊断检测,诊断方法有如下:

Cook 距离(Cook'sdistances),表示把一个个案从计算回归系数的样本中除去,所引起的残差变化大小,Cook 距离越大表示该个案对回归系数的影响越大。

杠杆值(Leverage values),输出偏心杠杆值。用于衡量单个观测值对模型拟合效果的影响程度。

4)"系数统计"(Coefficient statistics)栏。

单击选择"创建系数统计"(Createcoefficient statistics)激活的"类型"(Type)和"目标"(Destination)复选框,在"目标"(Destination)栏中,若单击"创建新数据集"(Create a new dataset),则需用户在方框中输入"数据集名称";若选择"写入新数据文件"(Write a new data file),则激活"文件"(File…)按钮,指定新文件名和路径后单击"保存",模型中的参数估计协方差矩阵就被保存到指定的新文件中。这个文件可用于其他能够读出 SPSS 文件的程序中。

本例不进行选择,单击"继续"(Continue)按钮返回主对话框。

(7)单击"EM 均值"(EM Means…)按钮,系统弹出"单变量:估算边际平均值"(Univariate:Estimated Marginal Means)对话框,如图7.9,用于指定的效应模型里的统计量值。估算边际平均值(Estimated Marginal Means):定义显示的估计边际平均值。

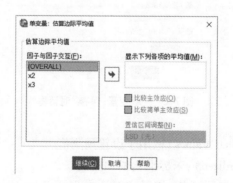

图7.9 "单变量:估算边际平均值"对话框

"因子和因子的交互"[Factor(s)and Factor Interactions]框为模型设置中选定的因素变量及因素变量的交互效应,选择需估计均值的因素变量或交互效应移入"显示下列各项的平均值"(Display Means for)框。如选择"所有"(OVERALL),表示对全部因素变量及其交互效应估计边际平均值。

当选择因素变量主效应进入"显示下列各项的平均值"(Display Means for)框,可以选择"比较主效应"(Compare main effects)选项,将输出模型中主效应的边际值之间未经修正的配对比较。此时,该选项下的"置信区间调整"(Confidence interval adjustment)被激活,展开下拉列表,选择置信区间调整方法:

LSD(None):最小显著性差异(Least Significant Difference)调整法。

邦弗伦尼(Bonferroni):调整法。

斯达克(Sidak):调整法。

单击"继续"(Continue)按钮返回主对话框。

(8)单击"选项"(Options)按钮,弹出对话框。

1)显示(Display):该组选项用于指定要输出的系统结果及统计图形,共有 10 种选项。

①描述统计(Descriptive statistics):因变量的描述统计量值。选择此项。

②效应量估算(Estimates of effect size):每一效应和每一个参数估计的偏差 eta(η^2)平方值,此统计量值描述全部变异中可归结于效应影响部分所占的比例,它是 F 检验中实际效应大小的一个过高的估计值,它的定义是:

$$\eta^2 = \frac{\text{dfh} \times F}{\text{dfh} \times F + \text{dfe}},$$ 其中 F 为 F 统计量值,dfh、dfe 分别为它的两个自由度。

③实测功效(Observed power):功效检验或者势检验。

④参数估算值(Parameter estimates):回归模型参数估计、标准误、t 检验值及置信区间。

⑤对比系数矩阵(Contrast coefficient matrix):对照系数矩阵(L 矩阵)。

⑥齐性检验(Homogeneity tests):因变量对因素变量各水平组合之间方差齐性检验。

⑦分布-水平图(Spread-versus-level plot):被观察的单元格均值对于标准差和方差的散点图。

⑧残差图(Residual plots):因变量的观察值对于预测值和标准化残差的散点图。

⑨失拟检验(Lack of fit test):检查因变量和自变量之间的关系是否可以被模型合理地予以描述,如果此项检验被拒绝,意味当前的模型不能合理地描述因变量和自变量之间的关系,需要在模型中忽略一些极端项。

⑩一般可估函数[General estimable function(s)]:显示估计函数的通用表格,任意对照系数矩阵的行都是通用估计函数的线性组合。

本例不进行选择。

2)显著性水平(Significance level):用来定义显著性水平,一般系统默认水平为 0.05。

单击"继续"(Continue)按钮返回主对话框,单击"确定"(OK)按钮提交系统运行。

7.1.2 结果及解释

表 7.2 为输出结果。

表 7.2 方差分析表

源	Ⅲ类平方和	自由度	均方	F	显著性
修正模型	2521.290[a]	9	280.143	11.516	0.000
截距	74359.645	1	74359.645	3056.841	0.000
x2	144.914	2	72.457	2.979	0.084
x3	2376.376	7	339.482	13.956	0.000
误差	340.559	14	24.326		
总计	77221.494	24			
修正后总计	2861.849	23			

注:a. R 方 = .881(调整后 R 方 = .805)

结果解释:源为方差(变异)来源,Ⅲ类平方和为按照系统默认的Ⅲ型平方和计算的离均差平方和;df 为自由度;Mean square 为均方,是离均差平方和除以自由度;F 比的值为各均方与误差均方之比;Sig 为 F 值对应的显著性,即 P 值。

Corrected Model 为修正模型,其离均差平方和等于各因素以及交互作用的平方和。修正模型 SS = 处理组间 SS + 配伍组间 SS。即 2521.29 = 144.914 + 2376.376,这里没有交互效应。说明交互效应为 0。修正模型自由度为 9,P = 0.000 < 0.001。

表下对此数据注释为"R 方 = 0.881(调整后 = 0.805)"即线性回归的复相关系数 R 的平方和等于 0.881,说明体重增量与因素之间存在显著的线形关系。

Intercept 截距,指因变量关于因素变量之间的线形模型的截距。

因素 x2(处理组间变异)的 P = 0.84 > 0.05,接受 H_0 拒绝 H_1,说明营养素之间对小白鼠体重增加没有统计学意义,即尚不能认为三种营养素喂养的小白鼠体重增量有差别。如 P < 0.05 选中多重比较则可以进行不同处理间的比较,方法与单因素方差分析同。

同理 x3(区间组、配伍组变异)P = 0.000 < 0.001,拒绝 H_0 接受 H_1,可认为 8 个区组的小白鼠体重增量有差别。

Error 为误差。

Total 为总平方和。Total(SS) = 处理组间(SS) + 配伍组间(SS) + 误差(SS) + 截距(SS),这里 77221.494 = 144.914 + 2376.376 + 340.559 + 74359.645。

Corrected Total 修正模型平方和,修正模型平方和(SS) = 处理组间(SS) + 配伍组间(SS) + 误差(SS) + 交互作用(SS)。这里 2861.849 = 144.914 + 2376.376 + 340.559 + 0。即我们统计学书中的总变异。

7.2 重复测量设计的方差分析

重复测量设计是对同一受试对象不同时间(部位)重复多次测量所得到的数据资料。如研究药物(降压药)治疗前后(前、1月后、2月后、6月后)时间的观察指标以观察药物的治疗效果;可以是同一条件下进行的重复测量,目的是在研究各种处理间是否存在显著性差异的同时,研究受试者之间的差异、受试者几次测量之间的差异以及测试者与各种处理间的交互效应。

7.2.1 重复测量设计的方差分析过程

例7.2 为研究减肥新药盐酸西布曲明片和盐酸西布曲明胶囊的减肥效果是否不同,以及肥胖患者服药后不同时间的体重随时间的变化情况。采用双盲双模拟随机对照试验,将体重指数 BMI≥27 的 40 名肥胖患者随机等分成两组,一组给予盐酸西布曲明片+模拟盐酸西布曲明胶囊(剂型编号 1),另一组给盐酸西布曲明胶囊+模拟盐酸西布曲明片(剂型编号 2)。所有患者每天坚持服药,共服药 6 个月(24 周),受试期间禁用任何影响体重的药物,而且受试对象行为、饮食及运动与服药前的平衡期均保持一致。分别与平衡期(0 周)、服药后的 8 周、16 周、24 周测定肥胖患者的体重,得表7.3 的资料。

表7.3 不同剂型时间患者体重表

受试对象	剂型	测定时间			
		0 周	8 周	16 周	24 周
1.00	1.00	84.40	82.20	82.20	83.00
2.00	1.00	105.00	100.80	97.40	96.60
3.00	1.00	63.80	62.00	61.60	60.40
4.00	1.00	86.20	85.50	83.00	81.80
5.00	1.00	75.60	73.40	74.00	73.00
6.00	1.00	61.20	60.40	60.80	60.20
7.00	1.00	67.80	66.00	63.40	63.60
8.00	1.00	77.20	73.60	72.60	72.00
9.00	1.00	73.20	72.00	72.20	74.60
10.00	1.00	65.40	63.60	62.60	60.80
11.00	1.00	80.00	77.00	72.40	69.40
12.00	1.00	74.40	77.00	75.20	77.40
13.00	1.00	82.60	80.40	81.20	79.60
14.00	1.00	68.60	65.00	63.20	63.40

续表7.3

受试对象	剂型	测定时间			
		0 周	8 周	16 周	24 周
15.00	1.00	79.00	77.00	73.80	72.50
16.00	1.00	69.40	66.80	64.40	60.80
17.00	1.00	72.60	71.00	68.20	70.20
18.00	1.00	72.40	72.60	72.80	72.60
19.00	1.00	75.60	73.40	73.40	72.20
20.00	1.00	80.00	78.00	76.40	74.80
1.00	2.00	64.40	61.40	61.80	62.00
2.00	2.00	91.00	88.40	87.40	89.60
3.00	2.00	76.00	76.20	72.80	71.60
4.00	2.00	71.00	72.00	69.80	68.40
5.00	2.00	69.40	66.60	62.80	60.80
6.00	2.00	89.90	87.40	92.60	95.50
7.00	2.00	66.80	63.60	62.60	61.60
8.00	2.00	63.40	61.20	62.60	62.00
9.00	2.00	70.00	67.60	69.80	69.40
10.00	2.00	86.60	84.00	81.40	78.00
11.00	2.00	90.40	84.40	77.40	71.00
12.00	2.00	74.80	73.60	72.80	76.60
13.00	2.00	67.40	64.40	61.00	58.20
14.00	2.00	84.40	82.20	80.20	75.40
15.00	2.00	79.00	76.00	76.50	78.50
16.00	2.00	87.40	83.20	81.20	77.20
17.00	2.00	68.70	65.80	63.00	66.40
18.00	2.00	83.00	81.80	78.40	78.40
19.00	2.00	66.50	64.40	63.40	65.40
20.00	2.00	64.60	62.60	64.20	62.00

操作步骤如下：

（1）建立数据文件 L72. sav，如图 7.10、图 7.11 所示。

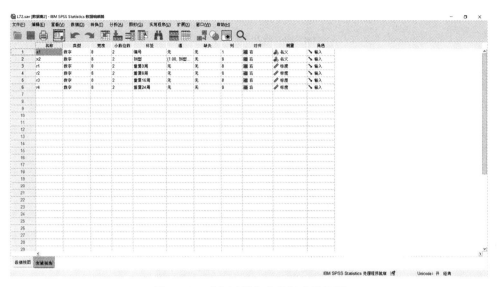

图 7.10　重复测量方差分析变量视图

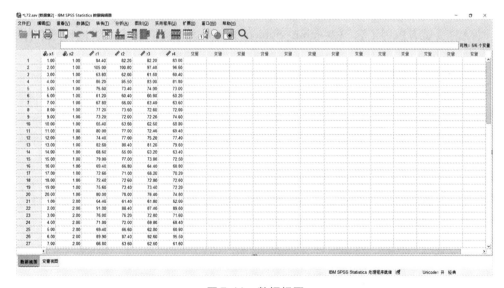

图 7.11　数据视图

（2）统计过程

1）执行"分析 | 一般线性模型 | 重复测量"（Analyze | General Linear Model | Repeated Measures）命令，弹出"重复测量定义因子"[Repeated Measures Define Factor(s)]对话框，如图 7.12，用来定义组内因素。

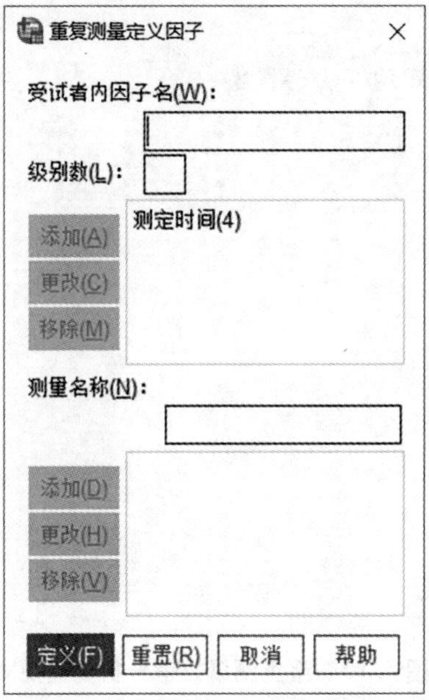

图 7.12 "重复测量定义因子"对话框

2）在"受试者内因子名"（Winthin-Subject Factor Name）框内输入组内因素（重复因素）名称，系统默认"因子1"（factor1），本例输入"测定时间"。

3）级别数（Number of Levels），输入重复数，本例输入"4"，表示4次测定时间。

4）单击"添加"（Add）按钮，组内因素和水平数[测定时间(4)]进入待定义框内，"定义"（Define）框被激活。

5）单击"定义"（Define）按钮，系统弹出"重复测量"（Repeated Measures）对话框，如图 7.13 所示。

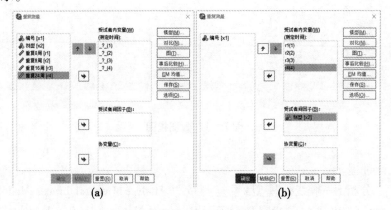

(a)   (b)

图 7.13 "重复测量"对话框

因为本例组内因素测量时间的测量有 4 次，因此在组内变量这里即"测定时间"（Within-Subjects Variables）框内选择 r1、r2、r3 及 r4 变量进入该框；在"受试者间因子"

（Between-Subjects Factors）框内键入x2（剂型），意指以不同剂型作为组间因素变量；"协变量"（Covariates）框是用来定义协变量的,本例无协变量,因此无须进行定义；其他"模型"（Model…）、"对比"（Contrasts…）、"图"（Plots…）、"事后比较"（Post Hoc…）、"保存"（Save…）及"选项"（Options…）按钮的选项及意义同单因变量方差分析。

6）单击"模型"（Model）,弹出"重复测量:模型"对话框,如图7.14。本例模型（Model）项选择"全因子"型（Full factorial）分析所有主效应及交互效应,系统默认选此项。构建项（Build terms）模型和构建定制项（Build custom terms）模型:用户自己定义分析哪些主效应及交互效应。

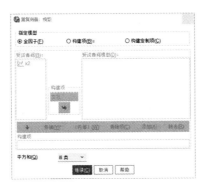

图7.14　"重复测量:模型"对话框

7）单击"事后比较"（Post Hoc）弹出"重复度量:实际平均值的多重比较"对话框,用于分组因素的多重比较。本例选择因子x2（剂型）进入"多重检验"对话框。比较方法选择LSD法。单击"继续"（Continue）按钮返回主对话框。

8）单击"EM均值"（EM Means）按钮,系统弹出"重复测量:估算边际平均值"对话框,如图7.15所示。

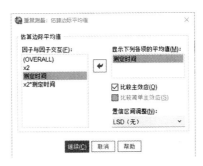

图7.15　"重复测量:估算边际平均值"对话框

9）单击"继续"（Continue）按钮返回主对话框。其他选择采用系统默认选项。

10）单击"确定"（OK）按钮提交系统运行。

7.2.2 结果及解释

结果如表7.4～表7.8所示。

表7.4　多变量检验结果[a]

效应		值	F	假设自由度	误差自由度	显著性
测定时间	比莱轨迹	0.716	30.185[b]	3.000	36.000	0.000
	威尔克 Lambda	0.284	30.185[b]	3.000	36.000	0.000
	霍特林轨迹	2.515	30.185[b]	3.000	36.000	0.000
	罗伊最大根	2.515	30.185[b]	3.000	36.000	0.000
测定时间 ∗ x2	比莱轨迹	0.042	0.521[b]	3.000	36.000	0.671
	威尔克 Lambda	0.958	0.521[b]	3.000	36.000	0.671
	霍特林轨迹	0.043	0.521[b]	3.000	36.000	0.671
	罗伊最大根	0.043	0.521[b]	3.000	36.000	0.671

注:a. 设计:截距+x2。

主体内设计:测定时间。

b. 精确统计。

分别采取了四种不同算法,对组内因素"测定时间"的效应进行检验,对组间与组内因素的交互效应测定时间 ∗ x2 进行检验。从中可以看出,测定时间 $P<0.001$,而交互项 $P>0.059(0.671)$。可以看出不同测定时间之间差异有统计学意义,交互项差异没有统计学意义。

表7.5　球形检验[a]

主体内效应	Mauchly W	近似卡方	自由度	显著性	Epsilon[b]		
					格林豪斯–盖斯勒	辛–费德特	下限
测定时间	0.098	85.230	5	0.000	0.436	0.457	0.333

注:检验"正交化转换后因变量的误差协方差矩阵与恒等矩阵成比例"这一原假设。

a. 设计:截距+x2。

主体内设计:测定时间。

b. 可用于调整平均显著性检验的自由度。修正检验将显示在"主体内效应检验"表中。

球形检验统计量(Mauchly)$W=0.098$,$P=0.000<0.001$,拒绝球形假设,应用单变量检验方法时需要采用 ε 校正。

ε 校正(epsilon)校正系数:表中列出 3 种 ε 校正系数,分别是格林豪斯–盖斯勒(Greenhouse–Geisser)、辛–费德特(Huynh–Feldt)和下限(Lower–bound)ε 校正系数。当

资料不满足球形假设时,需用 ε 校正来校正自由度(自由度 = 球形假设满足时自由度 × ε 校正)。

表 7.6　组内效应及交互效应的比较(单变量检验)

源		III 类平方和	自由度	均方	F	显著性
测定时间	假设球形度	384.417	3	128.139	28.176	0.000
	格林豪斯-盖斯勒	384.417	1.308	293.916	28.176	0.000
	辛-费德特	384.417	1.371	280.327	28.176	0.000
	下限	384.417	1.000	384.417	28.176	0.000
测定时间 * x2	假设球形度	2.161	3	0.720	0.158	0.924
	格林豪斯-盖斯勒	2.161	1.308	1.652	0.158	0.759
	辛-费德特	2.161	1.371	1.576	0.158	0.771
	下限	2.161	1.000	2.161	0.158	0.693
误差(测定时间)	假设球形度	518.442	114	4.548		
	格林豪斯-盖斯勒	518.442	49.701	10.431		
	辛-费德特	518.442	52.110	9.949		
	下限	518.442	38.000	13.643		

表 7.6 中列出了四种不同的检验方法。如资料满足球形假设则以 Sphericity Assumed 一行结果为准。本资料不满足则以第 2 行 Greenhouse-Geisser(自由度 df = 3 × 0.436 = 1.308)结果为准。重复因素测定时间 4 个不同水平间差异有统计学意义(F = 28.176,P < 0.001),测定时间与剂型间无交互作用(F = 0.158,P = 0.924)。

说明剂型间无统计学意义(F = 0.017,P = 0.897)。见表 7.7。

表 7.7　组间效应比较

源	III 类平方和	自由度	均方	F	显著性
截距	860395.556	1	860395.556	2484.755	0.000
x2	5.852	1	5.852	0.017	0.897
误差	13158.252	38	346.270		

表 7.8 列出不同测定时间的 LSD 法比较结果。由表 7.8 可以看出,除第 3 组(16 周)与第 4 组(24 周)无统计学意义(P = 0.084)外,其他各组均有统计学意义(P < 0.01)。

表7.8　多重比较

(I)测定时间	(J)测定时间	平均值差值(I-J)	标准误差	显著性[b]	差值的 95% 置信区间[b]	
					下限	上限
	2	2.115 *	0.231	0.000	1.648	2.582
1	3	3.415 *	0.450	0.000	2.505	4.325
	4	4.055 *	0.708	0.000	2.621	5.489
	1	−2.115 *	0.231	0.000	−2.582	−1.648
2	3	1.300 *	0.344	0.000	0.603	1.997
	4	1.940 *	0.599	0.002	0.728	3.152
	1	−3.415 *	0.450	0.000	−4.325	−2.505
3	2	−1.300 *	0.344	0.001	−1.997	−0.603
	4	0.640	0.361	0.084	−0.091	1.371
	1	−4.055 *	0.708	0.000	−5.489	−2.621
4	2	−1.940 *	0.599	0.002	−3.152	−0.728
	3	−0.640	0.361	0.084	−1.371	0.091

注:基于估算边际平均值。

*. 平均值差值的显著性水平为 0.05。

b. 多重比较调节:最低显著差异法(相当于不进行调整)。

7.3　完全随机设计的协方差分析

　　协方差分析(analysis of covariance)是将"线性回归"和"方差分析"结合应用的一种统计方法。其目的是要把与 y 值呈直线关系的 x 值化成相等后,再来检验各组 y 均数(即修订均数)间差别的统计意义。协方差分析常用来消除混杂因素对分析指标的影响,从而提高比较结果的精度。因此所得结论更为合理。

　　例如,营养学研究中,比较两种饲料对实验动物体重增加的作用。我们可以控制动物的月龄、体重,并通过完全随机分组,使各组之间具有可比性。但是,由于每只动物的实际进食量各不相同,致使它们对动物体重的增加量产生不同影响,因此,应把实际进食量进行为协变量作协方差分析。即有 K 组双变量资料,欲比较 K 组因变量 y 有无统计学意义,而因变量 y 又受自变量 x 的影响,可把 x 作为协变量进行协方差分析。

　　协方差分析的条件:一是各组样本是从具有相同方差(方差齐)的正态分布的总体中随机抽样来的;二是各总体中存在回归关系,而且斜率相同,即各组回归系数(b)本身有统计学意义,各组回归系数(b)间的差异无统计学意义。协方差分析不仅限于二组比较,也可用于多组比较。

7.3.1　完全随机设计的协方差分析过程

例 7.3　把 20 只雄性白鼠随机分为 2 组,第 1 组白鼠饲以母乳,第 2 组白鼠饲以奶粉, 2 组白鼠 9 周进食量(x,g)如表 7.9 所示。问:摄取不同饲料的白鼠所增体重的均数有无不同?

表 7.9　两种饲料喂白鼠实验的进食量(x,g)及增重(y,g)资料

母乳组		奶粉组	
x	y	x	y
549.1	123.5	704.0	171.0
532.0	117.0	690.2	170.0
510.0	124.5	517.1	113.0
526.0	104.0	576.6	126.0
373.0	89.0	566.0	121.0
560.0	142.5	650.0	150.0
571.1	127.0	590.3	155.0
618.7	140.5	610.5	145.0
470.9	102.5	570.6	130.5
500.9	111.2	550.7	125.0

7.3.1.1　建立数据文件

建立数据文件 L73. sav。

定义变量:x(进食量,N,5.1),y(增重,N,5.1)。group(组别,N,1),group 的数值标签"1"表示母乳组,"2"表示奶粉组。

定义变量后,录入数据,取数据文件名为 L73. sav。如图 7.16 所示。

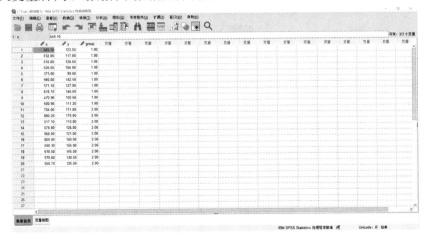

图 7.16　数据文件 L73. sav

　　建立数据文件 L732.sav,变量 x1,y1,x2,y2 分别存放母乳组、奶粉组的 x 和 y 的值。可利用复制粘贴的方法将 L73.sav 文件生成 L732.sav 文件。文件如图 7.17 所示。

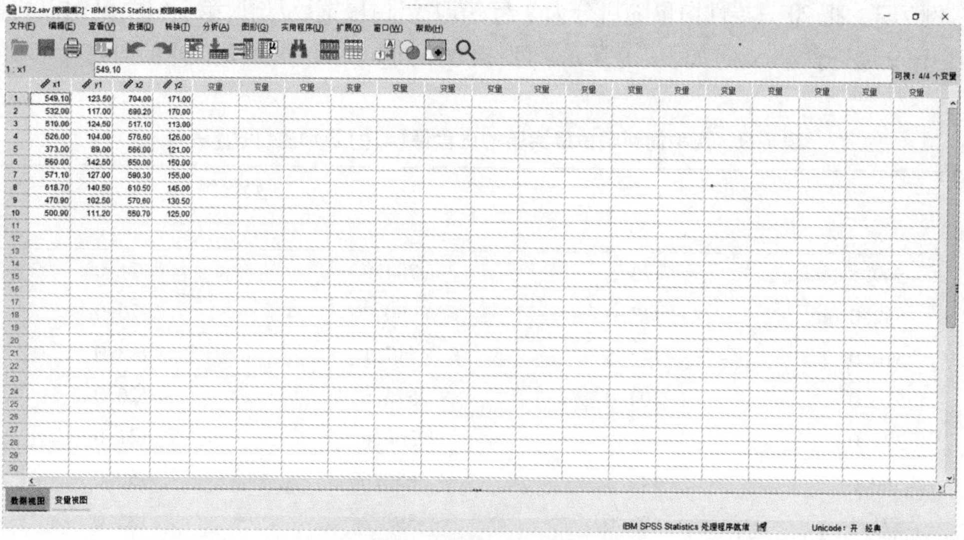

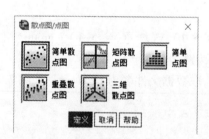

图 7.17　数据文件 L732.sav

7.3.1.2　统计分析

　　打开 L732.sav 文件,执行"图形菜单|旧对话框|散点图/点图(Graphs|Legacy Dialogs|Scatter/Dot)"命令,打开"散点图/点图"(Scatter/Dot)对话框,如图 7.18 所示。

图 7.18　"散点图/点图"对话框

　　选择"重叠散点图"(Overlay Scatter),单击"定义"(Define)按钮,打开"重叠散点图"(Overlay Scatter)对话框,如图 7.19,将 x1,y1 和 x2,y2 分别选入到"Y-X 对",单击交换配对("↔")按钮,交换 x-y 配对为 y-x 配对。

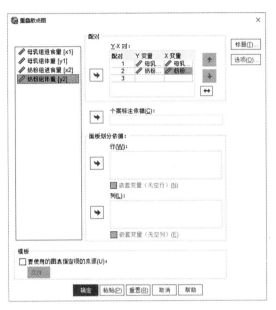

图 7.19　"重叠散点图"对话框

单击"确定"(OK)按钮,显示输出结果。双击该图,打开图形编辑(Chart Editor)窗口,通过图表菜单对图形进行编辑,结果如图 7.20。

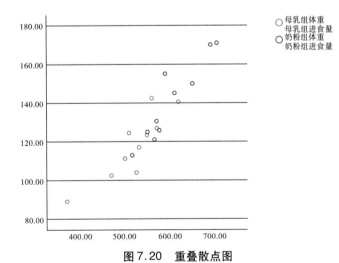

图 7.20　重叠散点图

可以看出两组资料基本呈直线趋势,且斜率大体一致(假设本例各处理组资料呈正态分布、方差齐)。本例可将文件按组别拆分,求出各自的回归方程及方程进行假设检验,可看到回归方程有统计学意义,2 组的回归系数 b 也比较接近。因此可作协方差分析。

7.3.1.3　协方差分析

（1）打开数据文件 L73. sav。

（2）执行"分析|一般线性模型|单变量"（Analyze|General Linear Model|Univariate）命令,打开如图 7.21 所示的"单变量"（Univariate）对话框。将增重 y 移入"因变量"（Dependent）框,组别（Group）变量移入"固定因子"［Fixed Factor(s)］框;将进食量 x 选入"协变量"（Covariates）框。

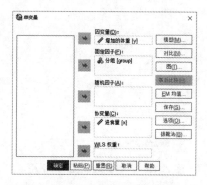

图 7.21　"单变量"模型对话框

单击"模型"（Model…）,系统弹出"单变量:模型"（Univariate:Model）对话框,如图 7.22,该对话框用来指定模型类型（详见双因素方差分析一节）。

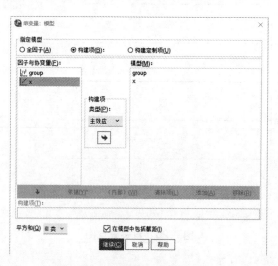

图 7.22　"单变量:模型"对话框

本例选择构建项（Build terms）:自定义模型。允许用户定义方差分析模型。选择构建项（Build terms）选项后,在"因子与协变量"（Factors & Covariates）框选择变量通过构建项［Build Term(s)］栏中间的箭头按钮移到右边的"模型"（Model）框中,这里选择 x 和 group 两变量进入模型。单击构建项［Build Term(s)］栏向下的箭头按钮展开下拉列表,选择"主效应"（Main effects）模型，只进行各变量的主效应分析，而忽略变量之间的交互效应。这里选择主效应。只考虑主效应情况。单击"继续"（Continue）按钮，返回主对话框。单击"确定"（OK）按钮，得输出结果，如表 7.10 所示。

7.3.2 结果及解释

结果见表 7.10。

表 7.10 主体间效应检验分析结果

源	III 类平方和	自由度	均方	F	显著性
修正模型	7668.747[a]	2	3834.374	52.138	0.000
截距	89.569	1	89.569	1.218	0.285
x	5141.995	1	5141.995	69.918	0.000
Group	2.513	1	2.513	0.034	0.856
误差	1250.231	17	73.543		
总计	343857.940	20			
修正后总计	8918.978	19			

注：a. $R^2 = 0.860$（调整后 $R^2 = 0.843$）。

协变量 x 的 SS 为 5141.995，F 为 69.918，$P < 0.001$ 说明协变量应该采纳。

组间变量 Group SS 为 2.513，F 为 0.034，$P = 0.856$，各组增重间在考虑协变量的条件下差异无统计学意义。其他解释见双因素方差分析。本例如不考虑协变量 x（进食量），直接分析 y（增重），则两组增重间有统计学意义（$F = 7.115$，$P = 0.016$）。可见考虑有协变量时，其结论是正确的。

7.4 随机配伍组设计的协方差分析

7.4.1 例题和数据文件

例 7.4 研究核黄素缺乏对蛋白质利用的影响，按配伍组设计将 36 组大白鼠分成 12 个配伍组，再将每个配伍组的 3 只大白鼠随机分入 3 个饲料组，第 1 组喂以缺乏核黄素饲料，第 2 组喂以含核黄素饲料，限制食量使与第 1 组食量相近，第 3 组喂以含核黄素饲料，但不限制食量。分析 3 组大白鼠的进食与所增体重的修正均数间有无差别。如表 7.11 所示。

表 7.11 3 组大白鼠进食量(g)x 与所增体重(g)y

配伍组	第 1 处理组		第 2 处理组		第 3 处理组	
	x	y	x	y	x	y
1	256.9	27.0	260.3	32.0	544.7	160.3
2	271.6	41.7	271.1	47.1	481.2	96.1
3	210.2	25.0	214.7	36.7	418.9	114.6
4	300.1	52.0	300.1	65.0	556.6	134.8
5	262.2	14.5	269.7	39.0	394.5	76.3
6	304.4	48.8	307.5	37.9	426.6	72.8
7	272.4	48.0	278.9	51.5	416.1	99.4
8	248.2	9.5	256.2	26.7	549.9	133.7
9	242.8	37.0	240.8	41.0	580.5	147.0
10	342.9	56.5	340.7	61.3	608.3	165.8
11	356.9	76.0	265.3	102.1	559.6	169.8
12	198.2	9.2	199.2	8.1	371.9	54.3

7.4.1.1 建立数据文件

建立数据文件 L74.sav。

定义变量:x(进食量,N,5.1),y(增重,N,5.1),group(组别,N,1),pair(伍别,N,2)。

定义变量后,录入数据,取数据文件名为 L74.sav。如图 7.23 所示。

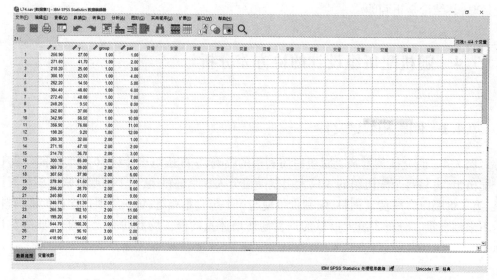

图 7.23 配伍组资料的协方差分析数据

建立数据文件 L742.sav,变量 x1,y1;x2,y2;x3,y3 分别存放 3 处理的 x 和 y 的值。可利用复制粘贴的方法将 L74.sav 文件生成 L742.sav 文件。文件如图 7.24 所示。

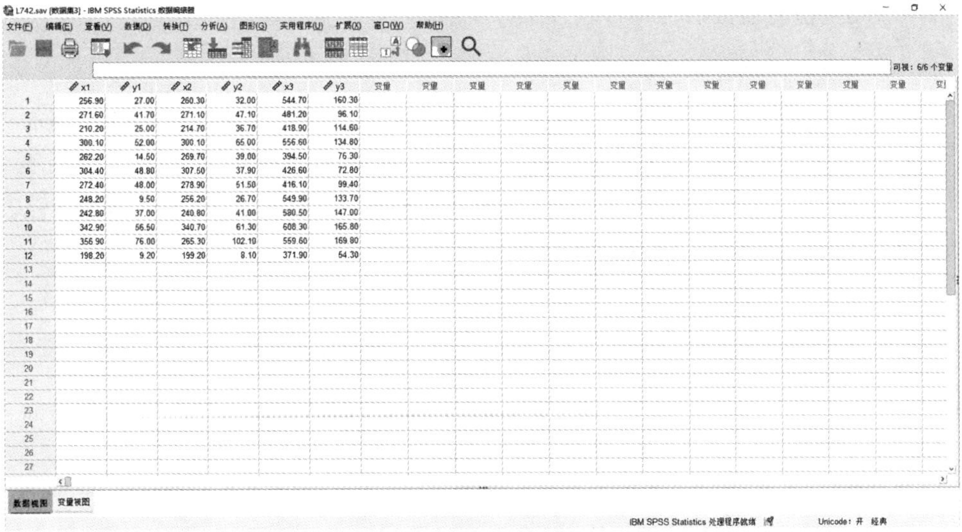

	x1	y1	x2	y2	x3	y3
1	256.90	27.00	260.30	32.00	544.70	160.30
2	271.60	41.70	271.10	47.10	481.20	96.10
3	210.20	25.00	214.70	36.70	418.90	114.60
4	300.10	52.00	65.00	556.60	134.80
5	262.20	14.50	269.70	39.00	394.50	76.30
6	304.40	48.80	307.50	37.90	426.60	72.80
7	272.40	48.00	278.90	51.50	416.10	99.40
8	248.20	9.50	256.20	26.70	649.90	133.70
9	242.80	37.00	240.80	41.00	580.50	147.00
10	342.90	66.50	340.70	61.30	608.30	165.80
11	356.90	76.00	265.30	102.10	559.60	169.80
12	198.20	9.20	199.20	9.10	371.90	54.30

图7.24 3组饲料进食量及增重数据

7.4.1.2 统计分析

打开 L742.sav 文件,执行"图形|旧对话框|散点图"(Graphs|Legacy Dialogs|Scatter)命令,打开"散点图"(Scatter plot)对话框,具体操作同完全随机设计的协方差分析,最后得如图 7.25 所示散点图。

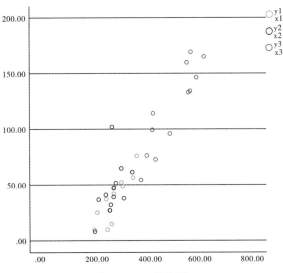

图7.25 散点图

可以看出三资料基本呈直线趋势,且斜率大体一致(假设本例各处理组资料呈正态分布、方差齐)。因此可作协方差分析。

7.4.1.3 协方差分析

(1)打开数据文件 L74. sav。

(2)执行"分析|一般线性模型|单变量"(Analyze|General Linear Model|Univariate)命令,打开如图 7.26 示的"单变量"(Univariate)对话框。将增重 y 移入"因变量"(Dependent)框,组别(Group)和配伍(Pair)两变量移入"固定因子"[Fixed Factor(s)]框;将进食量 x 选入"协变量"(Covariates)框。

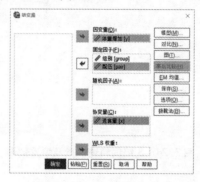

图 7.26 "单变量"对话框

单击"模型"(Model…),系统弹出"单变量:模型"(Univariate:Model)对话框,如图 7.27 所示,该对话框用来指定模型类型(详见双因素方差分析一节)。

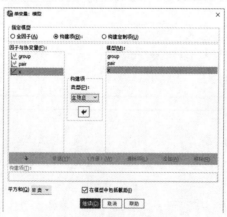

图 7.27 "单变量:模型"对话框

本例选择构建项(Build Terms):自定义模型。允许用户定义方差分析模型。选择"构建项"(Build Terms)选项后,在"因子与协变量"(Factors & Covariates)框选择变量后,通过构建项[Build Term(s)]栏下方的箭头按钮移到右边的"模型"(Model)框中。这里选择 X 和 group 和 pair 三变量进入模型,单击建立条件[Build Term(s)]栏向下的箭头按钮展开下拉列表,选择"主效应"(Main effects)模型,只进行各变量的主效应分析,而忽略变量之间的交互效应。这里选择主效应,只考虑主效应情况。单击"继续"(Continue)按钮,返回主对话框。

如需各组间两两比较,可单击"EM 均值"(EM Means)按钮,打开"单变量:估算边际平均值"对话框。将 Group 选入右边"显示下列各项的平均值"(Display means for),如图 7.28 所示,同时激活了"比较主效应"(Compare main effects)及"置信区间调整"(Confidence interval adjustment),在"置信区间调整"(Confidence interval adjustment)下拉列表框中选择"LSD"(None),单击"继续"(Continue)按钮返回主对话框。

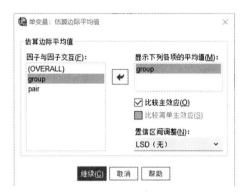

图 7.28　"单变量:估算边际平均值"对话框

单击"确定"(OK)按钮,得输出结果,如表 7.12 所示。

7.4.2　结果及解释

分析结果见表 7.12、表 7.13 和表 7.14。

表 7.12　主体间效应检验

源	Ⅲ类平方和	自由度	均方	F	显著性
修正模型	72413.672[a]	14	5172.405	32.206	0.000
截距	963.887	1	963.887	6.002	0.023
Group	649.238	2	324.619	2.021	0.157
Pair	5589.248	11	508.113	3.164	0.011
x	5026.929	1	5026.929	31.300	0.000
误差	3372.684	21	160.604		
总计	238262.530	36			
修正后总计	75786.356	35			

注:a. $R^2 = 0.955$(调整后 $R^2 = 0.926$)。

协变量 x 的 SS 为 5026.929，F 为 31.300，$P<0.001$，有统计学意义，说明协变量应该采纳。

处理组间变异 Group SS 为 649.238，F 为 2.021，$P=0.157$，各组增重间在考虑协变量的条件下差异无统计学意义。

配伍组间变异 Pair 的 SS 为 5589.248，F 为 3.164，$P=0.011<0.05$，有统计学意义，说明配伍有效。

其他解释见双因素方差分析。本例如不考虑协变量 x（进食量），直接分析 y（增重），则两组增重间有统计学意义（$F=63.25，P=<0.001$）。可见考虑有协变量时，其结论是正确的。

表 7.13   统计描述

组别	平均值	标准误差	95% 置信区间	
			下限	上限
1.00	62.098[a]	5.775	50.089	74.107
2.00	72.509[a]	6.029	59.972	85.047
3.00	66.935[a]	9.957	46.229	87.640

注：a. 按下列值对模型中出现的协变量进行求值：进食量=343.8917。

对 3 组饲料饲养的大白鼠体重增加量的一些统计描述，包括各组均数、标准误等。

表 7.14 给出在保持协变量的前提下，3 组饲料饲养的大白鼠体重增加量的均数之间的两两比较结果。1、2、3 组间均无统计学意义。

表 7.14   成对比较

(I)组别	(J)组别	平均值差值(I-J)	标准误差	显著性[a]	差值的 95% 置信区间[a]	
					下限	上限
1.00	2.00	−10.411	5.184	0.058	−21.191	0.369
	3.00	−4.837	14.671	0.745	−35.346	25.673
2.00	1.00	10.411	5.184	0.058	−0.369	21.191
	3.00	5.575	14.974	0.713	−25.566	36.715
3.00	1.00	4.837	14.671	0.745	−25.673	35.346
	2.00	−5.575	14.974	0.713	−36.715	25.566

注：基于估算边际平均值。

a. 多重比较调节：最小显著差异法（相当于不进行调整）。

第8章

相关回归分析

在医学科研中常要分析变量间的关系,如要研究体重与肺活量、儿童年龄与体重、体温与脉搏、药剂量与疗效的关系等,就可运用二变量相关与回归分析。有时还经常遇到一个因变量与多个自变量之间的相互关系,比如肺活量可能与身高、体重、胸围等因素有关,可以用"多元回归"与"相关菜单"解决。在"分析"(Analyze)菜单中的"相关"(Correlate)子菜单有三个主要相关分析功能子菜单,分别是:双变量(Bivariate)的相关分析、偏相关性(Partial)分析、距离(Distances)相关分析。可使用"分析"(Analyze)菜单中的"相关"(Correlate)与"回归"(Regression)命令。

8.1 二元变量的相关分析

两个变量相关性可用它们的密切程度和相关方向来表达。使用此命令时可以同时输入两个或两个以上变量,但系统输出的是变量间两两相关系数。本例以具体例子进行介绍。

8.1.1 二元变量的相关分析过程

例 8.1 某地 12 名女大学生的体重与肺活量的数据如下,试求肺活量 y(L)与体重 x(kg)的相关关系。如表 8.1 所示。

表8.1 女大学生体重与肺活量的数据

体重/kg	x	42	42	46	46	46	50	50	50	52	52	58	58
肺活量/L	y	2.55	2.20	2.75	2.40	2.80	2.81	3.41	3.10	3.46	2.85	3.50	3.00

(1)建立数据文件 L81.sav,格式如图 8.1 所示。

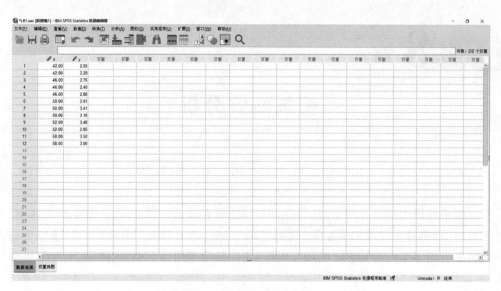

图8.1　变量相关数据格式

（2）打开 L81. sav 数据文件,执行菜单"分析|相关|双变量"(Analyze | Correlate | Bivariate…)命令,系统弹出"双变量相关性"(Bivariate Correlations)对话框,如图 8.2 所示。

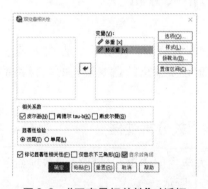

图8.2　"双变量相关性"对话框

（3）从源变量清单中选择需要进行相关分析的变量 x(体重)、y(肺活量)进入"变量" (Variables)框内,表示要对体重与肺活量进行相关分析;在"相关系数"(Correlation Coefficients)框内选择相关系数的类型。

1)皮尔逊(Pearson)又称积差相关,仅对 Scale 测度水平的变量计算 Pearson 相关系数。

2)斯皮尔曼(Spearman)和肯德尔 tau-b(Kendall's tau-b)秩相关系数,又称等级相关,用于数据不服从双变量正态分布而不宜作积差相关分析。或总体分布型未知及用等级表示的数据。当选择了这两个选项时,系统将会自动对变量值求秩,然后再计算其秩分数间的相关系数。对两个配对测量的变量 x 和 y 的测量值求秩以后,斯皮尔曼相关系

数 R_s 的计算公式与皮尔逊相关系数公式相同。如图 8.2 所示。

本例选择皮尔逊(Pearson)项,默认。

3)在"显著性检验"(Test of Significance)框中可选相关系数的单尾(One-tailed)或双尾(Two-tailed)检验,本例选择双尾检验。

4)标记显著性相关性(Flag significant correlations)标识有显著意义的相关系数。选择此项后,输出结果中用一个星号"＊"来标识显著性水平为 0.05 的相关系数,用两个星号"＊＊"来标识显著性水平为 0.01 的相关系数。

(4)单击"选项"(Options…)按钮,系统弹出"双变量相关性:选项"(Bivariate Correlations:Options)对话框,如图 8.3 所示。

在"统计"(Statistics)栏中,可选择有关统计项目,只有在主对话框选择皮尔逊相关系数时才会被激活,它们是:

1)均值和标准差(Mean and standard deviations):将输出选中的各变量的观测值数量、均值和标准差。

2)叉积偏差和协方差(Cross-product deviations and covariances):输出反映选择的每一对变量之间的叉积离差阵和协方差阵。本例不进行选择。

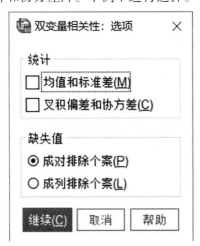

图 8.3 "双变量相关性:选项"对话框

3)在"缺失值"(Missing Values)框中可以选择缺失值的处理方式。

①成对排除个案(Exclude cases pairwise):排除因变量与自变量均有遗漏值的案例,成对剔除参与计算的具有缺失值的观测量。默认方式。

②成列排除个案(Exclude cases listwise):排除因变量或自变量有遗漏值的案例,剔除有缺失值的所有观测量。

本例选择系统默认方式。

单击"确定"(OK)按钮提交系统运行。

8.1.2 结果及解释

表8.2为系统运行结果。

表8.2 相关系数

		体重	肺活量
体重	皮尔逊相关性	1	0.749**
	显著性（双尾）		0.005
	个案数	12	12
肺活量	皮尔逊相关性	0.749**	1
	显著性（双尾）	0.005	
	个案数	12	12

注：＊＊表示在0.01级别（双尾），相关性显著。

由输出结果可知，体重与肺活量的相关系数为0.749，P值为0.005<0.01，说明体重与肺活量具有高度相关性。

8.2 二元变量的等级相关分析

8.2.1 二元变量的等级相关分析过程

例8.2 某地作肝癌病研究，调查了10个乡肝癌死亡率（1/10）与某种食物中黄曲霉毒素相对含量（以最高含量为10），见表8.3所示，试作等级相关分析。

表8.3 肝癌死亡率与黄曲霉毒素相对含量

黄曲霉毒素相对含量		肝癌死亡率（1/10万）	
x	等级	y	等级
0.7	1	21.5	3
1.0	1	18.9	2
1.7	3	14.4	1
3.7	4	46.5	7
4.0	5	27.3	4
5.1	6	64.6	9
5.5	7	46.3	6
5.7	8	34.2	5
5.9	9	77.6	10
10.0	10	55.1	8

（1）建立数据文件 L82. sav. 见图 8.4。

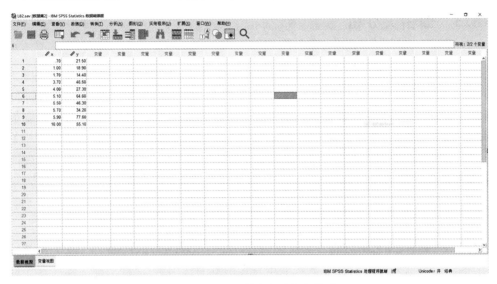

图 8.4 两变量等级相关数据格式

（2）执行"分析|相关|双变量"（Analyze|Correlate|Bivariate…）命令。在从源变量清单中选择需要进行相关分析的变量 x（黄曲霉毒素）、y（肝癌死亡率）进入"变量"（Variables）框内，在"相关系数"（Correlation Coefficients）框内选择相关系数的类型，本例选择"斯皮尔曼"（Spearman）相关系数。其他按默认选项。单击"确定"（OK）按钮，结果如表 8.4 所示。

8.2.2 结果及解释

结果见表 8.4。

表 8.4 相关系数阵

		黄曲霉毒素相对含量	肝癌死亡率（1/10 万）
斯皮尔曼 Rho	黄曲霉毒素相对含量 相关系数	1.000	0.745*
	显著性（双尾）	.	0.013
	个案数	10	10
	肝癌死亡率（1/10 万） 相关系数	0.745*	1.000
	显著性（双尾）	0.013	.
	个案数	10	10

注：* 表示在 0.05 级别（双尾），相关性显著。

$R=0.745$，$P=0.013<0.05$，可以认为黄曲霉毒素与肝癌死亡率之间存在正相关。

8.3　偏相关分析

通过计算两个变量之间的相关系数,相关分析用于分析变量间线性相关的程度。在多变量相关分析中,由于受到其他变量的影响,Pearson 相关系数只是从表面上反映两个变量相关的性质,往往不能真实地反映变量间的线性相关程度,偏相关分析用于变量间的偏相关系数,以利于更准确地判断变量之间的相关关系和相关程度。系统对两相关变量之外的其他变量进行控制(固定),输出被控制其他变量相关系数。可以真正反映两个变量相关关系。

8.3.1　偏相关分析过程

例 8.3　现有 20 名糖尿病人的血糖(y,mmol/L)、胰岛素(x1,mU/L)及生长素(x2,μg/L)的测量数据列于表 8.5,试求控制生长素影响的作用后,血糖浓度与胰岛素含量之间相关分析。

表 8.5　20 名糖尿病人的血糖、胰岛素及生长素测量数据

病例号 i	血糖 y	胰岛素 x1	生长素 x2
1	12.21	15.20	9.51
2	14.54	16.70	11.43
3	12.27	11.90	7.53
4	12.04	14.00	12.17
5	7.88	19.80	2.33
6	11.10	16.20	13.52
7	10.43	17.00	10.07
8	13.32	10.30	18.89
9	19.59	5.90	13.14
10	9.05	18.70	9.63
11	6.44	25.10	5.10
12	9.49	16.40	4.53
13	10.16	22.00	2.16
14	8.38	23.10	4.26
15	8.49	23.20	3.42
16	7.71	25.00	7.34
17	11.38	16.80	12.75
18	10.82	11.20	10.88
19	12.49	13.70	11.06
20	9.21	24.40	9.16

（1）首先建立数据文件 L83.sav，定义血糖为 y，胰岛素为 x1，生长素为 x2，并分别定义其数值标签。并按顺序录入数据，如图 8.5 所示。

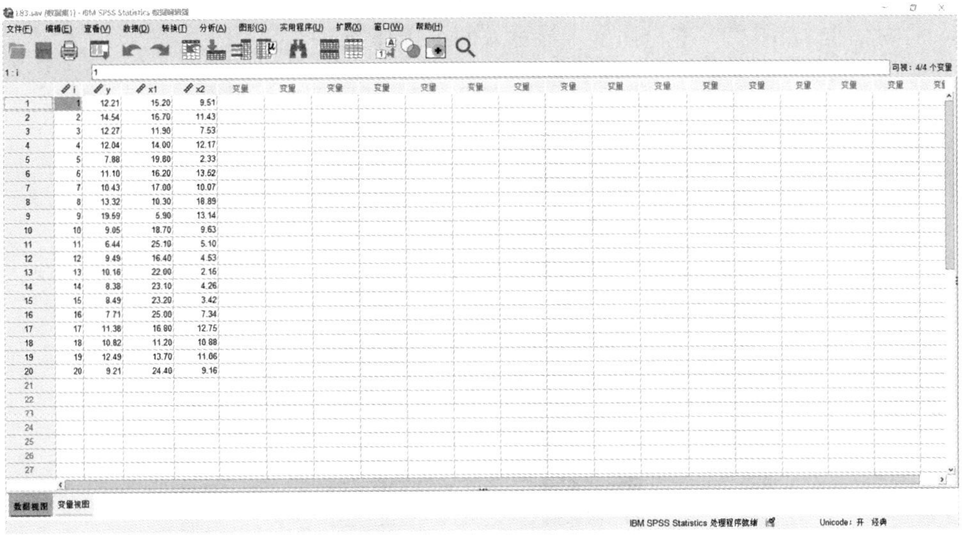

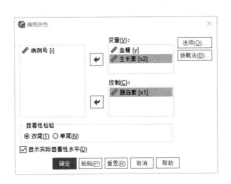

图 8.5　偏相关数据

（2）执行菜单"分析|相关|偏相关性"（Analyze|Correlate|Partial…）命令，系统弹出"偏相关性"（Partial Correlations）对话框，如图 8.6 所示。

图 8.6　"偏相关性"对话框

（3）从源变量清单中选择两个或两个以上需进行偏相关性分析的数值型变量移入"变量"（Varibales）框，要求上述变量中每一对变量均为服从双变量正态分布。这里选择 y（血糖）、x2（生长素）。

（4）从源变量清单中至少选择一个控制变量移入"控制"变量栏。这里单击 x1（胰岛素）进入"控制"（Controlling for）框内，表示欲在控制胰岛素的影响下对血糖与生长素进行偏相关分析。

（5）在"显著性检验"（Test of Significance）框中选择单尾（One-tailed）或双尾检验（Two-tailed），默认双尾检验。

（6）显示实际显著性水平（Display actual significance level），选择此项，输出结果中，在显示相关系数的同时，也显示每个相关系数的实际显著性概率和自由度。

（7）单击"选项"（Options…）按钮，系统弹出"偏相关性：选项"（Partial Correlations：Options）对话框，如图8.7本对话框中显示有两组选择项。

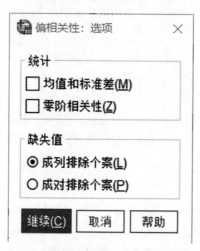

图8.7 "偏相关性：选项"对话框

1）统计（Statistics）：统计量选择项。

①均值和标准差（Means and standard deviations）：显示所有选中的变量（包括控制变量）的均值、标准差和观测量数。

②零阶相关性（Zero-order vorrelations）：显示附带自由度和显著性概率的零阶相关系数矩阵，即皮尔逊（Pearson）相关系数矩阵。结果与二变量Pearson相关相同。

2）缺失值（Missing Values）：缺失值处理选择项。

①成列排除个案（Exclude cases listwise）：排除因变量或自变量有遗漏值的案例，剔除所有带有缺失值的观测量，为系统默认方式。

②成对排除个案（Exclude cases pairwise）：排除因变量与自变量均有遗漏值的案例，成对剔除带有缺失值的观测量。

本例不选择统计量选项，缺失值处理选择系统默认方式，单击"继续"（Continue）按钮返回主对话框。单击"确定"（OK）按钮提交系统运行。

8.3.2 结果及解释

以下为系统运行结果。

（1）Pearson相关见表8.6。

表 8.6　Pearson 相关性

		胰岛素 x1	生长素 x2
胰岛素 x1	皮尔逊相关性	1	−0.663 **
	显著性(双尾)		0.001
	个案数	20	20
生长素 x2	皮尔逊相关性	−0.663 **	1
	显著性(双尾)	0.001	
	个案数	20	20

注:＊＊表示在 0.01 级别(双尾),相关性显著。

(2)控制 x1(胰岛素)后血糖与生长素之间的关系。见表 8.7。

表 8.7　相关性

控制变量			血糖	生长素 x2
胰岛素 x1	血糖	相关性	1.000	0.200
		显著性(双尾)		0.411
		自由度	0	17
	生长素 x2	相关性	0.200	1.000
		显著性(双尾)	0.411	
		自由度	17	0

　　由以上结果可知,在控制了生长素的情况下,血糖与生长素的偏相关系数为 0.200,P 值为 0.411>0.05,血糖与生长素不存在相关。如果不控制胰岛素,采用双变量的相关分析,血糖与生长素的相关系数为 0.663,P 值为 0.001<0.01,说明在不控制胰岛素的情况下血糖与生长素显著相关。

8.4　线性回归

　　在医学科学研究中,要分析变量间的关系可用相关与回归,如血压与年龄等。在研究变量之间的相关关系时,把其中的一些因素作为所控制的变量,而另一些变量作为它们因变量,这种关系分析就称为回归分析。

　　使用"分析"(Analyze)菜单中的"回归"(Regression)命令可完成二元或多元的线性回归分析。

8.4.1　简单线性回归分析过程

现以例 8.1 资料,试求肺活量(y)对体重 x 的直线回归方程。

(1)首先建立数据文件 L81. sav。

(2)执行"分析|回归|线性"(Analyze | Regression | Linear⋯)命令,系统弹出"线性回归"(Linear Regression)对话框,如图 8.8 所示。

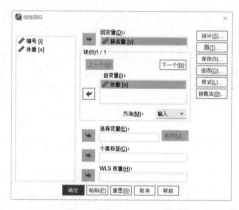

图 8.8　"线性回归"对话框

(3)在变量列表框中选择一个数值型变量作为因变量移入"因变量"(Dependent)框中,这里选择 y 变量进入"自变量"(Dependent)框内,选择一个或多个变量进入"自变量"(Independent)框中,这里单击 x(体重)变量进入"自变量"(Independents)框内。如要对同一因变量建立不同自变量的回归方程,可在一组自变量选择完毕后单击"下一个"(Next)按钮,选定的一组自变量自动被系统保存在第一个自变量块(Block)中。选择另一组自变量,可单击"上一个"(Previous)按钮输出那一组回归方程。

(4)在"方法"(Method)处下拉列表框中选择回归模型中变量的进入方式,共有 5 个选项分别是输入、步进、除去、后退和前进。

● 输入(Enter):全部入选法,所有选择的自变量全部进入,系统默认方式。

● 步进(Stepwise):逐步回归法,系统根据在"选项"(Option)对话框中所设定的 F 检验统计量的概率标准进行逐步回归,从所有自变量中逐步地加入或剔除自变量,直到方程中的每一变量均有统计意义,所建方程为最优回归方程为止。

● 除去(Remove):强制剔除法,根据设定的条件在建立的回归方程中剔除部分变量。

● 后退(Backward):向后剔除法,首先将全部自变量都引入回归方程,然后根据"选项"(Options)对话框里设定的 F 统计量或概率 P 作为移出标准,将与因变量的偏相关系数最小的自变量顺序从方程中移出,直到所建立的回归方程中不再含有可剔除的变量为止。

● 前进(Forward):向前剔除法,首先计算方程外每一个统计量与因变量的偏相关系数及其 F 统计量,然后根据"选项"(Options)对话框里设定的 F 统计量的概率标准 P,将绝对值最大的自变量引进方程,再计算方程外的偏相关系数,选择绝对值第二大的自变量(其 F 值大于规定标准),直到将所有符合条件的自变量全部都加入到回归方程中为止。本例选择全部入选法(Enter)。

(5)"选择变量"(Selection Variable)框是用来选择参与回归分析的观测值。可从源变量清单中选择一个参与分析的观测量作为参照变量,例如 I(病例号)变量,移入到"选择变量"(Selection Variable)框中,此时"规则"(Rule)被激活,单击"规则"(Rule)按钮,打开"线性回归:设置规则"(Set Rule)对话框,如图 8.9 所示。

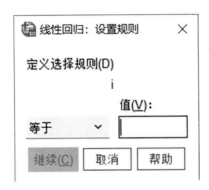

图8.9　"线性回归:设置规则"对话框

对话框中"定义选择规则"(Define Selechon Rule)下有两个小矩形框,单击左边的列表框右侧的箭头按钮,从展开的列表中选择一种规则或关系,其中有:等于(equal to);不等于(not equal to);小于(less than);小于或等于(less than or equal to);大于(greater than);大于或等于(greater than or equal to)。在右边"值"(Value)可指定一个数值,满足关系的观测值将被选入参与分析。如大于或等于(greater than or equal)3 表示病例号大于等于 3 的观测值参与回归运算,其他则被排除。本例不进行选择(选择取消)表示所有观测值均参与运算。

(6)从源变量清单中选择一个指示变量(如调查序号)加到"个案标签"(Case Labels)矩形框里,该变量将用于在散点图中标记所选中的观测量所对应的点。

"WLS(weighted Least-squares)矩形框"可以选择一个权重变量移入该框,利用加权最小平方法给予观测量不同的权重值,它或许可以用来补偿采用不同测量方法时所产生的误差,本例不进行选择。

(7)单击"统计"(Statistics…)按钮,系统弹出"线性回归:统计"(Linear Regression:Statistics)对话框,如图 8.10,用于选择输出与回归系数有关的统计量,对话框中共有 10 种统计的相关参数可供选择。

1)回归系数(Regression Coefficients)。

• 估算值(Estimates):回归系数 B 的估计值、标准误差、标准化偏回归系数 beta、t 统计量值以及 t 分布的双尾显著性概率等,系统默认选择项。

• 置信区间(Confidence intervals):非标准化回归系数的可信区间,默认值为 95%。

• 协方差矩阵(Covariance matrix):非标准化回归系数的方差–协方差矩阵。

• 模型拟合(Model fit):提供相关系数、复相关系数平方 R、决定系数 R^2、估计标准误差及方差分析（ANOVA）的图表，此为系统默认选项。

- *R* 方变化量（R squared change）：复相关系数平方的交换、*F* 交换及其显著性。
- 描述（Descriptives）：变量的平均数、标准差及相关系数单侧显著性水平矩阵。
- 部分相关性和偏相关性（Part and partial correlations）。
- 共线性诊断（Collinearity diagnostics）：多重共线性诊断；输出各变量随方差扩大因素（VIF）以及容许公差显示比例特征值、非中心叉积矩阵、方差分解比例等。

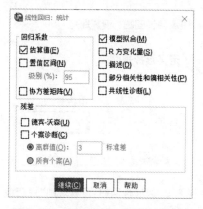

图 8.10 "线性回归：统计"对话框

2）残差（Residuals）项。

- 德宾–沃森检验（Durbin–Watson）：即 DW 检验，残差的序列相关性检验。
- 个案诊断（Casewise diagnostics）：在激活的"离群值"（Outliers outside）边上输入一个正的标准差数值，系统将对大于这个输入值的标准残差的绝对值观测量进行诊断，系统默认的标准差值是 3。如选择"所有个案"（All cases）则对所有观测量进行诊断。

本例选择系统默认选项，单击"继续"（Continue）按钮返回主对话框。

（8）单击"图"（Plots…）按钮，系统弹出"线性回归：图"（Linear Regression：Plots）对话框，如图 8.11 所示。

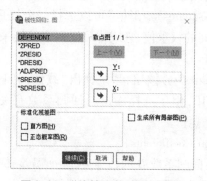

图 8.11 "线性回归：图"对话框

提供绘制散点图、直方图等功能。通过观察这些图形有助于确认样本的正态性、线性和等方差性，也有助于发现和察觉那些异常观测值和超界值。本对话框共有三组选项。

第一组选项：

- 因变量：DEPENDENT。
- 标准化预测值：ZPRED。
- 标准化残差：ZRESID。
- 剔除残差：DRESID。
- 经调整的预测值：ADJPRED。
- 学生化残差：SRESID。
- 学生化剔除残差：SDRESID。

选择变量分别移入右边的矩形框，决定散点图的 Y 坐标轴和 X 坐标轴。选定以后可单击"下一个"（Next）按钮，再设置另一张散点图的坐标轴。

第二组选项：

生成所有局部图（Produce all partial plots）：产生一个自变量残差相对于因变量残差的散点图。

第三组选项：

标准化残差图（Standardized residual plots）：描绘变量标准化残差的分布。

- 直方图（Histogram）：输出带有正态曲线的标准化残差的直方图。
- 正态概率图（Normal prlbability plot）：输出 P–P 图，比较标准化残差与正常残差分布图。

本例不进行选择，单击"继续"（Continue）按钮返回主对话框。

（9）单击"保存"（Saves…）按钮，系统弹出"线性回归：保存"（Linear Regression：Save）对话框，如图 8.12 所示。

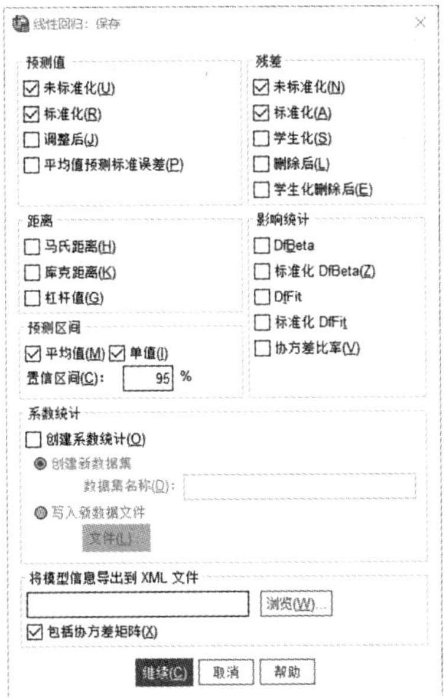

图8.12 "线性回归:保存"对话框

1)本对话框用来定义存储进入数据文件的新变量,共有七组选项:预测值(Predicted Values):选择输出回归模型每一观测值的预测值。

- 未标准化(Unstandardized):非标准化预测值。

- 标准化(Standardized):标准化预测值。

- 调整后(Adjusted):经调整的预测值。

- 平均值预测标准误差(S. E. of mean predictions):预测值的均值标准误。

2)距离:Distances。

- 马氏距离(Mahalanobis):是一个测量自变量观测值中某个观测值与所有观测量均值不同的测度,把马氏距离数值大的观测量视为极端值。

- 库克距离(Cook's):在一个特殊的观测值被排除在回归系数的计算之外时,库克距离用于测量所有观测量的残差的变化程度。当库克距离数值大的观测量被排除在回归分析的计算之外,会导致回归系数发生实质性变化。

- 杠杆值(Leverage values):中心化杠杆值。用于测度回归拟合中一个点的影响。中心化杠杆值范围从 0 到(N-1)/N,拟合中如没有影响则杠杆值为 0。

3)预测区间:Prediction Intervals。

- 平均值(Mean):预测均值区间的上下限。

- 单值(Individual):因变量的单个观测量预测区间的上下限。

- 置信区间(Confidence Interval):在小框中输入 1~99.99 中的一个数值,作为预测区间的可信区间,默认值为 95%。通常选用的可信概率值为 90%、95% 和 99%。

4)残差:Residuals。

- 未标准化(Unstandardized):非标准化残差;即因变量的实际值与预测值之差。

- 标准化(Standardized):标准化残差;即所谓的残差(Pearson)是未标准化残差被估计标准误除后的数值,其均值为 0,标准差为 1。

- 学生化(Studentized):学生化残差是从一个观测量到另一个观测量的残差被估计标准差除后的数值。

- 删除后(Deleted):剔除残差是从回归系数的计算中剔除的观测量的残差,等于因变量的值与经调整的预测值之差。

- 学生化删除后(Studentized deleted):学生化剔除残差是一个观测量的剔除残差被它的标准误差除后的数值。

5)影响统计:Influence Statistics。

- DfBeta(s):由排除一个特定的观测值所引起的回归系数的变化。

- 标准化 DfBeta[Standardized DfBeta(s)]:标准化的 DfBeta(s)值。

- 拟合值之差(DfFits):由排除一个特定的观测值所引起的预测值的变化。

- 标准化 DfFit 值(Standardized DfFits):是拟合值的标准差。

- 协方差比率(Covariance ratios):回归系数计算中剔除的特定观测值的协方差矩阵与包括全部观测量的协方差矩阵的比率,如该比率接近于 1,则说明这个特定观测值对于协方差矩阵的变更没有影响。

6)系数统计(Coefficient statistics):

创建系数统计(Create coefficients statistics)。

- 创建新数据集(Create a new dataset):创建一个新数据集,在"数据集名称"框中输入名称。
- 写入新数据文件(Write a new data file):将回归系数保存到新数据集文件中,单击"文件"按钮,选择保存路径。

7)将模型信息导出到 XML 文件(Export model information to XML file):将模型信息输出到 XML 文件,单击"浏览"(Browse)按钮指定保存路径。

8)包括协方差矩阵(Include the covariance matrix):选择此项表示在 XML 文件中保存协方矩阵。

本例不进行选择,单击"继续"(Continue)按钮返回主对话框。

(10)单击"选项"(Options…)按钮,系统弹出"线性回归:选项"(Linear Regression:Options)对话框,如图 8.13 所示。

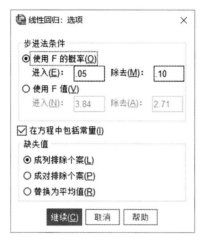

图 8.13 "线性回归:选项"对话框

本对话框用来定义变量进入方程的内部数值的设定以及对缺失值的处理方式,共有四组选择项。

1)使用 F 分布的概率(Use probability of F):应用变量 F 值的显著性水平值(概率)作为变量进入及除去标准。

- 进入(Entry):进入值;系统默认值为 0.05。
- 除去(Removal):剔除值,剔除值必须大于进入值。系统默认值为 0.10。F 统计量的显著性概率 Sig. 小于等于 0.10,变量将被引入回归方程;大于等于 0.10,变量将被移出回归方程。

2)使用 F 值(Use F value):应用变量的 F 值作为变量进入或移出回归方程的标准。

在"进入"(Entry)和"除去"(Removal)框里各输入一个数值,这两个值的系统默认值分别为 3.84 和 2.71。F 大于等于 3.84,变量将被引入回归方程;F 小于等于 2.71,变量将被移出回归方程。

3）在方程中包括常量（Include constant in equation）：在回归方程式中是否包含常数项，系统默认包含。如果不选择这一选项则使回归通过坐标原点。

4）缺失值（Missing Values）：缺失值处理方式。

• 成列排除个案（Exclude cases listwise）：包括全部变量的有效观测值。

• 成对排除个案（Exclude cases pairwise）：成对地剔除计算相关系数的变量中含有缺失值的观测量。

• 替换为平均值（Replace with mean）：利用变量的平均数代替缺失值。

本例不进行选择，单击"继续"（Continue）按钮返回主对话框。

单击"确定"（OK）按钮提交系统运行。

8.4.2 结果及解释

以下为系统运行结果。

（1）模型概述。结果见表8.8。

表8.8 模型摘要[b]

模型	R	R 方	调整后 R 方	标准估算的误差
1	0.749[a]	0.562	0.518	0.28775

注：a 表示预测变量：（常量），体重。

b 表示因变量：肺活量。

模型的决定系数为0.562。

（2）方差分析表。结果见表8.9。

表8.9 ANOVA[a]

模型		平方和	自由度	均方	F	显著性
1	回归	1.061	1	1.061	12.817	0.005[b]
	残差	0.828	10	0.083		
	总计	1.889	11			

注：a 表示因变量：肺活量。

b 表示预测变量：（常量），体重。

对方程进行检验 $F = 12.817$，$P = 0.005$，回归方程有统计学意义，说明肺活量与体重之间有直线回归关系。

（3）参数估计。结果见表8.10。

表 8.10　系数^a

模型		未标准化系数		标准化系数	t	显著性
		B	标准误差	Beta		
1	（常量）	0.000	0.815		0.001	1.000
	体重	0.059	0.016	0.749	3.580	0.005

注:a 表示因变量:肺活量。

一般线性回归方程为 $y = 0.000413 + 0.05883x$

8.4.3　简单相关分析

8.4.3.1　简单相关分析过程

例 8.4　为研究空气中的一氧化氮(NO)的浓度与汽车流量等因素的关系,有人测定了某城市交通点在单位时间内过往的汽车数、气温、空气湿度、风速以及空气中的 NO 的浓度(如表 8.11),试做多重回归分析。

表 8.11　空气中 NO 浓度与相关因素的检测数据

汽车数	气温	空气湿度	风速	一氧化氮浓度
x1	x2	x3	x4	y
1300.00	20.00	80.00	0.45	0.066
1444.00	23.00	57.00	0.50	0.076
786.00	26.50	64.00	1.50	0.001
1652.00	23.00	84.00	0.40	0.170
1756.00	29.50	72.00	0.90	0.156
1754.00	30.00	76.00	0.80	0.120
1200.00	22.50	69.00	1.80	0.040
1500.00	21.80	77.00	0.60	0.120
1200.00	27.00	58.00	1.70	0.100
1476.00	27.00	65.00	0.65	0.129
1820.00	22.00	83.00	0.40	0.135
1436.00	28.00	68.00	2.00	0.099
948.00	22.50	69.00	2.00	0.005
1440.00	21.50	79.00	2.40	0.011

续表 8.11

汽车数	气温	空气湿度	风速	一氧化氮浓度
x1	x2	x3	x4	y
1084.00	28.50	59.00	3.00	0.003
1844.00	26.00	73.00	1.00	0.140
1116.00	35.00	92.00	2.80	0.039
1656.00	20.00	83.00	1.45	0.059
1536.00	23.00	57.00	1.50	0.087
960.00	24.80	67.00	1.50	0.039
1784.00	23.30	83.00	0.90	0.222
1496.00	27.00	65.00	0.65	0.145
1060.00	26.00	58.00	1.83	0.029
1436.00	28.00	68.00	2.00	0.099

（1）建立数据文件 L831. sav，操作同上。

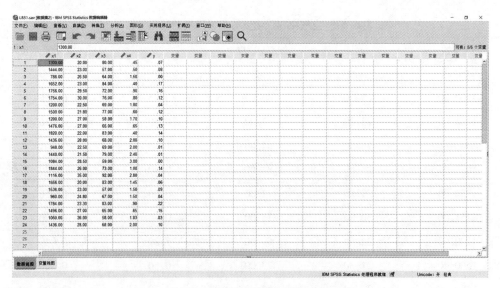

图8.14　多重线性回归数据格式

（2）选 y 为因变量，x1 ~ x4 为自变量，选择 enter 法。

8.4.3.2　结果及解释

结果见表 8.12 ~ 表 8.14。

表 8.12 模型摘要[b]

模型	R	R 方	调整后 R 方	标准估算的误差
1	0.887[a]	0.787	0.743	0.030150

注:a 表示预测变量:(常量),风速,空气湿度,气温,车流。

b 表示因变量:一氧化氮。

表 8.13 ANOVA[a]

模型		平方和	自由度	均方	F	显著性
	回归	0.064	4	0.016	17.590	0.000[b]
1	残差	0.017	19	0.001		
	总计	0.081	23			

注:a 表示因变量:一氧化氮。

b 表示预测变量:(常量),风速,空气湿度,气温,车流。

复相关系数 $R=0.887$,$F=17.590$,$P=0.000$,说明从整体而言用这四个自变量构成的回归方程解释空气中 NO 浓度的变化是有统计学意义的。

表 8.14 系数[a]

模型		未标准化系数		标准化系数	t	显著性
		B	标准误差	Beta		
	(常量)	−0.142	0.069		−2.048	0.055
	x1	0.000	0.000	0.592	4.227	0.000
1	x2	0.004	0.002	0.273	2.364	0.029
	x3	−6.552E-6	0.001	−0.001	−0.009	0.993
	x4	−0.035	0.011	−0.448	−3.208	0.005

注:a. 因变量:一氧化氮。

方程为 $y=-0.142+0.0001162x1+0.00494x2-0.00000655x3-0.0347x4$。

在系数表(Coefficients)中列出非标准化的偏回归系数(Unstandardized Coefficients)及其标准误(Std Error),列出的标准化的偏回归系数(Standardized Coefficients)大小可用以衡量自变量对因变量 y 的贡献大小,即说明各变量在多元回归方程中的重要性。可见 x1 及 x4 对 y 的影响最大。

后面列出的 t 值及其显著性(Sig)说明对每一个偏回归系数进行检验的概率值大于 0.05,说明对与 y 的线性关系存在,否则不能说明有线形关系。本例 x3($P=0.993>0.05$)说明与 y 尚不存在线性关系。

根据本例情况可在回归方法中采用步进回归（Stepwise），得系数如表 8.15 所示。

表 8.15　Coefficients[a]

模型		未标准化系数		标准化系数	t	显著性
		B	标准误差	Beta		
1	（常量）	−0.135	0.035		−3.829	0.000
	x1	0.000	0.000	0.808	6.432	0.000
2	（常量）	−0.050	0.049		−1.027	0.316
	x1	0.000	0.000	0.623	4.476	0.000
	x4	−0.025	0.011	−0.325	−2.338	0.029
3	（常量）	−0.142	0.058		−2.452	0.024
	x1	0.000	0.000	0.592	4.699	0.000
	x4	−0.035	0.010	−0.448	−3.316	0.003
	x2	0.004	0.002	0.273	2.430	0.025

注：a 表示因变量 y。

$y = -0.142 + 0.0001161 x1 + 0.004495 x2 - 0.0347 x4$。

8.5　曲线估计

科研工作中，变量之间的关系往往事先不知道是何种关系。这时，可有两种方法对数据进行分析，一种是使用 Transform 命令对变量进行变换后再进行直线回归，另一种方法是求出曲线回归方程。为了决定选择的曲线类型，一般方法是根据数据资料先绘出散点图，再根据专业知识和经验分析变量之间的函数关系。选定一种变量间的函数关系后，下一步需要估计函数关系（方程）中的未知参数，并对方程拟合效果进行显著性检验。可使用曲线估算（Curve Estimation）来解决这类问题。

系统提供了 11 种不同的曲线估计回归模型，可以同时选用几种模型进行曲线拟合，然后根据回归统计的结果，以及观察数据散点图，预测结果对比以确定一个最佳的曲线模型。应用曲线估计过程就可以在众多的回归模型中建立一个比较适合的模型。

8.5.1　曲线估计过程

例 8.5　某地大气中氰化物测定结果见表 8.16，试拟合一曲线。

表 8.16　某地氰化物浓度与污染源距离的关系

污染源距离/m	氰化物浓度/(mg/m³)
50	0.687
100	0.398
150	0.200
200	0.121
250	0.090
300	0.050
400	0.020
500	0.010

（1）首先建立数据文件 L84.sav，定义污染距离为 $x(n,3)$，定义氰化物浓度为 $y(n,4.3)$。按照顺序录入数据。见图 8.15。

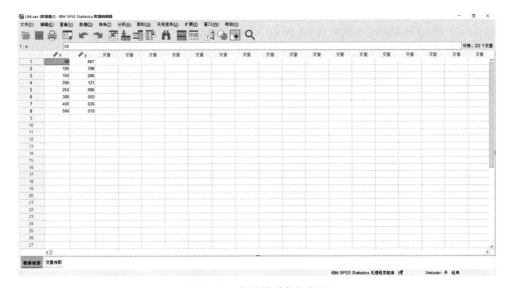

图 8.15　曲线估计数据视图

（2）执行"分析"（Analyze）菜单中"回归"（Regression）子菜单。单击"曲线估算"（Curve Estimation…）命令，系统弹出"曲线估算"（Curve Estimation）对话框，如图 8.16 所示。

（3）从源变量清单中选择一个数值型变量作为因变量移入"因变量"[Dependent(s)]框，这里选择氰化物浓度 y；选择一个或多个数值型变量作为自变量移入自变量（Independent）栏的"变量"（Variables）框中，这里选择污染距离为 x。如果自变量是时间变量或观测量序号 Id，可以选择"时间"（Time），这时，曲线估计产生一个时间变量，观测量之间的时间长度视为均匀的。"时间"（Time）被选择时，因变量就作为时间序列来测度。

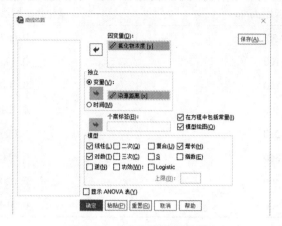

图8.16 "曲线估算"对话框

（4）从源变量清单中选择一个标签变量移入"个案标签"（Case Labels）框中，用它的值标记散点图里的点。

（5）在"模型"（Models）框中有 11 种拟合模型可供选择。

- 线性（Linear）：直线方程 $y = b_0 + b_1 x$。
- 二次（Quadratic）：二次方程 $y = b_0 + b_1 x + b_2 x^2$。
- 复合（Compound）：复合曲线模型 $y = b_0 \times b_1^x$。
- 增长（Growth）：生长曲线模型 $y = e_0^{(b_1 + b_x)}$。
- 对数（Logarithmic）：对数方程 $y = b_0 + b_1 \ln x$。
- 三次（Cubic）：三次方程 $y = b_0 + b_1 x + b_2 x^2 + b_3 x^3$。
- S：S 型曲线 $y = e^{(b + b/x)}$。
- 指数（Exponential）：指数方程 $y = b_0 e_1^{bx}$。
- 逆（Inverse）：倒数方程 $y = b_0 + b_1 / x$。
- 功效（Power）：幂指数曲线模型 $y = b_0 x_1^b$。
- Logistic：Logistic 曲线模型 $y = 1/(1/u + b_0 \times b_1^x)$。选择逻辑曲线模型后，在"上限"（Upper bound）框中输入一个大于 0 的数值，称这个值为上界，该值应大于因变量的最大值。

这里选择线性（linear）、对数（Logarithmic）、增长（Growth）生长曲线模型。

（6）主对话框里还有如下 3 个选项：

- 在方程中包括常量（Include constant in equation）：回归方程中包括常数项，系统默认。
- 模型绘图（Plot models）：对选择的模型产生相应的图形，系统默认。
- 显示 ANOVA 表（Display ANOVA table）：对每一个选择模型输出方差分析概述表，选择此。

（7）单击"保存"（Save）按钮，打开"曲线估算：保存"（Save）对话框，如图 8.17 所示。

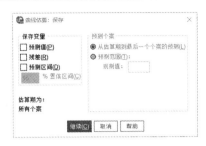

图 8.17　"曲线估算:保存"对话框

选择此对话框里的选项,可以将每个选择的模型得出的预测值(Predicted Values)、残差(Residuals)、预测区间(Prediction Intervals)等作为新变量保存于当前数据文件里。预测区间选择后,从"置信区间"(Confidence Intervals)的下拉式列表中选择预测区间的置信概率90%、95%、99% 中,系统默认的可信区间为95%。如果选择了残差,则几种模型中残差(求出的方程预测值与观测值之差,分别以 err_1、err_2 等表示,err_1 表示模型 1 的残差)越小,说明方程越好。这里不选。

如果在主对话框中选择的自变量(Independent)为时间(Time)时,右侧的观测值栏被激活,需要在左侧的保存变量中选择一项,以确定一种时间序列的预测周期。

从估算期到最后一个个案的预测(Predict from estimation period though last case):计算所有估计范围内的观测量的预测值。这个估计范围是事先执行"数据"(Data)菜单中"选择个案"(Select Cases)命令,在"选择个案"(Select Cases)对话框的"范围"(Range)子对话框中定义的,这个定义过的估计范围显示在对话框的下端。

预测范围(Predict through):用来预测时间序列中最后一个观测量之后的值。选择该项后,在下面的"观测值"(Observation)框内指定一个观测值数目,说明预测到第几个观测值为止,该值应大于最后一个预测的观测值。

本例不进行选择,单击"继续"(Continue)按钮返回主对话框,单击"确定"(OK)按钮,提交系统运行。

8.5.2　结果及解释

以下为系统运行结果。

(1)线性方程模型拟合的结果见表 8.17～表 8.19。

表 8.17　模型摘要

R	R 方	调整后 R 方	估算标准误差
0.821	0.674	0.620	0.145

注:自变量为污染源距离。

拟合的二次曲线模型的复相关系数(Multiple R)R 值为 0.821,R 平方(R Square,即决定系数)值为 0.674,经校正的 R 平方值(Adjusted R Square)为 0.620,标准误差

（Standard Error）为 0.145。根据相关系数值判断因变量 y 和自变量 x 之间具有较为显著的直线函数关系。

表 8.18 ANOVA

	平方和	自由度	均方	F	显著性
回归	0.260	1	0.260	12.398	0.013
残差	0.126	6	0.021		
总计	0.386	7			

注：自变量为污染源距离。

表 8.19 系数

	未标准化系数		标准化系数	t	显著性
	B	标准误差	Beta		
污染源距离	−0.001	0.000	−0.821	−3.521	0.013
（常量）	0.506	0.101		4.982	0.002

以上的方差分析表中，$F = 12.398$，显著性概率 Signif F（即 P 值）= 0.013<0.05，说明这两个变量之间存在直线函数关系。

系数显示方程中的回归系数 B 的数值，从而拟合的直线回归方程式为

$$y = 0.506 - 0.001x$$

B 为偏回归系数，SE B 为它的标准误差，Beta 为标准偏回归系数，各系数的 t 分布检验统计量值和对应的显著性概率说明拟合的直线回归方程中的各系数都是显著的。

（2）对数曲线方程模型拟合结果见表 8.20 ~ 表 8.22。

表 8.20 模型摘要

R	R 方	调整后 R 方	估算标准误差
0.962	0.925	0.912	0.070

注：自变量为污染源距离。

表 8.21 ANOVA

	平方和	自由度	均方	F	显著性
回归	0.357	1	0.357	73.838	0.000
残差	0.029	6	0.005		
总计	0.386	7			

注：自变量为污染源距离。

表 8.22　系数

	未标准化系数		标准化系数	t	显著性
	B	标准误差	Beta		
ln（污染源距离）	−0.298	0.035	−0.962	−8.593	0.000
（常量）	1.771	0.185		9.583	0.000

解释结果与直线回归方程的结果同，方程为 $y = 1.771 - 0.298 \times \ln(x)$

（3）生长曲线方程模型拟合结果见表 8.23 ~ 表 8.25。

表 8.23　模型摘要

R	R 方	调整后 R 方	估算标准误差
0.996	0.992	0.990	0.143

注：自变量为污染源距离。

表 8.24　ANOVA

	平方和	自由度	均方	F	显著性
回归	14.366	1	14.366	701.695	0.000
残差	0.123	6	0.020		
总计	14.489	7			

注：自变量为污染源距离。

表 8.25　系数

	未标准化系数		标准化系数	t	显著性
	B	标准误差	Beta		
污染源距离	−0.009	0.000	−0.996	−26.490	0.000
（常量）	−0.073	0.100		−0.731	0.492

注：因变量为 ln（氰化物浓度）。

生长曲线模型为 $y = e^{(-0.73 - 0.009x)}$。

最后的输出结果是所选择模型的拟合曲线图像，图 8.18 的横坐标为自变量 x，纵坐标为 y。图中用不同颜色和不同的线形显示两条拟合模型的曲线，图右边显示模型曲线形式的图例。观测量原始数据的散点图用折线段连接起来，每一个连接点代表两个变量的一组观测值。从图中散点分布情况可以看出，散点所连曲线（用不同颜色表示）与生长曲线非常吻合。由决定系数 R^2 可知,生长曲线的决定系数 R^2 最大,能够更好地解释 x 与 y 之间的依存关系,因此,因变量 y 与自变量 x 之间的函数关系用生长曲线来描述较为合理,是本资料比较适合的曲线估计方法。

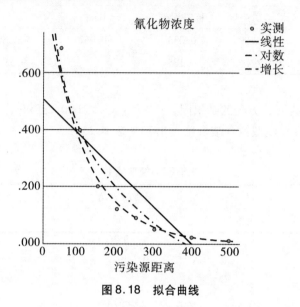

图 8.18　拟合曲线

8.6　二分变量 Logistic 回归分析

Logistic 回归分析是适用于反应变量(即因变量)为分类变量的回归分析,近年来在许多医学科研领域中得到了广泛的应用。

Logistic 回归分析按照反应变量的类型可分为:①两分类反应变量的 Logistic 回归分析;②多分类有序反应变量的 Logistic 回归分析;③多分类无序反应变量的 Logistic 回归分析。

两分类反应变量的 Logistic 回归分析适用于因变量为两分类如生存与死亡的资料的统计分析。

在一般的多元回归中,若以概率为因变量,则方程 $P = b_0 + b_1 x_1 + b_2 x_2 + \cdots + b_k x_k$,但是用 Logistic 回归计算时,常会出现 $P>1$ 或 $P<0$ 的不合理情形。为此,对 P 作对数单位转换,即 $\mathrm{Logit} P = \ln [P/(1-P)]$,因此可得到 Logistic 回归方程为

$$P = \mathrm{e}^{b_0 + b_1 x_1 + b_2 x_2 + \cdots + b_k x_k} / (1 + \mathrm{e}^{b_0 + b_1 x_1 + b_2 x_2 + \cdots + b_k x_k})$$

8.6.1　回归分析过程

例 8.6　某研究人员在探讨肾细胞癌转移的有关临床病例因素研究中,收集了一批行根治性肾切除术患者的肾癌标本资料,得到数据如表 8.26,试对该资料进行 Logistic 回归分析。

表 8.26　26 例行根治性肾切除术患者的肾癌标本资料

I	x1	x2	x3	x4	x5	y
1.00	59.00	2.00	43.40	2.00	1.00	0.00
2.00	36.00	1.00	57.20	1.00	1.00	0.00
3.00	61.00	2.00	190.00	2.00	1.00	0.00
4.00	58.00	3.00	128.00	4.00	3.00	1.00
5.00	55.00	3.00	80.00	3.00	4.00	1.00
6.00	61.00	1.00	94.40	2.00	1.00	0.00
7.00	38.00	1.00	76.00	1.00	1.00	0.00
8.00	42.00	1.00	240.00	3.00	2.00	0.00
9.00	50.00	1.00	74.00	1.00	1.00	0.00
10.00	58.00	3.00	68.60	2.00	2.00	0.00
11.00	68.00	3.00	132.80	4.00	2.00	0.00
12.00	25.00	2.00	94.60	4.00	3.00	1.00
13.00	52.00	1.00	56.00	1.00	1.00	0.00
14.00	31.00	1.00	47.80	2.00	1.00	0.00
15.00	36.00	3.00	31.60	3.00	1.00	1.00
16.00	42.00	1.00	66.20	2.00	1.00	0.00
17.00	14.00	3.00	138.60	3.00	3.00	1.00
18.00	32.00	1.00	114.00	2.00	3.00	0.00
19.00	35.00	1.00	40.20	2.00	1.00	0.00
20.00	70.00	3.00	177.20	4.00	3.00	1.00
21.00	65.00	2.00	51.60	4.00	4.00	1.00
22.00	45.00	2.00	124.00	2.00	4.00	0.00
23.00	68.00	3.00	127.20	3.00	3.00	1.00
24.00	31.00	2.00	124.80	2.00	3.00	0.00
25.00	58.00	1.00	128.00	4.00	3.00	0.00
26.00	60.00	3.00	149.80	4.00	3.00	1.00

操作步骤如下：

（1）首先建立数据文件 L85. sav，按照要求录入原始数据，如图 8.19、图 8.20 所示。

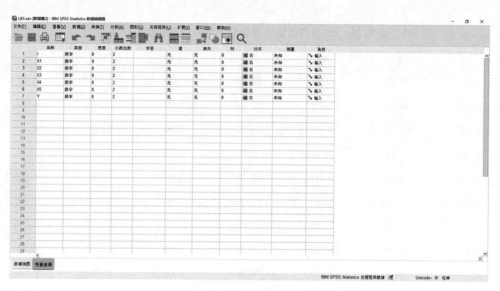

图 8.19　数据变量视图

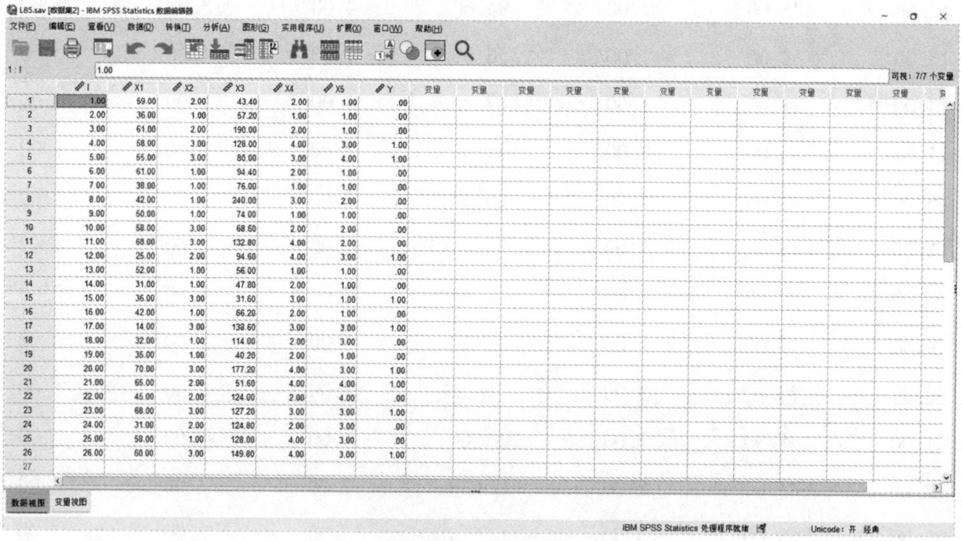

图 8.20　数据视图

（2）单击统计"分析"（Analyze）菜单中的"回归"（Regression）子菜单，然后单击"二元
Logistic"（Binary Logistic…）选项，系统弹出"Logistic 回归"（Logistic Regression）对话框，
如图 8.21 所示。

单击二值变量 y 变量进入"因变量"（Dependent）框内，选择 x1-x5 变量进入"协变
量"（Covariates）框内。

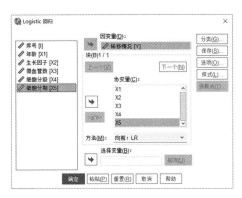

图 8.21 "Logistic 回归"对话框

（3）在"方法"（Method）处的下拉箭头，系统提供 7 种方法。

1）"输入"（Enter）：如选择此项，所有的选择的变量都会进入回归方程。

2）"向前：有条件"（Forward：Conditional）表示以假定参数为基础作似然比概率检验，让变量以步进的方式进入回归方程，其进入回归方程的标准是分值统计量的显著水平，从回归方程中删除变量的标准是条件参数估计的似然比统计量的概率。

3）"向前：LR"（Forward：LR）表示以最大局部似然为基础作似然比概率检验，向前逐步选择自变量，让变量以步进的方式进入回归方程，其进入回归方程的标准是分值统计量的显著水平，从回归方程中删除变量的标准是极大偏似然估计的似然统计量的概率。本例选此。

4）"向前：瓦尔德"（Forward：Wald）表示作 Wald 概率统计法，向前逐步选择自变量，让变量以步进的方式进入回归方程，其进入回归方程的标准是分值统计量的显著水平，从回归方程删除变量的标准是 Wald 统计量的概率。

5）"向后：有条件"（Backward：Conditional）表示以假定参数为基础作似然比概率检验，向后逐步选择自变量，首先让所有的变量都进入回归方程，然后再删除，删的标准是条件参数估计的似然比统计量的概率。

6）"向后：LR"（Backward：LR）表示以最大局部似然为基础作似然比概率检验，向后逐步选择自变量。首先让所有的变量都进入回归方程，然后再删除，删除的标准是极大偏似然估计的似然比统计量的概率。

7）"向后：瓦尔德"（Backward：Wald）表示作 Wald 概率统计法，向后逐步选择自变量。首先让所有的变量都进入回归方程，然后再删除，删除的标准是 Wald 统计量的概率。

本例选择 Forward：LR 法。

（4）如果使用部分变量来进行分析，可对参与回归分析变量的观测量进行选择。

首先，将参与回归分析的变量选入图 8.21 上的最下面一栏"选择变量"（Selection Variable）中。然后单击"规则"（Rule）按钮，会打开"设置规则"（Set Rule）对话框。

在对话框中设定参与回归分析的观测量所要满足的条件，例如，要求参与回归分析的变量的观测值大于 5，则在下拉框中选择"大于"（greater than）选项并在"值"（Value）

栏内输入 5,然后单击"继续"(Continue)按钮即可完成设置。

(5)单击"分类"(Categorical…)按钮,系统弹出"Logistic 回归:定义分类变量"(Logistic Regression:Define Categorical Variables)对话框,如图 8.22,本对话框用来定义分类变量。在此对话框内对选择的协变量的分类变量进行设置。

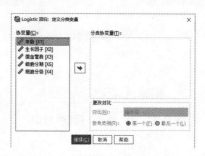

图 8.22 "定义分类变量"对话框

1)"协变量"(Covariates)框,在此框内列出了所有的选中的协变量。用户可将其中的分类变量选入右边的"分类协变量"(Categorical Covariates)框中。

2)"分类协变量"(Categorical Covariates)框,用户可将选中的数值类型的分类变量选入此框中,当然,字符的变量几乎总是把它作为分类变量。

3)"更改对比"(Change Contrast)栏,在此栏内,用户可以设置对比的方式,有如下几种方式:

●"指示符"(Indicator)选项,如选择此项,则比较是否具有同类效应。

●"简单"(Simple)选项,如选择此项,则将预测变量的每一类都与参照类进行比较。

●"差异"(Difference)选项,如选择此项,则将预测变量的每一类都与其前面各类的平均效应进行比较。

●"赫尔默特"(Helmert)选项,如选择此项,则将预测变量的每一类都与其后面各类的平均效应进行比较。

●"重复"(Repeated)选项,如选择此项,则将预测变量的每一类都与其前面的一类进行比较。

●"多项式"(Polynomial)选项,如选择此项,则将各类变量的正交多项式进行比较。

●"偏差"(Deviation)选项,如选择此项,则将预测变量的每一类都与整个观测相比较。

在设置完比较方式之后,对于 Indicator、Simple 和 Deviation 三项,可以在"参考类别"(Reference Category)栏内选择是由第一个还是由最后一个作为参照来进行分类。

本例不选择,单击"继续"(Continue)按钮返回主对话框。

(6)单击"保存"(Save…)按钮,系统弹出"Logistic 回归:保存"(Logistic Regression:Save New Variables)对话框,如图 8.23,本对话框用来定义将要保存在数据文件中的新变量,共有三组选项:

1)预测值(Predicted Values):在此栏内选择预测结果保存到数据编辑窗口。

●概率(Probabilities):选择此项,则会对每一个观测保存发生的事件预测概率。在输出中的表显示了任何新变量名和取值。

● 组成员(Group membership):保存预测值到那些依靠预测概率进行指定的观测量中。

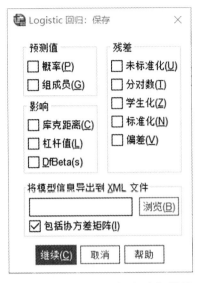

图 8.23　"Logistic 回归:保存"对话框

2)影响(Influence):保存在计算过程中影响预测值的方式,在栏内选择保存是否为影响点的统计量观测点。

● 库克距离(Cook's):一种在计算回归系数过程中排除某一特定观测量后引起其他所有观测量残差包含量的测度。选择此项,当从回归模型中排除一个观测时则会保存 Cook's 统计量是对所有进入模型的观测的残差变动的测度。从回归模型中删除这一个观测时,一个大的 Cook's 距离表明,这个观测对相关系数的改变有显著的影响。

● 杠杆值(Leverage Values):一种测试影响观测量拟合回归式的测度;选择此项,则会保存杠杆值。杠杆值测量一个点对于回归的影响。中心杠杆值的变动范围是 0 到(N-1)/N。

● DfBeta(s):如果某一观测量被排除在计算回归系数之外,反应标准化回归系数变化的测度。保存 Beta 系数。它是因消除一个观测值而引起的相关系数的变化值,包括常数项的每一项的相关系数都要计算。

3)残差(Residuals):保存残差。在此栏内选择保存哪些残差。

● 未标准化(Unstandardized):非标准化残差;保存因变量的观测值和预测值之间的差别,也就是非标准化的残差。

● 分对数(Logit):用于预测对数尺度时的残差,即 logit 度量的残差。

● 学生化(Studentized):学生化残差,这个残差是用残差除以残差的方差的预测值而得到的。

● 标准化(Standardized):标准化残差,标准化的残差的期望为 0,方差为 1。注意,标准化残差也被称作皮尔逊(Pearson)残差。

● 偏差(Deviance):保存偏差值。

本例不进行选择,单击"继续"(Continue)按钮返回主对话框。

(7)单击"选项"(Options…)按钮,系统弹出"Logistic 回归:选项"(Logistic Regression:Options)对话框,如图 8.24。本对话框共有六组选项。

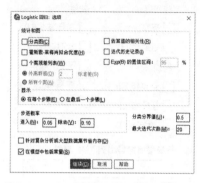

图 8.24　"Logistic 回归:选项"对话框

1)统计和图(Statistics and Plots):选择统计量和统计图形。

● 分类图(Classification Plots):输出一个有关因变量在每一步回归过程中实际值与预测值的分类图形,得到因变量的实际值与预测值的直方图。

● 霍斯默–莱梅肖拟合优度(Hosmer–Lemeshow goodness of fit):得到 Hosmer–Lemeshow 拟合指数。Hosmer–Lemeshow 拟合指数对于评估回归模型的拟合程度是非常有效的,特别是当用户要预测许多变量时或要预测的变量中有连续变量时。

● 个案残差列表(Casewise listing of residuals):列出每一个观测量的残差值、预测概率和观察群及预测群,全部案例(All cases)是指列出所有观测量的残差,异常点外部(Outliers outside std,dev)是指列出奇异值的标准差,则会选择出标准化残差值大于 2 的观测的残差。

● 估算值的相关性(Correlations of estimates):输出在方程式中所有参数的参数估计相关矩阵。

● 迭代历史记录(Iteration history):输出每一步迭代过程的参数估计;在每一步参数估计过程中都会得到相关系数和 log 似然率。

● Exp(B)的置信区间[CI for exp(B)(95%)]:输出 OR 值的可信区间,可信区间一般为 95%;给出指数的变动范围。

2)显示(Display):确定在统计过程中每一步显示的中间或最终统计量或者在方程式模型建立的最后五步显示统计量。选择显示统计量和统计表格的时间。

● 在每个步骤(At each step):每一步;统计分析的每一步都显示统计量和统计表格。

● 在最后一个步骤(At last step):最后一步;只显示最后的统计结果。

3)步进概率(Probability for Stepwise):逐步回归过程中变量进入或剔除的概率标准。

● 进入(Entry):进入的概率标准,在此参数框内输入入口概率。如果一个变量的分值统计量概率小于入口值,则进入这个模型。

　　● 除去(Removal):剔除的概率标准,在此参数框内输入出口概率。如果一个变量的分值统计量概率大于出口值,则从这个模型中删除。

　　4)分类分界值(Classification cutoff):分类切点。用户可对预测概率设定一个分界点以产生分类表。系统默认的分界点为0.5。

　　5)最大迭代次数(Maximum Iterations):最大迭代步数。用户可以设定最大似然相关系数估计的迭代次数的最大值。如果还没有到达极限点就达到了最大迭代次数,就会终止迭代。

　　6)针对复杂分析或大型数据集节省内存:勾选此项。给复杂分析或大型数据集保存内存空间。

　　7)在模型中包括常量(Include constant in model):在方程式模型中输出常数项,此为系统默认选项。

　　本例选择 Exp(B)的置信区间[CI for exp(B)(95%)]及"在每个步骤"(At each step),其他选项采用系统默认值。单击"继续"(Continue)按钮返回主对话框。

　　单击"确定"(OK)按钮提交系统运行。

8.6.2　结果及解释

　　以下为系统运行结果。
　　(1)模型检验如表8.27所示。

表 8.27　模型系数的 Omnibus 检验

		卡方	自由度	显著性
	步骤	15.538	1	0.000
步骤 1	块	15.538	1	0.000
	模型	15.538	1	0.000
	步骤	6.178	1	0.013
步骤 2	块	21.716	2	0.000
	模型	21.716	2	0.000

注:$\chi^2=21.716$　$P=0.000<0.001$,模型有统计学意义。说明模型有效。

　　(2)判别分类如表8.28。

表 8.28　分类表[a]

实测			预测		
			转移情况		正确百分比/%
			未转移	转移	
步骤 1	转移情况	未转移	15	2	88.2
		转移	2	7	77.8
	总体百分比				84.6
步骤 2	转移情况	未转移	16	1	94.1
		转移	0	9	100.0
	总体百分比				96.2

注:a 表示分界值为 500。

对转移情况进行判别分类,以预测概率 0.5 为判别分界点。未转移者 17 例判对 16 例,判对率为 94.1%,转移者判对率为 100%。

(3)变量回归方程。结果见表 8.29。

表 8.29　方程中的变量

		B	标准误差	瓦尔德	自由度	显著性	$\text{Exp}(B)$
步骤 1[a]	x2	2.563	0.916	7.829	1	0.005	12.978
	常量	−6.256	2.289	7.468	1	0.006	0.002
步骤 2[b]	x2	2.413	1.196	4.072	1	0.044	11.172
	x4	2.096	1.088	3.713	1	0.054	8.136
	常量	−12.328	5.431	5.154	1	0.023	0.000

注:a 表示在步骤 1 输入的变量:x2。

b 表示在步骤 2 输入的变量:x4。

其中 B 为参数估计值,SE 为其标准误,Wald 为瓦尔德值,P 为其概率值。$\text{Exp}(B)$ 为优势比 OR。OR 大于 1 说明为危险因素,小于 1 说明为保护因素。由此得到相应的 Logistic 回归表达式为

$$\ln[P/(1-P)] = -12.328 + 2.413x2 + 2.096x4。$$

在因素 x4 不变时,因素 x2 的水平每增加一个等级所引起的优势比(肾细胞癌发生转移的近似相对危险度)为增加前的 11.17 倍,可信区间为 1.072 ~ 116.442。同理在因素 x2 不变时,因素 x4 的水平每增加一个等级所引起的优势比为增加前的 8.136 倍,可信区间为 0.965 ~ 68.616。

8.7 多分类变量的 Logistic 回归分析

8.7.1 有序多分类变量的 Logistic 回归分析

当反应变量(y)水平数大于 2 时,就不能用二分类变量的 Logistic 回归分析,必须用多分类变量的 Logistic 回归。根据反应变量的水平是否有序可分为有序和无序 Logistic 回归分析。有序变量的 Logistic 回归分析可用 Ordinal 回归分析。如某病的治疗效果分为痊愈、有效、好转、无效等。对于这种类型的资料,可以通过拟合反应变量水平数−1 个 Logit 回归模型,称为累积 Logit 模型。以 4 水平的反应变量为例,假设反应变量的取值为 1、2、3、4,相应取值水平的概率为 π_1、π_2、π_3、π_4,对 J 个自变量拟合如下三个模型:

$$\text{logit} \frac{\pi_1}{1-\pi_1} = \text{logit} \frac{\pi_1}{\pi_2+\pi_3+\pi_4} = -a_1 + \beta_1 x_1 + \cdots + \beta_J x_J$$

$$\text{logit} \frac{\pi_1+\pi_2}{1-(\pi_1+\pi_2)} = \text{logit} \frac{\pi_1+\pi_2}{\pi_3+\pi_4} = -a_2 + \beta_1 x_1 + \cdots + \beta_J x_J$$

$$\text{logit} \frac{\pi_1+\pi_2+\pi_3}{1-(\pi_1+\pi_2+\pi_3)} = \text{logit} \frac{\pi_1+\pi_2+\pi_3}{\pi_4} = -a_3 + \beta_1 x_1 + \cdots + \beta_J x_J$$

进行 Logit 变换的分别为 π_1、$\pi_1+\pi_2$、$\pi_1+\pi_2+\pi_3$,即反应变量有序取值水平的累积概率(Cumulative Probability)。不管模型中反应变量的分割点在什么位置,模型中各自变量的系数 β_i 都保持不变,所改变的只是常数项 a。此时求出的 OR 值是自变量每改变一个单位,反应变量提高一个及一个以上等级的优势比。模型中各自变量的偏回归系数始终保持不变,这是拟合累积 Logit 模型的前提条件之一。

如果反应变量有 4 个类别,可求出他们的概率为

$$\pi_1 = \frac{\exp(-a_1 + \beta_1 x_1 + \cdots + \beta_p x_p)}{1 + \exp(-a_1 + \beta_1 x_1 + \cdots + \beta_p x_p)}$$

$$\pi_2 = \frac{\exp(-a_2 + \beta_1 x_1 + \cdots + \beta_p x_p)}{1 + \exp(-a_2 + \beta_1 x_1 + \cdots + \beta_p x_p)} - \pi_1$$

$$\pi_3 = \frac{\exp(-a_3 + \beta_1 x_1 + \cdots + \beta_p x_p)}{1 + \exp(-a_3 + \beta_1 x_1 + \cdots + \beta_p x_p)} - \pi_1 - \pi_2$$

$$\pi_4 = 1 - \pi_1 - \pi_2 - \pi_3$$

例 8.7 在某种新药治疗食欲缺乏的药物反应影响因素的实验研究中,病人的反应症状分为没有任何影响、有轻度不适、重度不适、发生药物中毒这几类症状。发生这些症状的原因有许多因素,为计算方便归结为两种原因:药物用量和用药者性别。我们采用病人症状为因变量,使用药物用量和病人性别为自变量来进行 Ordinal 回归分析,即 PLUM 过程分析。见表 8.30。

表 8.30　药物反应影响因素表

序号 ID	用药量 x1	性别 x2	症状 y
1	25	1	2
2	18	1	3
3	13	1	1
4	24	1	1
5	15	0	3
6	28	1	3
7	64	0	4
8	23	0	1
9	12	1	3
10	15	0	3
11	8	1	1
12	14	1	1
13	42	0	4
14	15	0	1
15	17	0	2
16	26	0	2
17	34	0	3
18	15	1	1

8.7.1.1　操作过程

（1）建立数据文件 L86. sav,ID(序号,字符型),x1(用药量,数值型,2 位),x2(性别,数值型,1=男,0=女),y(症状,数值型,1=无影响,2=轻度,3=重度,4=中毒)。

（2）执行"分析|回归|有序"(Analyze|Regression|Ordinal)命令,打开"有序回归"(Ordinal Regression)对话框。如图 8.25。

（3）将多值非连续变量"y"选入"因变量"(Dependent)框,连续型变量 x1"用药量"选入"协变量"[Covariate(s)]框。字符型变量或者有限个用于定义观测群的间断型变量 x2"性别"选入"因子"[Factor(s)]框。

（4）单击"选项"(Options)按钮。打开"有序回归:选项"(Options)对话框,如图 8.26所示。

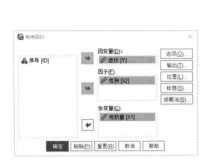

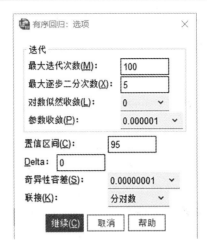

图 8.25　"有序回归"对话框　　　　图 8.26　"有序回归:选项"对话框

1)迭代(Iterations)栏,在栏内设置迭代的各种参数。

● 最大迭代次数(Maximum iterations)框,在此框中输入进行迭代的最大次数,默认 100。

● 最大逐步二分次数(Maximum step-halving),输入步行平分的最大次数,默认为 5。

● 对数似然收敛(Log-likelihood convergence)框,在此框中选择确定对数似然率会聚的阀门值,如果对数似然率的变化小于这个值,即认为对数似然率已会聚,默认为 0。

● 参数收敛(Parameter convergence),在此框中选择估计的参数会聚的阀门值,如果参数的变化小于这个值,即认为参数已会聚,默认为 1.0E-6。

2)置信区间(Confidence Interval)设置框,用户在此栏内设置可信区间,默认为 95%。

3)Delta(Δ),在此框内设置使回归稳定及预防预测偏差的阀门值。

4)奇异性容差(Singularity tolerance),设置检查奇异值的容忍度的值。

5)连接(Link),在此框内为 Ordinal 回归模型选择一个连接函数,这个函数用于转换累积概率。

(5)单击"输出"(Output)按钮,打开"输出"(Output)对话框,如图 8.27 所示。

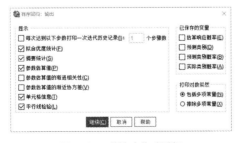

图 8.27　"输出"对话框

1)"显示"(Display)栏。

● 每次达到以下步数打印一次迭代历史记录[print iteration history for every 1 step (s)]复选项,如选择此项,则会输出每一步迭代的结果。在框中可以设置每多少步输出一次迭代结果。

- 拟合优度统计(Goodness of fit statistics),输出 Pearson 统计量和似然比 chisquare 统计量。

- 摘要统计(Summary statistics),输出 Cox 和 Snell、Nagelkerke 和 McFadden 复相关系数的平方统计量。

- 参数估算值(Parameter estimates),输出参数影响的预测值。

- 参数估算值的渐进相关性(Asymptotic correlation of parameter estimates),以参数的假设分布为基础输出估计参数的相关矩阵。

- 参数估算值的渐进协方差(Asymptotic covariance of parameter estimates),以参数的假设分布为基础输出估计参数的协方差矩阵。

- 单元格信息(Cell information),输出一个表,该表中包含有使用相关类型和反映类别分类的观测频率和期望频率。

- 平行线检验(Test of parallel lines),进行所有类别的自变量的斜率是否相等的测试。

2)"已保存的变量"(Saved variables)栏,在此栏内有四个复选项。

- 估算响应概率(Estimated response probabilities),生成一些新变量,每一个新变量都对应一个输出类别,每一个新变量都包含此类别估计的响应概率。

- 预测类别(Predicted category),保存预测群体的每一个成员。

- 预测类别概率(Predicted category Probability),保存每一个观测在预测群体之中的概率。

- 实际类别概率(Actual category Probability),保存每一个观测在实际观测群体之中的估计概率。

3)"打印对数似然"(Print log-likelihood)栏,在此栏内有两个选项。

- 包括多项常量(Including multinomial constant),输出包含多维常量的 log 似然率值。这将会给出实际的 log 似然率值。

- 排除多项常量(Excluding multinomial constant),输出不包含多维常量的 log 似然率值。

(6)单击"位置"(Location)按钮,打开"位置"(Location)对话框,如图 8.28 所示。

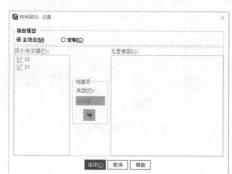

图 8.28 "位置"对话框

"主效应"(Main effect)选项,使用协方差和主因素的效应来说明模型。

"定制"(Custom)选项,让用户自己定义因素和协变量的相互作用或因素之间存在相互作用的集合。

在"构建项"(Buildterms)栏内选择回归所采用的模型。

"因子/协变量"(Factors/covariates)栏,如果用户选择了"定制"(Custom)选项,这一栏才会被激活。在此栏内将进入模型的变量选入右边的"位置模型"(Location model)栏内,而在"构建项"[Build term(s)]栏内选择变量进入模型的方法。

本例不选择,单击"取消",返回主对话框。

(7)单击"标度"(Scale)按钮,打开"标度"(Scale)对话框,如图8.29。

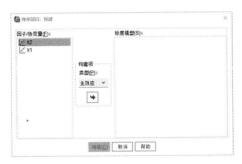

图8.29 "标度"对话框

在"左边的因子/协变量"(Factors/covariates)框内,列出了分类因素和连续变量。用户将需要的协变量和因素输入右边的"标度模型"(Scale model)框内。

本例不选择,单击"取消"按钮返回主对话框。

单击确定输出结果。

8.7.1.2 结果及解释

输出结果的标题为"PLUM-Ordinal Regression",PLUM 指的是相应的过程名称,具体结果如表8.31～表8.35。

警告:存在 47 个(73.4%)频率为零的单元格(即因变量级别 * 预测变量值的实测组合)。

警告信息说明自变量的各种取值水平组合中有多少,其观察频数为0。由于数据文件中变量用药量为连续性变量,所以这个比例显得较大,此种情况下属于正常现象。随后的表格会输出反应变量与离散自变量不同取值水平的频数分布(Marginal Percent-age)。

表8.31 模型拟合信息

模型	-2 对数似然	卡方	自由度	显著性
仅截距	43.748			
最终	32.687	11.061	2	0.004

注:关联函数:分对数。

表 8.31 为对模型中是否所有自变量偏回归系数全为 0 的似然比检验,结果 $P<0.01$,说明至少有一个自变量的偏回归系数不为 0。即拟合包含性别、用药量两自变量的模型优于仅包含常数项的模型。

表 8.32　拟合优度检验

	卡方	自由度	显著性
皮尔逊	35.606	43	0.781
偏差	31.065	43	0.912

关联函数:分对数。

表 8.32 输出的是 Pearson 和 Deviance 两种拟合优度检验结果。但这两个统计量有个致命的缺点是对于自变量取值水平组合的实际观察频数为 0 的比例十分敏感,如果上述比例过高,这两个统计量不一定仍旧服从 χ^2 分布,因而基于 χ^2 分布计算的 P 值也不可信。即这两个统计量不一定能真实地反映模型拟合情况。当自变量中存在连续性变量时,如用药量,常会导致比例过高。采用似然比 χ^2 则更稳健些。

表 8.33　决定系数

模型	决定系数
考克斯-斯奈尔	0.459
内戈尔科	0.498
麦克法登	0.241

注:联函数:分对数。

表 8.33 输出三种伪决定系数。一般情况下伪决定系数不会太高。

表 8.34　参数估算值

		估算	标准误差	瓦尔德	自由度	显著性	95% 置信区间	
							下限	上限
阈值	[y=1]	2.874	1.355	4.502	1	0.034	0.219	5.529
	[y=2]	3.739	1.449	6.657	1	0.010	0.899	6.580
	[y=3]	7.023	2.356	8.886	1	0.003	2.405	11.641
位置	x1	0.148	0.065	5.255	1	0.022	0.022	0.275
	[x2=0]	0.713	1.010	0.499	1	0.480	−1.266	2.693
	[x2=1]	0[a]	.		0	.	.	.

注:关联函数:分对数。

a. 此参数冗余,因此设置为零。

回归系数估计值、标准差、Wald 统计量值及其统计学意义。给出估计值的 95% 可信区间。由于本例反应变量水平数为 4，因此会建立三个回归方程，故有三个常数项。而各自变量的偏回归系数只有一个。因为有序多分类的 Logistic 回归的前提假设之一是各自变量对于反应变量的影响在三个回归方程中相同，主对话框中选入"因子"[Factor(s)] 框中的自变量将以哑变量的形式引入模型。根据以上结果，可建立如下模型：

$$\text{Logit}[P(y<=1)] = 2.874 + 0.148\text{x1} + 0.713(\text{x2}=0);$$

$$\text{Logit}[P(y<=2)] = 3.739 + 0.148\text{x1} + 0.713(\text{x2}=0);$$

$$\text{Logit}[P(y<=3)] = 7.023 + 0.148\text{x1} + 0.713(\text{x2}=0);$$

$$P(y\leq1) = [\text{EXP}(2.874+0.148\text{x1}+0.713\text{x2})] / [1+\exp(2.874+0.148\text{x1}+0.713\text{x2})];$$

$$P(y\leq2) = [\text{EXP}(3.739+0.148\text{x1}+0.713\text{x2})] / [1+\exp(3.739+0.148\text{x1}+0.713\text{x2})];$$

$$P(y\leq3) = [\text{EXP}(7.023+0.148\text{x1}+0.713\text{x2})] / [1+\exp(7.023+0.148\text{x1}+0.713\text{x2})]。$$

这种模型实际上是依次将因变量按不同的取值水平分割成两个等级，对这两个等级建立因变量为二分类的 Logistic 回归模型。不管模型中因变量的分割点在什么位置，模型中各自变量的系数 b 保持不变，所改变的只是常数项 a。此时求出的 OR 值是自变量每改变一个单位，反应变量提高一个及一个以上等级的比数比。上述三个模型中各自变量的偏回归系数始终保持不变。

有时，分类自变量的偏回归系数可能有个别没有统计学意义。此时建议保留该自变量。

表 8.35　平行线检验

模型	−2 对数似然	卡方	自由度	显著性
原假设	32.687			
常规	31.901[b]	0.786[c]	4	0.940

注：原假设指出，位置参数（斜率系数）在各个响应类别中相同。

a. 关联函数：分对数。

b. 达到最大逐步二分次数后，无法进一步增大对数似然值。

c. 卡方统计的计算基于一般模型的最后一次迭代所获得的对数似然值。此检验的有效性不确定。

模型适用条件的检验的可用平行检验。模型中各自变量的系数 β 保持不变，亦即自变量的回归系数与分割点无关，有序多分类 Logistic 回归的前提是各个回归方程在多维空间中相互平行。检验各自变量对于因变量的影响在三个回归方程中是否相同。将该模型的似然值和当前限定系数相等的模型进行似然比检验，如果 $P>0.05$，说明各回归方程互相平行，可以使用 Ordinal Regression 过程进行分析。

8.7.2　无序多分类 Logistic 回归模型

无序多分类 Logistic 回归模型用于分析因变量为无序多分类的情况，或当因变量为有序分类，但平行线检验（test of Parallel Lines）$P<0.05$ 或专业上认为自变量在各回归方程的效应不同时可以使用无序多分类的 Logistic 回归。

将名义因变量记为 Y，共有 J 个类别，令第 $j(j=1,2,\cdots,J)$ 类的概率分别为 $\{\pi_1,\cdots,$
$\pi_J\}$，并满足 $\sum_{j=1}^{J}\pi_j=1$。基于这些概率，n 个独立观察对象分配到各自的类别中，观察对象在 J 个类别中的分布服从多项概率分布。当 $J=2$ 时，多项分布即等价于二项分布。令自变量为 X，可以是分类变量，也可以是连续型变量。用 a_j 与 β_j 分别表示第 j 类的常数项与自变量参数，无序多分类 Logit 模型（polytomous logit model）可表示为

$$\log(\frac{\pi_j}{\pi_J})=\alpha_j+\beta_j X,\quad j=1,\cdots,J-1$$

该式以最后一类（J）为基线（基线的选择是任意的，也可选择其他类别），每个反应类别 j 与基线类别 J 间建立的模型，该式左侧是相对于类别 J，反应类别 j 的对数。模型由（$J-1$）个具有各参数的 Logit 等式组成，即效应随反应类别与基线的不同而有所改变。最后建立水平数−1 个广义 Logit 模型（General Logits Model）。

以 4 水平为反应变量为例，反应变量的取值水平分别为 1、2、3、4，对 J 个自变量拟合 3 个广义 Logit 模型：

$$\text{logit}\,\frac{\pi_1}{\pi_4}=a_1+\beta_{11}x_1+\cdots+\beta_{1j}x_j$$

$$\text{logit}\,\frac{\pi_2}{\pi_4}=a_2+\beta_{21}x_1+\cdots+\beta_{2j}x_j$$

$$\text{logit}\,\frac{\pi_3}{\pi_4}=a_3+\beta_{31}x_1+\cdots+\beta_{3j}x_j$$

显然，同时应当有 $\pi_1+\pi_2+\pi_3+\pi_4=1$。

8.7.2.1 分析过程

例 8.8 使用的模型源于一项美国 Washington 特区的一项调查。在 1992 年，美国有三个总统候选人，他们分别是（Pres92）Bush（布什）、Perot（佩罗）、Clinton（克林顿）。盖普洛调查公司针对这三个总统候选人进行了民意调查，以得知选民选择一个总统是由哪些因素决定的。所考虑的因素有以下几个：选民的年龄（age）、选民的年龄所在的类别（agecat）、选民受教育的时间长度（educ）、选民的最高学历（degree）和选民的性别（sex）。因变量为选民们选择哪一位候选人为总统（Pres92）。这些数据是 SPSS 系统自带的数据，其数据集名为 voter. sav。

（1）首先选择数据集为 voter. sav，该数据文件在 SPSS 文件夹中；然后在数据窗口打开，如图 8.30 所示。

数据文件中：

Pres92：候选人，数值型，1 位，1＝Bush、2＝Perot、3＝Clinton。

Age：选民年龄，数值型 2 位。

Agecat：年龄分类，数值型，1 位，1＝"<35"，2＝"35-44"，3＝"45-64"，4＝"65+"。

Educ：受教育年限，数值型，2 位。

Degree：最高学历，数值型 1 位，1＝it high school，2＝high school，3＝junior college，4＝bachelor，5＝graduate degree。

Sex:性别,数值型,1 位,1＝male,2＝female。

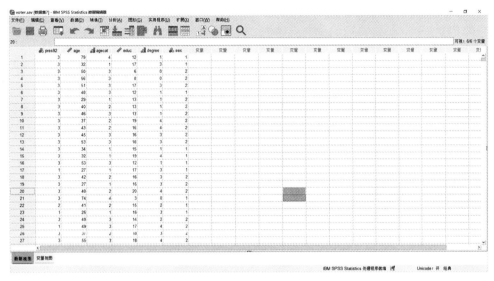

图 8.30　模型数据文件格式

（2）执行"分析 | 回归 | 多元 Logistic 回归"分析（Analyze | Regression | Multinomial Logistic Regression），打开"多元 Logistic 回归"分析（Multinomial Logistic Regression）对话框。如图 8.31。

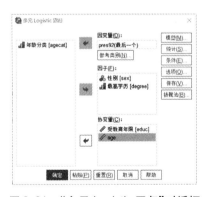

图 8.31　"多元 Logistic 回归"对话框

（3）将变量 Pres92 选入"因变量"（Dependent）框中,将连续型变量 age、educ 选入"协变量"（Covariates）框中,分类变量 Degree、Sex 选入"因子"［Factor（s）］框中。

（4）单击"模型"（Model）按钮,弹出"模型"（Model）对话框中,因只分析主效应,选择系统默认状态即可。单击"确定"返回主对话框。如图 8.32 所示。

（5）单击"统计量"（Statistics）按钮,如图 8.33 在打开的"多元 Logistic 回归:统计"（Statistics）对话框中选择模型拟合信息（Model fitting information）、似然比检验（Likelihood ratio test）、估算值（Estimates）,单击"继续"（Continue）按钮返回主对话框。

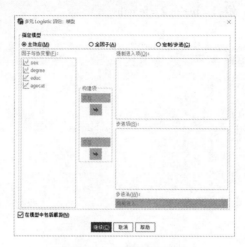

图 8.32 "模型"对话框

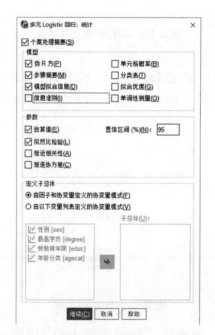

图 8.33 "多元 Logistic 回归:统计"对话框

(6)单击"条件"(Criteria)按钮,在打开的"条件"(Criteria)对话框,与前面类似,选择系统默认状态,单击"继续"按钮返回主对话框。

(7)单击"确定"(OK)按钮,进行统计分析过程。

8.7.2.2 结果与解释

结果中首先显示观测量的基本统计量表,包括各变量的分类统计,如查的投票人中,有 661 人投票选 Bush,有 277 人投票选 Perot,有 907 人投票选 Clinton,另外还有学历、性别等信息。

模型拟合信息如表 8.36 所示。

表 8.36 模型拟合信息

模型	模型拟合条件	似然比检验		
	−2 对数似然	卡方	自由度	显著性
仅截距	2718.636			
最终	2600.138	118.497	14	0.000

对模型中是否所有自变量偏回归系数为 0 进行似然比检验,模型中未引入自变量时 $-2\ln(L)$ 为 2718.636,引入自变量后减小至 2600.138,二者之差等于 118.497,自由度为 14,$P<0.001$。结果表明至少一个自变量的偏回归系数不为 0,说明自变量对分类变量有影响。如表 8.37 所示。

表 8.37 似然比检验

效应	模型拟合条件	似然比检验		
	简化模型的−2 对数似然	卡方	自由度	显著性
截距	2600.138[a]	0.000	0	.
educ	2600.141	0.003	2	0.999
age	2641.003	40.865	2	0.000
degree	2627.453	27.314	8	0.000
sex	2637.480	37.341	2	0.000

注:卡方统计是最终模型与简化模型之间的−2 对数似然之差。简化模型是通过在最终模型中省略某个效应而形成。原假设是,该效应的所有参数均为 0。

a. 因为省略此效应并不会增加自由度,所以此简化模型相当于最终模型。

在表 8.37 中给出了相关系数是否为 0 的似然比检验。对于连续性自变量的自由度等于拟合的方程个数;分类自变量的自由度等于(取值水平数−1)×拟合方程数。从结果看,除 educ 外其他三个自变量均有统计学意义。

在表 8.38 中给出了参数估计的各种统计指标,关于这些指标的具体意义,我们在二分类 Logistic 模型中已经进行讲解过了。

表8.38　参数估计

VOTE FOR CLINTON, BUSH,PEROT[a]		B	标准误差	瓦尔德	自由度	显著性	Exp(B)	Exp(B)的95%置信区间	
								下限	上限
Bush	截距	−0.836	0.778	1.156	1	0.282			
	educ	−0.001	0.039	0.001	1	0.978	0.999	0.925	1.079
	age	0.001	0.003	0.096	1	0.757	1.001	0.994	1.008
	[degree=0]	−0.224	0.426	0.277	1	0.599	0.799	0.347	1.841
	[degree=1]	0.384	0.283	1.845	1	0.174	1.468	0.843	2.556
	[degree=2]	0.435	0.298	2.133	1	0.144	1.545	0.862	2.771
	[degree=3]	0.428	0.213	4.057	1	0.044	1.534	1.012	2.328
	[degree=4]	0[b]	.	.	0	.	.	.	.
	[sex=1]	0.458	0.105	19.040	1	0.000	1.580	1.287	1.941
	[sex=2]	0[b]	.	.	0	.	.	.	.
Perot	截距	−0.759	1.105	0.472	1	0.492			
	educ	−0.003	0.055	0.003	1	0.959	0.997	0.894	1.112
	age	−0.030	0.005	33.000	1	0.000	0.971	0.961	0.981
	[degree=0]	−0.259	0.641	0.164	1	0.685	0.771	0.220	2.708
	[degree=1]	0.770	0.411	3.512	1	0.061	2.160	0.965	4.835
	[degree=2]	0.853	0.411	4.301	1	0.038	2.347	1.048	5.256
	[degree=3]	0.618	0.316	3.819	1	0.051	1.856	0.998	3.450
	[degree=4]	0[b]	.	.	0	.	.	.	.
	[sex=1]	0.772	0.142	29.469	1	0.000	2.165	1.638	2.861
	[sex=2]	0[b]	.	.	0	.	.	.	.

注:a. 参考类别为"1。

b. 此参数冗余,因此设置为零。

默认为反应变量取值水平最大者(本例为克林顿)作为参照水平。本例以克林顿为参照水平。拟合的模型分别为

$$\text{Logit}\frac{\pi_{老布什}}{\pi_{克林顿}}=-0.836+0.001\,age-0.001\,educ-0.224\times(degree=0)+0.384\times(degree=1)$$
$$+0.435\times(degree=2)+0.428\times(degree=3)+0.458\times(sex=1)。$$

由所建立的模型可以看出,只有选民的性别有统计学意义,选民性别的偏回归系数为0.458,OR值为1.58。这说明男性选民选老布什的概率与选克林顿的概率之比,较女性选民的这一比值大1.58倍。

8.8　1：M 配对 Logistic 回归

对配对资料应该使用条件（配对）Logistic 回归进行分析，特别是对于配对的病例对照研究。流行病学的病例对照实验中采取 1：1 或者 1：R 配比的方法来选择对照，使得病例对照在一个或多个混杂因素方面尽可能相同，可以提高研究设计的效率。若每一配对组若包括一个病例与一个对照，则称为 1：1 配对；若每个配对组包含一个病例与 M 个对照，则称为 1：M 配对。本节以 1：1 配对研究为例。

设共有 n 个匹配组，第 $i(i=1,\cdots,n)$ 个匹配组内共 $1+m$ 个观察对象（1 个病例和 m 个对照），所研究的危险因素共有 p 个，即 $X_1,\cdots,X_p$。把第 i 组第 j 个观察对象的第 k 个指标记为 X_{ijk}。为了区分病例与对照，把病例记为 $j=0$，对照记为 $j=1,\cdots,m$。因此有：X_{ijk} 为第 i 组病例的第 k 个观察指标；$X_{ijk},\cdots,X_{ijk}$ 为对照的第 k 个观察指标。

这时可以构造出 $j=0$（即病例）的条件概率为

$$\pi(i=0\mid X)=\cfrac{1}{1+\sum_{j=1}^{m}\left[\beta_1\left(X_{ij1}-X_{io1}\right)+\cdots+\beta_p\left(X_{ijp}-X_{iop}\right)\right]}$$

如有 n 组资料，按独立事件的概率乘法原理得到条件似然函数为

$$L=\prod_{i=1}^{n}\cfrac{1}{1+\sum_{j=1}^{m}\left[\beta_1(X_{ij1}-X_{io1})+\cdots+\beta_p(X_{ijp}-X_{iop})\right]}$$

在用最大似然解法得到参数估计值 $b_1,\cdots,b_p$。由于匹配关系，此模型中不含常数项 β_0。

8.8.1　回归过程

例 8.9　Hosmer 和 Lemeshow（1989 年）按 1：3 匹配设计的病例对照研究，调查了低出生体重婴儿与母亲怀孕前体重（kg）、有无血压、吸烟、子宫过敏（uterine irritability）之间的关系。后三个变量为 0、1 变量，0 表示无，1 表示有。按母亲的年龄作为匹配变量。为了说明条件 Logistic 回归方法，下面摘录了其中的 15 对数据，如表 8.39 所示。

表 8.39　15 对低出生体重研究数据

PDH	y	STATUS	x1	x2	x3	x4	PDH	y	STATUS	x1	x2	x3	x4
1	1	1	59	0	0	0	8	2	0	52	1	0	0
1	2	0	51	0	0	0	8	2	0	86	0	0	0
1	2	0	61	1	0	0	9	1	1	60	0	0	0
1	2	0	122	0	0	0	9	2	0	41	1	0	0
2	1	1	50	0	0	0	9	2	0	50	0	0	0

续表 8.39

PDH	y	STATUS	x1	x2	x3	x4	PDH	y	STATUS	x1	x2	x3	x4
2	2	0	47	0	0	0	9	2	0	60	0	0	0
2	2	0	51	0	0	0	10	1	1	48	0	1	0
2	2	0	64	0	1	0	10	2	0	54	1	0	0
3	1	1	50	1	0	0	10	2	0	70	0	0	0
3	2	0	45	1	0	0	10	2	0	109	0	1	0
3	2	0	54	1	0	0	11	1	1	44	0	0	0
3	2	0	104	0	0	0	11	2	0	76	1	0	0
4	1	1	46	0	0	0	11	2	0	73	0	0	0
4	2	0	83	0	0	1	11	2	0	60	1	0	0
4	2	0	68	0	0	0	12	1	1	54	1	0	1
4	2	0	86	0	0	0	12	2	0	54	1	0	0
5	1	1	57	0	0	1	12	2	0	76	0	0	0
5	2	0	54	0	0	1	12	2	0	113	1	0	0
5	2	0	77	0	0	1	13	1	1	59	0	0	1
5	2	0	72	0	0	0	13	2	0	68	0	0	0
6	1	1	91	0	0	1	13	2	0	61	0	0	0
6	2	0	49	1	0	1	13	2	0	70	0	0	0
6	2	0	84	1	0	0	14	1	1	64	1	0	0
6	2	0	50	1	0	1	14	2	0	69	0	0	0
7	1	1	59	1	0	0	14	2	0	50	0	0	0
7	2	0	43	0	1	0	14	2	0	51	0	0	0
7	2	0	54	0	1	0	15	1	1	46	1	0	0
7	2	0	77	0	0	0	15	2	0	98	1	0	0
8	1	1	44	0	0	1	15	2	0	54	0	0	0
8	2	0	58	0	0	0	15	2	0	68	1	0	0

操作过程如下:

(1)建立数据文件 L811.sav,如图 8.34 所示。

PDH(配对号,数值型,2 位)。

y(病例否,数值型,1 位,1 = 病例,2 = 对照),注意不能用 1 和 0 表示。

x1(体重,数值型,2 位)。

x2(高血压,数值型,1 位,1 = 是,0 = 否)。

x3(吸烟史,数值型,1 位,1=是,0=否)。

x4(过敏史,数值型,1 位,1=是,0=否)。

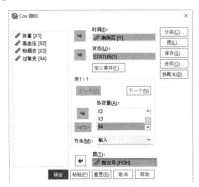

图 8.34　1∶*M* 配对 Logistic 回归数据格式

Status(虚拟生存状态变量,数值型,1 位,病例为 1,对照为 0,为删失数据)。

SPSS 没有配对 Logistic 回归模型,但是通过模型的原理,将数据格式略加变换后就可以采用常用的其他方法来拟合,数据为 1∶1 配对时,通常可以通过求出同一对中病例与对照的所有协变量的差值,然后利用该差值直接拟合不含常数项的成组 Logistic 模型,所得参数值即为所需的协变量参数值。对 1∶1、1∶*r* 或 *n*∶*m* 可利用分层 Cox 模型来拟合配对 Logistic 模型。

(2)执行"分析|生存分析|Cox 回归"(Analyze|Survival|Cox regression)打开"Cox 回归"对话框,如图 8.35 所示。

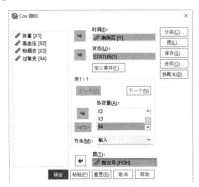

图 8.35　"Cox 回归"对话框

1)将虚拟时间 y 选入"时间"(Time)框,状态 status 选入"状态"(Status)并定义为单一值 1,只关心病例。

2）将 x1、x2、x3、x4 变量选入"协变量"（Covariate）框。

3）将 PDH 选入"层"（Strata）框。

4）单击"选项"（Option）按钮，选择输出最后一步及 95% CI。

5）单击"确定"（OK）按钮得出执行结果。

8.8.2　结果及解释

与前面 Cox 回归类似，现仅给出最后结果，如表 8.40 所示。

表 8.40　方程中的变量

	B	标准误差	瓦尔德	自由度	显著性	Exp(B)
体重	−0.045	0.035	1.652	1	0.199	0.956
高血压	−1.013	1.099	0.848	1	0.357	0.363
吸烟史	−8.171	25.881	0.100	1	0.752	0.000
过敏史	−0.210	1.122	0.035	1	0.851	0.810

这些结果的解释和非条件 Logistic 回归一样，四个变量在 $\alpha = 0.05$ 水准下均无统计学意义。但在 $\alpha = 0.1$ 水准下，x1 与 x4 有统计学意义，说明母亲体重是婴儿低出生体重的保护因素，而子宫过敏是危险因素。

8.9　Probit 回归

Probit 的意思为"概率单位"（Probability Unit），最早在 20 世纪 30 年代由 Chester Bliss 提出并应用。可用于对因变量为分类变量的资料进行统计分析，对于同一资料用 Probit 回归与 Logistic 回归分析的结果接近。另一重要用途是用于计算 LD_{50}，即半数致死量、半数有效剂量等剂量–反应关系等的统计指标。

例 8.10　将 100 只小鼠随机分成 5 组，每组 20 只，经皮下注射吗啡进行毒理学实验，计算 LD_{50} 及其 95% 可信区间。如表 8.41 所示。

表 8.41　不同剂量小鼠皮下注射吗啡的实验结果

剂量/（mg/kg）	剂量对数 X	例数 n	死亡数 d	死亡率/%	Probit
30.7	1.4871	20	0	0.0	—
38.4	1.5843	20	4	0.20	−0.84
48.0	1.6812	20	7	0.35	−0.38
60.0	1.7782	20	16	0.80	0.84
75.0	1.8751	20	19	0.95	1.64

8.9.1　操作过程

（1）建立数据文件 L89. sav，如图 8.36 所示。变量为 DOSE（剂量，数值型，宽度 4 位，1 位小数），n（例数，数值型，宽度 2 位），dead（死亡数，数值型，宽度 2 位）。

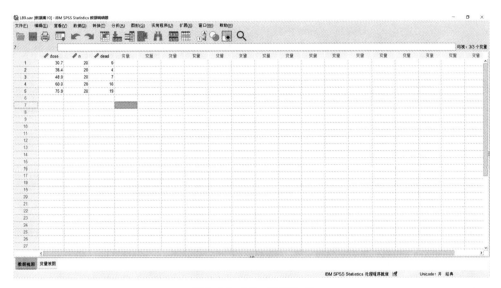

图 8.36　LD_{50} 数据格式

（2）执行"分析 | 回归分析 | 概率分析"（Analyze | Regression | Probit）命令，弹出"概率分析"（Probit）对话框。如图 8.37 所示。

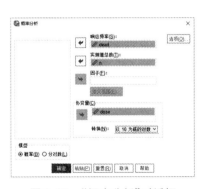

图 8.37　"概率分析"对话框

（3）将死亡数"dead"选入"响应频率"（Response Frequency）对话框，例数 n 选入"实测值总数"（Total Observed）对话框。

（4）将剂量"dose"选入"协变量"对话框，在转换中选择"以 10 为底的自然对数"（log base 10），表示对原始数据进行对数转换。

（5）单击"确定"（OK）按钮执行，得出结果。

8.9.2 结果及解释

结果见表 8.42 和表 8.43。

表 8.42 参数估算值

参数		估算	标准误差	Z	显著性	95% 置信区间	
						下限	上限
PROBIT[a]	剂量	9.644	1.568	6.151	.000	6.571	12.717
	截距	−16.403	2.666	−6.153	.000	−19.069	−13.737

注:a 表示 PROBIT 模型:$PROBIT(p) = 截距 + Bx$(协变量 x 使用底数为 10.000 的对数进行转换)。

表 8.43 置信限度

概率	剂量的 95% 置信限度			log(剂量)的 95% 置信限度[a]		
	估算	下限	上限	估算	下限	上限
PROBIT	0.010	28.812	21.957	33.413	1.460	1.342	1.524
	0.020	30.749	24.110	35.172	1.488	1.382	1.546
	0.030	32.046	25.578	36.346	1.506	1.408	1.560
	0.040	33.057	26.736	37.261	1.519	1.427	1.571
	0.050	33.903	27.713	38.027	1.530	1.443	1.580
	0.060	34.640	28.570	38.695	1.540	1.456	1.588
	0.070	35.299	29.341	39.294	1.548	1.467	1.594
	0.080	35.900	30.046	39.841	1.555	1.478	1.600
	0.090	36.456	30.700	40.349	1.562	1.487	1.606
	0.100	36.975	31.312	40.824	1.568	1.496	1.611
	0.150	39.203	33.952	42.888	1.593	1.531	1.632
	0.200	41.070	36.164	44.658	1.614	1.558	1.650
	0.250	42.741	38.131	46.289	1.631	1.581	1.665
	0.300	44.301	39.940	47.862	1.646	1.601	1.680
	0.350	45.797	41.640	49.430	1.661	1.620	1.694
	0.400	47.263	43.264	51.031	1.675	1.636	1.708
	0.450	48.726	44.833	52.702	1.688	1.652	1.722
	0.500	50.210	46.369	54.476	1.701	1.666	1.736
	0.550	51.739	47.891	56.388	1.714	1.680	1.751
	0.600	53.340	49.420	58.481	1.727	1.694	1.767
	0.650	55.048	50.984	60.805	1.741	1.707	1.784

续表8.43

概率		剂量的 95% 置信限度			log(剂量)的 95% 置信限度[a]		
		估算	下限	上限	估算	下限	上限
	0.700	56.906	52.619	63.436	1.755	1.721	1.802
	0.750	58.983	54.374	66.485	1.771	1.735	1.823
	0.800	61.384	56.331	70.138	1.788	1.751	1.846
PROBIT	0.850	64.306	58.628	74.741	1.808	1.768	1.874
	0.900	68.182	61.566	81.077	1.834	1.789	1.909
	0.910	69.153	62.287	82.701	1.840	1.794	1.918
	0.920	70.223	63.075	84.507	1.846	1.800	1.927
	0.930	71.418	63.949	86.545	1.854	1.806	1.937
	0.940	72.778	64.934	88.886	1.862	1.812	1.949
	0.950	74.360	66.070	91.642	1.871	1.820	1.962
	0.960	76.263	67.423	94.999	1.882	1.829	1.978
	0.970	78.669	69.114	99.310	1.896	1.840	1.997
	0.980	81.986	71.413	105.366	1.914	1.854	2.023
	0.990	87.499	75.166	115.712	1.942	1.876	2.063

注:a 表示对数底数=10。

上面列出了拟合的直线回归方程: $a = -16.403$, $\mathrm{SE}(a) = 2.666$;

$$b = 9.644, \mathrm{SE}(b) = 1.568$$

可得到回归方程为

$$y = -16.4027 + 9.6442 \times \mathrm{LG(DOSE)} = -16.4027 + 9.6442x;$$

$$\mathrm{Lg(LD_{50})} = -a/b = -(-16.403)/9.644 = 1.708;$$

$$\mathrm{LD_{50}} = 10^{\lg(\mathrm{LD_{50}})} = 50.2096;$$

95% 可信区间为 $[46.3692, 54.4762]$。

第9章

卡方检验

9.1 列联表统计分析

9.1.1 列联表统计分析过程

例9.1 在二乙基亚硝胺诱发大白鼠咽癌的实验中，一组单纯用亚硝胺向鼻腔内滴注；另一组在鼻注的基础上加肌注维生素 B_{12}，问两组发癌率的差别有无统计意义。实验结果如表9.1所示。

表9.1　大白鼠鼻咽癌的实验数据

	发癌数	未发癌数
鼻注组	52	19
鼻注加肌注组	39	3

本例为两样本率之间的比较，可以采用 χ^2 检验进行分析。

（1）首先建立数据文件，命名为 L91.sav，定义变量"组别"（n 型，宽度为1，在数值标签中定义1为鼻注组，2为鼻注加肌注组）、"疗效"（N 型，宽度为1，在数值标签中定义1为发癌，2为未发癌）和"频数"，并输入数据，如图9.1。

由于该数据不是原始数据，而是频数表的数据，所以要用"数据"（Data）菜单中的案例加权（Weight Cases）来进行加权处理。

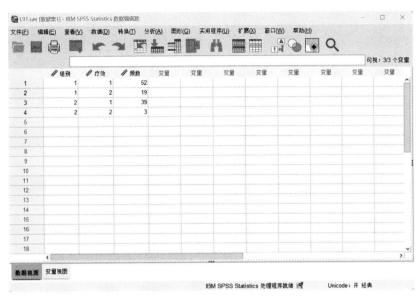

图9.1 卡方检验数据格式

（2）单击"数据"（Data）菜单中的"个案加权"（Weight Cases）子菜单,弹出"个案加权"（Weight Cases）对话框,将"频数"变量单击进入"频率变量"（Frequency Variable）框内,按"频数"对数据进行加权,此时所有观测值相当于发生了"频数"次,如图9.2,单击"继续"（Continue）按钮返回主对话框。

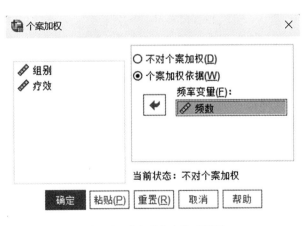

图9.2 "个案加权"对话框

（3）执行"分析|描述统计|交叉表"（Analyze|Descriptive Statistics|Crosstabs…）命令,系统弹出"交叉表"（Crosstabs）对话框,如图9.3所示。

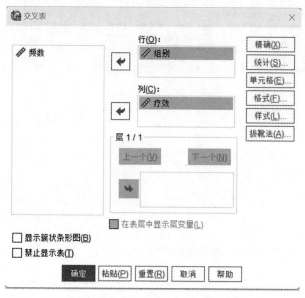

图9.3 "交叉表"对话框

1)单击变量,从变量清单中选择1个(组别)或几个变量进入"行"[Row(s)]框中,作为交叉表的行,选择1个(疗效)或几个变量进入"列"[Column(s)]框中,作为交叉表的列,表示以"组别"变量为交叉表的行,以"疗效"为交叉表的列。此时如单击"确定"(OK)则仅输出4格表数值。

2)选择控制变量,进入"层"(Layer)框中,以决定交叉表频数的层,称这个变量为层变量,如选择多个层变量,可单击"下一个"(Next)按钮,单击左边的"上一个"(Previous)按钮可选择前面已选定的变量,以计算分层卡方。如上述资料为原始数据,有性别变量,可分性别(层)分别计算两组的比较结果。

3)选择"显示簇状条形图"(Display clustered bar charts)分组显示条形图,将每一个行变量和列变量的组合输出一张的条形图。如有层变量,如性别,则输出两个(男、女各一个)条形图,每一个条形图,以行(Row)作为横轴、列(Column)作为纵轴(计数)。

4)选择"标上显示表"(Suppress Tables)则表示不输出列联表。

(4)单击"统计"(Statistics…)按钮,系统弹出"交叉表:统计"(Crosstabs:statistics)对话框,如图9.4。

系统共提供了六组统计方法和参数选项进行选择,分别为:

1)基本统计方法。

卡方(Chi-square):卡方检验;对行变量和列变量的独立性进行卡方检验,包括皮尔逊卡方检验、Likelihood-ratio(似然比)检验、Linear-by-Linear Association(依线性的线性关联)检验等。

相关性(Correlations):计算Pearson相关系数,用于检验两各个变量的线性相关程度;计算Spearman相关系数,用于检验秩排序之间的关联度,二者的取值在-1(完全负相关)到+1(完全正相关)之间,如果取值为 0,则表示不存在相关关系。

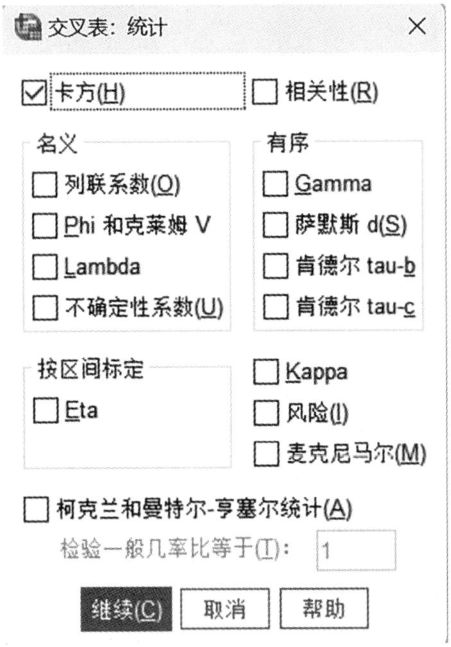

图9.4　"交叉表:统计"对话框

2)名义(Nominal)分类变量的关联指标。名义、测度数据资料(可选此栏)。

列联系数(Contingency coefficient):相依系数;根据卡方统计量计算的关联测度,在 0～1 之间,其值越接近于 0,则表示行、列之间无关联,接近于 1,表示高度关联。该系数与行、列数目有关。

Phi 和克莱姆:φ 系数和克莱姆值,是根据卡方统计量计算得到的反映变量关联测度的值。其中 Phi 系数的值等于卡方统计量除以样本容量的平方根。

Lambda:λ 值;反映当用自变量预测因变量值时的误差比率。值为 1 时,意味自变量可以很好地预测因变量;值为 0 时,则表示自变量不能预测因变量。

不确定性系数(Uncertainty coefficient):反映当用一个变量值预测另一个变量值时的误差比率。

3)有序(Ordinal):定序(等级)变量的关联指标。

伽马(Gamma):伽马系数,根据某一有序水平所测得的两变量,反映两个定序测度变量的对称关联程度,其值在-1 到+1 之间。其绝对值越接近于 1 表明两个变量之间具有高度线性关系,接近于 0 表明变量之间有低度或无线性关系。对二维表显示 0 序 Gamma 值,对三维及以上交叉表显示条件 Gamma 值。

肯德尔(Somers'd):反应两有序变量之间的联系水平;是 Gamma 系数的推广,意义与 Gamma 系数基本相同。

肯德尔 tau-b(Kendall's tau-b):肯德尔 tau-b 系数,反映相关的定序变量之间相关关系的非参数关联程度,其值在-1 到+1 之间,系数的符号反映方向,绝对值越大说明相关度越高。

肯德尔 tau-c(Kendall's tau-c)：肯德尔 tau-c 系数，反映 R×C 表格忽视定序变量之间相关关系的非参数关联程度，其值范围、意义与 tau-b 相同。

4)按区间标定[Nominal by interval(Eta)]：选项 Eta 系数反映行列变量的关联程度，其值在 0~1 之间。值越接近于 1 表明关联程度越高，反之关联程度越低。适用于一个变量由名义尺度测度(如性别)与另一个变量由是比测度(如身高)变量之间关联程度检验。

5)其他指标。

kappa：内部一致性系数；用来检验两个评估人对同一对象进行评估时是否具有相同的态度，其值为 1 表示二者态度完全相同，0 表明二者没有共同点，该系数只能用于两个变量有相等数量的正方表。

风险(Risk)：相对危险度；反映一个因素与发生的某一特定事件之间的关联程度。该统计的可信区间包含 1，表示因素与事件无关系。

麦克尼马尔(McNemar)：麦克尼马尔系数。适用于对二维交叉变量的非参数检验，用于探索在"验前-验后"实验设计由于实验的干扰而引起的变化。

6)柯克兰和曼物尔-亨塞尔统计(Cochran's and Mantel-Haenszel statistics)：分层分析。检验二值因变量与二值应变量之间的独立性。

本例选择"卡方"(Chi-square)，单击"继续"(Continue)按钮返回主对话框。

(5)单击"单元格"(Cells…)按钮，系统弹出"交叉表：单元格显示"(Crosstabs：Cell Display)对话框，如图 9.5，用于定义列联表单元格中需要计算的指标。

1)"频数"(Counts)栏用于选择交叉表单元格中频数显示格式。

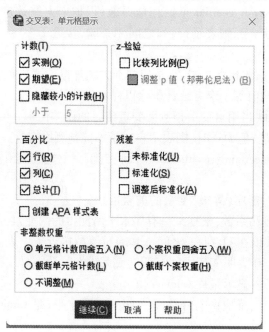

图9.5　"交叉表：单元格显示"对话框

- 实测值(Observed):实际观察频数;系统默认。
- 期望值(Expected):理论频数。

2)百分比(Percentages):用于选择交叉表单元格中百分比的显示格式。

- 行(Row):行百分数;观测值占该行观测值总数的百分比。
- 列(Column):列百分数;观测值占该列观测值总数的百分比。
- 总计(Total):合计百分数;观测值占全部观测值总数的百分比。

3)列差

- 未标准化(Unstandardized):未标准化的残差;即单元格中观测值与预测值之差。
- 标准化(Standardized):标准化的残差,即均值为0,标准差为1的Pearson残差。
- 调整后标准化(Adj. standardized):调整的标准化残差,即观测值与理论频数之差除以标准差的值。

这里选择实测与期望、行、列及总计百分比,单击"继续"(Continue)按钮返回主对话框。

(6)单击"格式"(Format…)按钮,系统弹出"交叉表:表格式"(Crosstabs:Table Format)对话框,如图9.6,用来定义选择顺序。

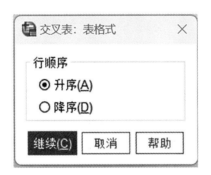

图9.6 "交叉表:表格式"对话框

升序(Ascending)为升序排列,降序(Descending)为降序排列。本例选择默认升序,单击"继续"(Continue)按钮返回主对话框。单击"确定"(OK)按钮提交系统运行。

9.1.2 结果及解释

系统首先输出了列联表的观察例数,然后输出了列联表的表格,最后输出统计结果。
(1)观测量数据交叉表,如表9.2所示。

表9.2　组别 * 疗效交叉表

			疗效		总计
			发癌	未发癌	
组别	鼻注	计数	52	19	71
		期望计数	57.2	13.8	71.0
		占组别的百分比	73.2%	26.8%	100.0%
		占疗效的百分比	57.1%	86.4%	62.8%
		占总计的百分比	46.0%	16.8%	62.8%
	鼻注加肌注	计数	39	3	42
		期望计数	33.8	8.2	42.0
		占组别的百分比	92.9%	7.1%	100.0%
		占疗效的百分比	42.9%	13.6%	37.2%
		占总计的百分比	34.5%	2.7%	37.2%
总计		计数	91	22	113
		期望计数	91.0	22.0	113.0
		占组别的百分比	80.5%	19.5%	100.0%
		占疗效的百分比	100.0%	100.0%	100.0%
		占总计的百分比	80.5%	19.5%	100.0%

第 2 行为理论频数,可根据理论频数及总例数判断采用哪种方法计算统计量(是否需要校正)。

(2)卡方检验如表9.3 所示。

表9.3　卡方检验

	值	自由度	渐进显著性（双侧）	精确显著性（双侧）	精确显著性（单侧）
皮尔逊卡方	6.478[a]	1	0.011		
连续性修正[b]	5.287	1	0.021		
似然比	7.310	1	0.007		
费希尔精确检验				0.013	0.008
线性关联	6.420	1	0.011		
有效个案数	113				

注:a 表示 0 个单元格(0.0%)的期望计数小于 5。最小期望计数为 8.18。

b 表示仅针对 2×2 表进行计算。

第1行显示皮尔逊卡方(Pearson Chi-Square)的值(Value),自由度(df),双侧 P 值(Asymp Sig.2-sided),该卡方值仅限于 4 格表。本例卡方值为 6.478, $P=0.011<0.05$,拒绝 H_0 ,接受 H_1 ,说明增加肌注维生素 B_{12} 有可能提高大白鼠的鼻咽癌发生率。

第2行显示连续修正卡方(Continuity Correction)统计量,本例中 0 个单元格中的理论频数小于 5,最小理论频数为 8.2, $n>40$ 因此不需校正。

第3行显示似然比值,适合 $R*C$ 表资料。

第4行显示费希尔精确检验(Fisher's Exact Test)精确概率 P ,分单侧(1-dides)及双侧(2-sided)概率。 $N\leqslant40$,或 $T<1$ 时使用该概率值。

第5行线性关联检验,两变量均为等级变量,且均从小到大排列时才有意义。

例9.2　某省观察三个地区的花生污染黄曲霉毒素 B_1 的情况,见表9.4,问:三个地区花生的黄曲霉毒素 B_1 污染率有无差别?

表9.4　某省三个地区花生的黄曲霉毒素 B_1 污染率的比较

地区	检验样品数		合计	污染率/%
	未污染	污染		
甲	6	32	29	79.3
乙	30	14	44	31.8
丙	8	3	11	27.3
合计	44	40	84	47.6

本题为多个样本率(或构成比)的比较,此方法同时适用于多行多列的卡方检验。

9.1.2.1　多行多列卡方检验过程

(1)先建立数据文件 L92.sav,见图9.7,分三个变量,地区,N 型,其值为 1、2、3,分别代表甲、乙、丙;污染否,数值型,其值为 1、2 分别代表未污染、污染。

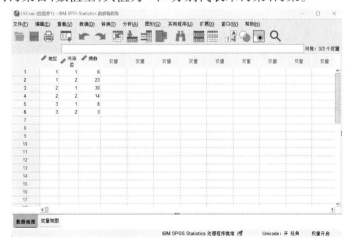

图9.7　列联表卡方数据视图

（2）按"频数"进行加权。其他操作同上，结果皮尔逊卡方（Pearson Chi-Square）的值（Value）为 17.907，$P<0.001$ 拒绝 H_0，接受 H_1，故可以认为三个地区花生的黄曲霉毒素 B_1 污染率不相等，有地区性差异。

9.1.2.2 行 X 列分割

在行多列的 χ^2 检验中，若 $P<0.05$，我们拒绝无效假设 H_0，只能作出总体有显著性意义的总的结论，而不能对两两之间有无显著性差异做出结论。行 X 列进行分割可分为多组间的两两比较和多个实验组与同一对照组比较两种。

对经过行 X 列 χ^2 检验有显著性意义的资料，进一步作两两比较时，不能再用原来的检验水准 $\alpha=0.05$ 作为是否拒绝 H_0 的标准。因为重复多次的假设检验，会将第一类错误 α 扩大，必须重新规定检验水准，作为拒绝 H_0 的根据。在多组间的两两比较时，其检验水准按下式估计

$$\alpha' = \frac{\alpha}{N} \qquad N = C_n^2 = \frac{n(n-1)}{2}$$

其中 N 为所需检验的次数，此处，n 为参加检验的组数。

如上面我们假设，总的 χ^2 检验结果检验差异有显著性检验，则要进一步在"甲""乙"及"丙"三地区之间作两两比较。

首先在变量"地区"的定义中，设置缺失值（Missing Value）为 3，则再作 χ^2 检验时，即只作"甲"与"乙"的比较。

统计分析的操作步骤同上，得 $\chi^2=15.773$，Pearson Chi-square 的 $P=0.000$，根据行 X 列分割，校正的 $\alpha=0.05/3=0.01666$，本处 $0.000<0.01666$，甲乙两地污染率差异有统计学意义。

同理在变量"地区"的定义中，Missing Value 值分别改为 2，1，则再作 χ^2 检验，对甲丙（得 $\chi^2=9.493$，$P=0.002<0.01666$）、乙丙（得 $\chi^2=0.085$，$P=0.770>0.01666$）做比较，得出相应结论。当多个实验组与同一对照组比较，这种比较比任意两组都做显著性检验的假设检验的次数要少。应采用的假设检验的 α' 为

$$\alpha' = \frac{\alpha}{2(K-1)} \text{ 或 } \alpha' = \frac{\alpha}{K-1}$$

此处 K 为实验组与对照组之组数总和。

9.2 配对卡方检验

9.2.1 基本概念

把每一份标本平分为两份，分别用两种方法进行检验，比较此两种检验方法的结果是否不同；或分别采用甲、乙两种方法对同一批病人进行检查，比较此两种检查方法的结果是否不同；此时要用配对 χ^2 检验。

9.2.2　配对 χ^2 检验过程

例9.3　某研究室用甲、乙两种血清学方法检查了410例确诊的鼻咽癌患者,得到结果如表9.5。试问:两种血清学方法的检查结果是否有差异?

表9.5　两种血清学检验结果

甲法	乙法		合计
	+	−	
+	261(a)	110(b)	371
−	8(c)	31(d)	39
合计	269	141	410

本例属于配对设计的二分类资料,每对结果交叉排列成2×2列联表,分析步骤如下:

(1)建立数据文件L93.sav,定义"甲"、"乙"和"频数"3个变量,并给甲和乙定义值标签(1=阳性,2=阴性),如图9.8所示。

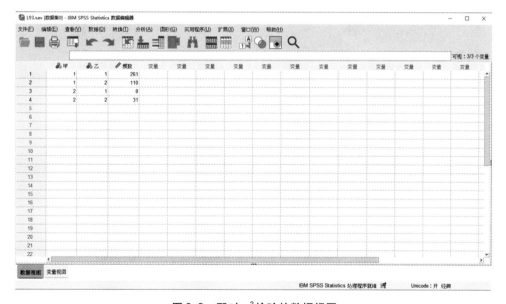

图9.8　配对 χ^2 检验的数据视图

(2)执行数据(Data)菜单中的案例加权(Weight)命令按"频数"变量进行加权,可参考本章图9.2所示。

(3)执行分析(Analyze)菜单|非参数检验(Nonparametric Tests)子菜单|相关样本(Related Samples),系统弹出"非参数检验:两个或更多相关样本"(Nonparametric Tests: Two or More Related Samples)对话框,在字段(Fields)标签中,将两个变量(甲和乙)选入检验字段(Test Fields)中,如图9.9所示。

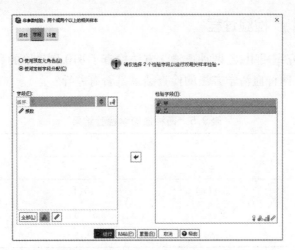

图 9.9 "非参数检验:两个或更多相关样本"对话框字段标签

(4)在设置(Settings)标签中,定制检验|麦克尼马尔检验(2 个样本)[McNemar's tset (2 samples)],最后点击"运行"(Run)按钮即可得到输出结果,如图 9.10 所示。

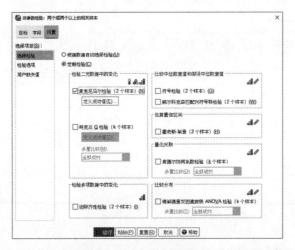

图 9.10 "非参数检验:两个或更多相关样本"对话框设置标签

9.2.3 结果及解释

两相关样本非参数检验结果见表 9.6。检验统计量 $\chi^2 = 86.449$,$P < 0.001$,差异有统计学意义。但是需要注意的是:这种方法虽然可以得出检验统计量 χ^2 值,但是该值是经过连续性校正后的 P 值,无论资料是否需要校正,软件均会输出校正后的检验结果,结果偏于保守。

表 9.6 相关样本麦克尼马尔变化量检验摘要

总计	410
检验统计	86.449
自由度	1
渐进显著性（双侧检验）	.000

第**10**章

非参数检验

数理统计中,对所研究对象总体的统计规律的认识可通过两条途径。一是已知总体分布,未知总体分布的参数,可利用样本资料的统计量,对未知的总体参数做出估计或者假设检验。如 t 检验,当样本例数较小时,要求样本取自正态总体。这些方法常用来估计或检验总体参数,统称为参数统计(Parametric Statistics)。SPSS 所提的均值比较过程以及许多分析过程中涉及的参数假设检验都是处理这类问题的。二是总体分布未知或已知总体分布与检验所要求的条件不符,此时可以用非参数统计(Nonparametric Statistics)进行假设检验,这种方法并不依赖于总体的分布类型,不进行参数间的比较,用于分布之间的比较,故称为非参数检验(Nonparametric Tests)。需要根据观测资料来推断总体是否服从某种已知形式的分布。非参数检验的方法不受总体分布的限定,适用范围广;不足之处是,符合作参数检验的资料,如果用非参数检验,因没有充分利用资料提供的信息,检验效率低于参数检验。符合参数检验条件的资料,应首选参数检验,若不符合参数检验的应用条件时,则可利用非参数检验方法。

10.1 卡方检验

10.1.1 基本概念

卡方检验(Chi-Square Test)法,也称为卡方拟合优度检验(Chi-Square Goodness of Fit Test),它是 Pearson 给出的一种最常用的非参数检验方法,用于检验观测数据是否与某种概率分布的理论数值相符合,从而推断观测数据是否来自该分布。例如根据掷硬币实验中出现的正反面是否均匀,即各点出现的概率是否均为 $1/2$。

要判断这个随机变量是否服从某概率分布,首先提出假设"服从某种分布"。如果这个假设为真,那么所得到的观测值中,取值为 x 的观测值数量,即频数 A;应该与取这个值的理论频数 $T=uP$ 比较接近,其中 P 是 $X=x$ 时的概率,$X=1,2,3,\cdots,K,u$ 是样本均数。为此,如果服从该分布时,则理论频数与实际频数应比较接近,则可计算卡方统计量:

$$\chi^2 = \sum \frac{(A-T)^2}{T}$$

当 n 充分大时,它近似地服从自由度为 $k-l$ 的卡方分布,对给定的显著性水平 a,如果卡方统计量的显著性概率 $P \leqslant a$,则应该拒绝原假设,而认为这组样本不是来自假设的总体:反过来,如果 $P>a$,则应该接受原假设,可以认为样本来自该总体。

非参数检验不需要对分布类型作出假设,但要求数据必须是随机样本,期望频数大于等于 1,并且理论频数小于 5 的分类不得多于 1/5。如果出现这种情况,应该事先将一些分类合并。

10.1.2　卡方检验过程

例 10.1　300 个单位容积内的细菌计数结果如表 10.1,问此资料是否服从 Poisson 分布?

表 10.1　单位容积内的细菌计数结果

单位容积细菌数	0	1	2	3	4	5	6	7
观测频数	26	51	84	70	42	15	9	3

(1)首先建立数据文件 L1001. sav,定义"细菌数""频数"两变量,均为数值型。并利用"加权命令[数据(Data)|加权(Weigth cases)]"按"频数"变量进行加权。如图 10.1。

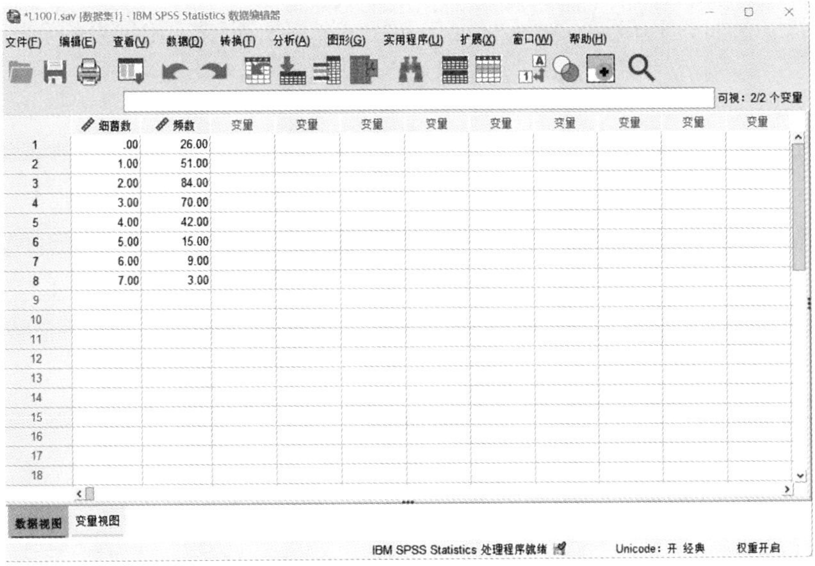

图 10.1　卡方检验数据

(2)执行"分析(Analyze)菜单|非参数检验(Nonparametric Tests)子菜单|旧对话框(L)|卡方检验(Chi-Square…)"命令,系统弹出"卡方检验"(Chi-Square Test)对话框,如图 10.2。

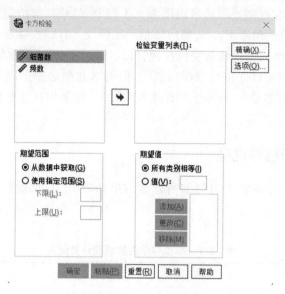

图 10.2 "卡方检验"对话框

（3）从源变量栏里选择一个或者几个检验变量移入"检验变量列表"（Test Variable List）框中。这里单击"细菌数"变量进入"检验变量列表"（Test Variable List）框内。

（4）单击"选项"（Options…）按钮，系统弹出"卡方检验：选项"（Chi-Square Test：Options）对话框，如图 10.3。本对话框共有两组选项，用来定义输出结果的形式。

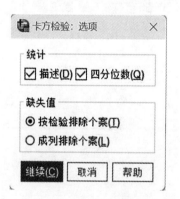

图 10.3 "卡方检验：选项"对话框

1）统计（Statistics）：统计参数。

描述（Descriptive）：描述性统计结果；输出样本的均值、标准差、最小值、最大值以及非缺失的观测量数。

四分位数（Quartiles）：选择它将显示变量对应于 25%、50% 和 75% 的四分位值。

2）缺失值（Missing Values）：缺失值处理方式。

按检验排除个案（Exclude cases test-by-test）：将参与对比中的缺失值排除，为系统默认方式。

成列排除个案(Exclude cases listwise):将任何变量中所有含有缺失值的分析个体排除。

本例选择"统计"(Statistics)项中的"描述"(Descriptive)、"四分位数"(Quartiles);选择"缺失值"(Missing Values)项中的按检验排除个案(Exclude cases test-by-test)。单击"继续"(Continue)按钮返回主对话框。

单击"确定"(OK)求出细菌数的平均数(λ)Mean 为 2.49。

(5)根据 Poisson 分布求每组细菌数的发生概率:执行"转换"(Transform)的"计算变量"(Compute Values)命令,打开"计算变量"(Computer Values)对话框,如图 10.4,建立一新变量"概率"按照如下公式:

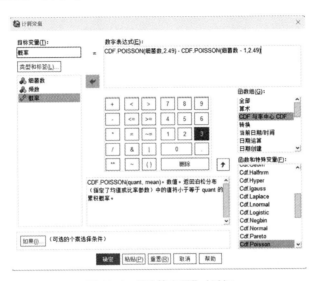

图 10.4　"计算变量"对话框

概率=CDF. Poisson(细菌数,2.49)-CDF. POSSION(细菌数-1,2.49)。

得出每个细菌数发生的概率,CDF. POISSON 是向下累积概率,但细菌数为 7 时应单独计算≥7 的概率,既 1-CDF. Poisson(6,2.49)得 0.01391。

(6)再次执行"分析(Analyze)菜单|非参数检验(Nonparametric Tests)子菜单|旧对话框(L)|卡方(Chi-Square…)"命令,系统弹出"卡方检验"(Chi-Square Test)对话框,如图 10.5。选择"细菌数"为检验变量。

在"期望范围"(Expected Range)框内有两种选项,用来确定检验值的范围。

1)从数据中获取(Get from data):由原始数据最小值和最大值所确定的范围,为系统默认方式。

2)使用指定范围(Use specified range):指定一个特殊的检验范围,选此选项并在下面的"下限"(Lower)和"上限"(Upper)框里输入整数值作为检验范围的下限和上限。本例选择系统默认方式。

在"期望值"(Expected Values)框中有两种选项用来定义期望值。

1)所有类型相等(All categories equal):所有组对应的期望值都相同,这意味检验的总体服从均匀分布(例如根据掷骰子实验中出现的点数检验骰于是否均匀,即各点出现的概率是否均为 1/6)。为系统默认方式。

2)值(Values):所要检验的是总体是否服从某个给定的分布,键入期望值。

用户指定期望比例,在小框里为检验变量的每一个值一次输入一个大于 0 的比例值(即期望概率值),然后单击"添加"(Add)按钮,选定的期望比例值就添加到下面的比例值清单中,并可通过"更改"(Change)按钮和"移除"(Remove)按钮对已经加入清单的比例值进行修改。应该注意,输入比例值的顺序应该和检验变量的分类值(这里的细菌数变量)的升序(从最小值到最大值)一一对应。输入的各个比例值的总和为 1(如根据 Poisson 分布计算出的概率值),如果框里输入的是整数值,则比例值将是这些数值分别除以总和所得的分数。

本例选择第 2 种方式。依次输入每组"概率值",为输入方便,将 0.08291 输成 8291,单击"确定"(OK)按钮提交系统运行。

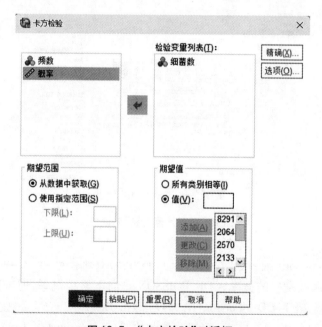

图 10.5 "卡方检验"对话框

10.1.3 结果及解释

以下为系统运行结果。

(1)描述统计见表 10.2。

表 10.2　描述统计

	个案数	平均值	标准差	最小值	最大值	百分位数		
						第 25 个	第 50 个（中位数）	第 75 个
细菌数	300	2.4900	1.50247	0.00	7.00	1.0000	2.0000	3.0000

表 10.2 中列出描述统计,给出了均数、标准差等指标。

（2）观测值、理论频数（期望值）表见表 10.3。

表 10.3　细菌数

	实测个案数	期望个案数	残差
0.00	26	25.0	1.0
1.00	51	62.2	−11.2
2.00	84	77.4	6.6
3.00	70	64.3	5.7
4.00	42	40.0	2.0
5.00	15	19.9	−4.9
6.00	9	8.3	0.7
7.00	3	2.9	0.1
总计	300		

表 10.3 中列出 Chi-Square Test 表,给出细菌数每组观测值、期望值、实际值与理论值的差值（残差）等频数表资料。

（3）卡方检验见表 10.4。

表 10.4　检验统计

	细菌数
卡方	4.507[a]
自由度	7
渐进显著性	0.720

注:1 个单元格(12.5%)的期望频率低于 5。

期望的最低单元格频率为 2.9。

本例 $\chi^2 = 4.507$, $P = 0.720 > 0.1$, 按 $\alpha = 0.1$ 水准不拒绝 H_0, 故可认为本资料服从 Poisson 分布。

10.2 二项分布统计分析

二项分布(Binomial Distribution)即指数理统计的 0 ~ 1 分布。SPSS 提供的二项检验过程(Binondal Test Procedure)用于对二元变量的两个分类的观测频数与某个具有确定的概率参数的二项分布的期望频数进行比较的假设检验问题。二项分布的应用条件为各观察单位只能具有互相对立的一种结果,如阳性或阴性、生存或死亡等,属于二项分类资料;已知发生某一结果(如阳性)的概率为 π,其对立结果的概率则为 $1-\pi$,实际工作中要求 π 是从大量观察中获得的比较稳定的数值;n 个观察单位的观察结果互相独立,即每个观察单位的观察结果不会影响到其他观察单位的结果。

10.2.1 二项分布统计分析过程

例 10.2   据以往经验,新生儿染色体异常率一般为 1%,某医院观察了当地 400 名新生儿,只有 1 例染色体异常,问该地新生儿染色体异常率是否低于一般水平。

(1)建立数据文件 1102.sav 定义变量"异常否",1 为异常,0 为正常;另一变量为"频数",定义异常与否的频数,并按照要求录入原始数据,如图 10.6。在进行统计分析之前,执行"数据(Data)|加权(Weight)"命令,先按"频数"进行加权。

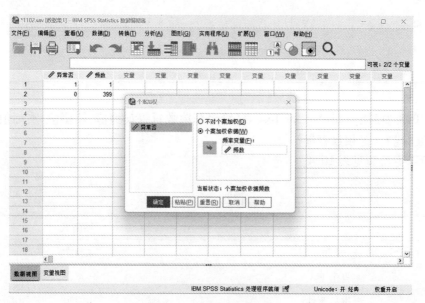

图 10.6   二项分布数据

(2)执行"分析(Analyze)菜单|非参数检验(Nonparametric Tests)子菜单|旧对话框(L)|二项检验(Binomial…)"命令,系统弹出"二项检验"(Binomial Test)对话框,如图 10.7 所示。

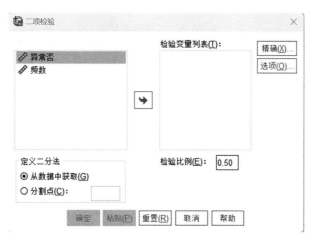

图 10.7　"二项检验"对话框

（3）从源变量栏里选择一个或几个检验变量移入"检验变量列表"（Test Variable List）框中。如果选择了多个检验变量，检验针对每一个变量分别进行。这里单击"异常否"变量进入"检验变量列表"（Test Variable List）框内。

在"定义二分法"（Define Dichotomy）框中有两种选项，用来定义二分值。

1）从数据中获取（Get from Data）：指定的变量只有两个有效值，为系统默认方式；系统自动将二元变量值较小的作为一组，较大值为另一组。

2）分割点（Cut Point）：断点，假如检验变量不是二元变量，超过两个值可在小框里输入一个断点数值，则将观测量值小于或等于断点值的分为一组，其余为另一组。

本例选择系统默认方式。

3）在"检验比例"（Test Proportion）框中定义检验概率值，系统默认方式为 0.5，检验比率指定检验的零假设，可在小框里输入 0.001～0.999 之间的一个数值，作为待检验的第一组的概率。按照概率为 0.5 的默认值，输出双侧检验结果，否则输出单侧检验结果。本例中，根据以往经验，新生儿染色体异常率一般为 1%，因此，键入 0.01。

4）主对话框里"选项"（Option）按钮的功能与卡方检验的相应按钮功能完全相同，这里不再重复。选项设定后交系统运行。

5）单击"确定"（OK）按钮提交系统运行。

10.2.2　结果及解释

表 10.5 和图 10.8 为系统运行结果。

（1）二项分布检验见表 10.5。

表 10.5　二项分布检验

	类别	个案数	实测比例	检验比例	精确显著性(单尾)
	组 1　异常	1	0.00	0.01	0.090[a]
异常否	组 2　正常	399	1.00		
	总计	400	1.00		

注:a 表示备用假设指出第一个组中的个案比例<0.01。

经二项分布统计分析,单侧 P 值为 0.090,大于 0.05,因此,说明仍在 0.01 总体中,可以认为该地新生儿染色体异常率并不低于一般水平。

(2)该例可利用二项分布函数解决。方法:在变量视图中任意定义一变量(X)输入一个观察值(如 0)。执行"转换|计算变量"命令,系统弹出"计算变量"对话框。在目标标量中输入 P,在数字表达式中输入 CDF. BINOM($1,400,0.01$),即产生新变量 $P=$CDF. BINOM($1,400,0.01$)。

单击"确定",可在数据视图中得到结果 $P=0.0904780$(默认 2 位小数可在变量视图中增加小数位数)。$P=0.0904780>0.05$,按 $\alpha=0.05$ 水准不拒绝 H_0。不能认为异常率低于一般新生儿。

CDF. BINOM($1,400,0.01$)为计算发生 1 例及以下的概率,格式 CDF. BINOM(quant,n,prob),qant 为发生数,n 为样本数,P 为总体率。如求发生一例的概率则为 CDF. BINOM($1,400,0.01$)−CDF. BINOM($0,400,0.01$)。

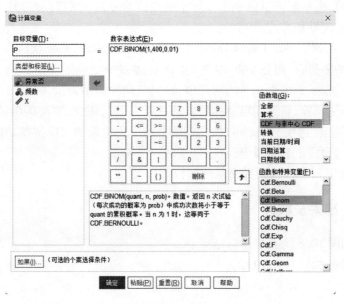

图 10.8　"计算变量"对话框

10.3　两个独立样本检验

成组设计的 t 检验用于比较服从正态分布资料独立样本均值的比较。如不服从正态分布或分布不清，可使用两个独立样本的非参数检验过程（Two-Independent Samples Tests）进行检验，来比较两个独立样本是否来自相同分布。两个独立样本的检验过程需使用经过排序的数据资料。样本必须是随机样本。本过程可以对两个独立样本的均数、中位数、离散趋势及偏度等进行差异比较检验。

10.3.1　两个独立样本检验过程

例 10.3　某实验室观察局部温热治疗小鼠移植性肿瘤的疗效，以生存日数作为观察指标，实验结果如表 10.6，试检验两组小鼠生存日数有无差别。

表 10.6　两组小鼠发癌后生存日数

实验组	10	12	15	15	16	17	18	20	23	90		
对照组	2	3	4	5	6	7	8	9	10	11	12	13

（1）首先建立数据文件 L101.sav，与两个独立样本 t 检验数据格式类似，定义小鼠生存日数变量为"生存日数"，定义分组变量为"组别"，实验组为 1，对照组为 2。按照要求录入原始数据。如图 10.9 所示。

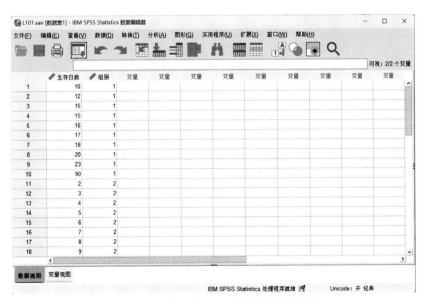

图 10.9　两独立样本非参数检验数据格式

（2）执行"分析（Analyze）菜单|非参数检验（Nonparametric Tests）子菜单|旧对话框（L）|2 个独立样本（2 Independent Samples…）"命令，系统弹出"两个独立样本检验"（Two-Independent-Samples Tests）对话框，如图 10.10 所示。

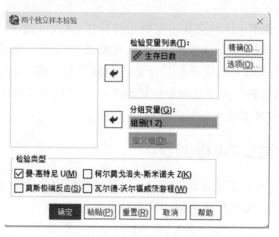

图 10.10 "两个独立样本检验"对话框

（3）从源变量清单中选择一个或者几个数值型变量移入"检验变量列表"（Test Variables）框中。这里单击"生存日数"变量进入"检验变量列表"（Test Variable List）框中，从源变量清单中选择一个分组变量移入"分组变量"（Grouping Variable）框中，这里单击"组别"变量进入"分组变量"（Grouping Variable）框中，单击"定义组"（Define Groups）按钮，打开如图 10.11 所示的"定义组"对话框。

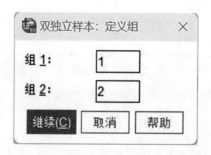

图 10.11 "双独立样本:定义组"对话框

在对话框的"组 1"（Group1）和"组 2"（Group2）的小框里分别键入一个整数值，即组别中用于区分两组输入的数值，这里输入 1、2 表示组别变量的值为 1 的组和组别变量的值为 2 的组进行比较。单击"继续"按钮返回主对话框。

（4）在"检验类型"（Test Type）对话框中有四种体验方法可供选择。

1）曼-惠特尼 U（Mann-Whitney U）检验法，即为威尔科克森（Wilcoxon）秩和检验法，用于检验两个独立样本是否来自同一总体。这种检验法为系统默认的方法。

2）摩西极端反应（Kolmogorov-Smirnov Z）检验法，推测两个样本是否来自具有相同分布的总体。

3）柯尔莫哥洛夫-斯米诺夫 Z（Moses extreme reactions）检验法,检验两个独立样本之观察值的散布范围是否有差异存在,以检验两个样本是否来自具有同一分布的总体。

4）瓦尔德-沃尔夫威茨游程（Wald-Wolfowitz runs）检验法,也是一种检验两个样本是否来自具有相同分布的总体的非参数检验法。

本例选择曼-惠特尼 U（Mann-Whitney U）。"选项"（Options…）可定义需要输出描述统计量、四分位数以及对缺失值进行控制,参见上节。单击"确定"（OK）按钮提交系统运行。

10.3.2 结果及解释

以下为系统运行结果。

（1）分组秩和得分见表 10.7。

表 10.7 秩

组别		个案数	秩平均值	秩的总和
	实验组	10	17.00	170.00
生存日数	对照组	12	6.92	83.00
	总计	22		

（2）秩和检验见表 10.8。

表 10.8 检验统计[a]

	生存日数
曼-惠特尼 U	5.000
威尔科克森 W	83.000
Z	−3.630
渐进显著性（双尾）	<0.001
精确显著性［2 * （单尾显著性）］	<0.001[b]

注:a 表示分组变量:组别。

b 表示未针对绑定值进行修正。

结果解释:第一组的平均秩次为 17.00,第二组的平均秩次为 6.92,U 值为 5.000,W 值为 83.000,双侧概率远小于 0.01。精确检验显著性概率<0.001,表下的注释 a 的意思是:未对秩的结（tie）,即相同的秩次做出修正。据此可认为,实验组与对照组的生存日数有统计学意义,实验组较对照组长。本例使用其他 3 种检验方法也可得出相似的结论。

10.4　游程检验

　　游程检验是指根据游程数所作的两分变量的随机性检验,是一种利用游程的总个数获得统计推断结论的方法。

　　游程检验可用来检验样本的随机性,这对于统计推断是很重要的;此外还可以用来判断两个总体的分布是否相同,从而检验出它们的位置中心有无显著差异,以及检验一个样本随机性而不管这个序列是怎样产生的非参数检验法。设有两个随机样本,如两组学生的身高资料,将这两个样本合并在一起,第 1 组为 0,第二组为 1,并按照其身高从小到大的次序排列组别,得到次序统计量,01100101…,这样就得到了一个仅由 0 和 1 两个元素组成的序列。我们将连续出现 0 或者连续出现 1 的一组数分别称之为 0 的游程或者 1 的游程。一个游程中包含的 0 或者 1 的个数称为游程长度。例如,在序列 01100101 中,0,11,00,1,0,1 都是游程,其中有 0 的游程 3 个,长度为 1 的有 2 个,长度为 2 的有 1 个;有 1 的游程也是 3 个,长度为 1 的有 2 个,长度为 2 的有 1 个。游程总数为 6。将游程长度与总数为统计量建立起来的检验两个总体是否相同以及检验一个样本随机性的非参数检验法。

　　利用游程可检验投掷的硬币正反是否随机,或抽样的某产品质量(如额定为 500 克的味精)的排列是否随机,或观察某疾病(如传染病)发生是否为随机分布,是否具有聚集性。在检验一个样本随机性时,如果这个样本游程太多或者太少,都应该认为这个样本不是随机的。游程检验过程对数据的要求:变量是数量型,不需要分布类型的假设,可适用于连续型分布的样本。

10.4.1　游程检验过程

　　例 10.4　根据 L101(上面的数据)用游程检验过程进行两个总体比较的检验,使用游程检验过程检验两组小鼠生存日数有无差别。本问题相当于检验两总体是否具有相同的分布,即组别分布是否随机。

　　(1)建立数据文件 L101E. sav。

　　(2)执行"数据(Data)|个案排序(Sort Cases)"命令,打开"个案排序"(Sort Cases)对话框,选择变量"生存日数"移入"排序依据"(Sort)框中,按照"升序"(Ascending)排序。得到如图 10.12 所示数据资料。

　　(3)执行"分析(Analyze)菜单中|非参数检验(Nonparametric Tests)子菜单|旧对话框(L)|游程(Runs…)"命令,系统弹出"游程检验"(Runs Test)对话框,如图 10.13 所示。

　　(4)单击"组别"变量进入"检验变量列表"(Test Variable List)框内。在"分割点"(Cut Point)框中,系统提供四种选项用来定义分割点:在这个子栏里,对已选择的需检验的变量至少确定一个分割点(断点),观测量小于分割点的归于一类,其余的归于另一类。系统将对所选择的每一个断点进行检验。可供选择的分割点有:中位数(Median)作为分界点,为系统默认方式;众数(Mode)作为分界点;平均值(Mean)作为分界点;定制

（Custom）用户自定分界点。

　　选择分割点时,如数据的中位数(Median)和众数(Mode)都是最小组如1,因为分割后都在一组中,则不能选中位数和众数作为断点,而应该选均值(Mean)为断点。如检验某产品的质量分布是否随机,应使用定制(Custom),并在后面的框中输入平均质量,则将该质量以下的分为一组,以上的分为另一组,比较两组数据排列是否随机。

　　本例选择默认项。

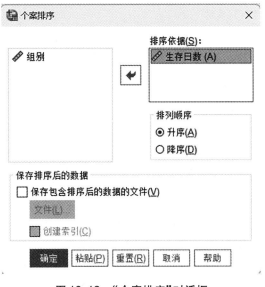

图 10.12　"个案排序"对话框

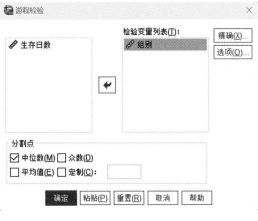

图 10.13　"游程检验"对话框

　　(5)"选项"(Options…)按钮的选项参见图 10.3。
　　(6)单击"确定"(OK)按钮提交系统运行。

10.4.2 结果及解释

表 10.9 为系统运行结果。

表 10.9 游程检验

	组别
检验值[a]	2
个案数<检验值	10
个案数>=检验值	12
总个案数	22
游程数	160
Z	−2.384
渐进显著性(双尾)	0.017

注:a 表示中位数。

结果解释:由检验结果可知,检验值(Test Value)为 2(2 是断点,2 以下的组即 1 分为一组,2 及以上的组即 2 分为另一组)。将 1 和 2 分为 2 个总体,小于检验值的观测量数(Cases<Test Value)为 10,即取自第 1 个总体的样本数。大于检验值的观测量数(Cases ≥ Test Value)为 12,即取自第 2 个总体的样本数。合计样本数 22。游程总数(Number of Runs)为 160,Z 统计量值为−2.384,双侧统计概率[Asymp. sig(2−tailed)]为 0.017 < 0.05,所以拒绝 H_0,接受 H_1,实验组与对照组的生存日数有统计学意义,实验组较对照组长。该题运用其他"断点"结果一样。

10.5 多个独立样本检验

当多个独立样本进行比较及检验样本来自等方差的正态总体时,可以使用方差分析过程进行检验;否则,可使用多个独立样本的检验过程(Tests for Several Independent Samples)来进行检验。检验样本必须是相互独立的随机样本。

10.5.1 多个独立样本检验过程

例 10.5 为了解不同剂量的 DON 对新西兰家兔膝关节软骨和滑膜的损伤情况,将 15 只新西兰家兔按照体重随机分为对照组、低剂量组和高剂量组,分别注射无菌生理盐水、0.05 μg/g 和 0.10 μg/g 计量 DON 毒素进行实验处理,实验期满后测定关节冲洗液中肿瘤坏死因子(TNF-α)的水平(μg/L),获得数据见表 10.10。试比较不同剂量 DON 毒素处理组的家兔关节冲洗液 TNF-α 含量是否有差异。

表 10.10　3 组家兔关节冲洗液 TNF-α　　　　　　　　　　　　　（μg/L）

对照组	低剂量组	高剂量组
0.218	0.253	0.695
0.051	0.558	0.530
0.186	0.352	0.645
0.198	0.284	0.621
0.036	0.487	0.384

（1）首先建立数据文件 L102. sav，定义"TNF-α 含量""组别"两个变量，并给组别定义值标签（1 = 对照组，2 = 低剂量组，3 = 高剂量组），如图 10.14 所示。

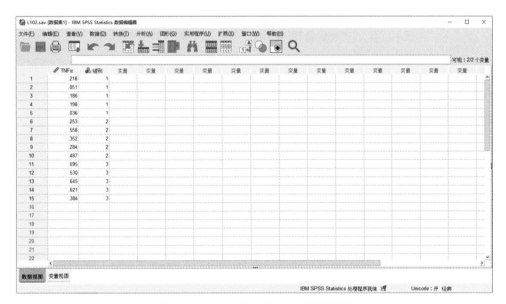

图 10.14　多个独立样本比较数据视图

（2）执行分析（Analyze）菜单中 | 非参数检验（Nonparametric Tests）子菜单 | 独立样本（Independent Samples）选项，系统弹出"非参数检验：两个或更多独立样本"（Nonparametric Tests：Two or More Independent Samples）对话框，在字段（Fields）标签中，将变量（TNF-α）选入检验字段（Test Fields）中，将变量（组别）选入组（Group）中，如图 10.15 所示。

（3）在设置（Settings）标签中，定制检验 | 克鲁斯卡尔-沃里斯单因素 ANOVA 检验（k 个样本）〔Kruskal-Wallis 1-way ANOVA（k samples）〕| 多重比较：全部成对，最后点击"运行"（Run）按钮即可得到输出结果，如图 10.16 所示。

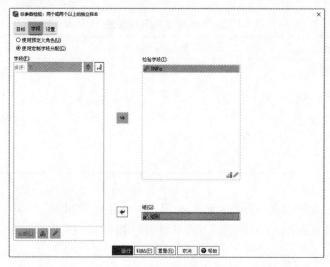

图 10.15 "非参数检验:两个或更多独立样本"对话框字段标签

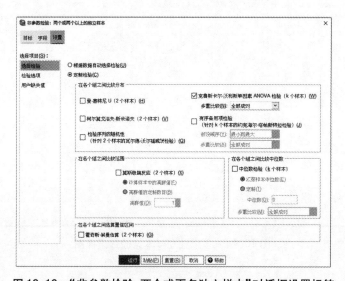

图 10.16 "非参数检验:两个或更多独立样本"对话框设置标签

10.5.2 结果及解释

多个独立样本的非参数检验结果见表 10.11。检验统计量 $H=11.180$,$P=0.004$,差异有统计学意义,可以认为这 3 组不同剂量 DON 毒素处理组的家兔关节冲洗液 TNF-α 含量有差异。

表 10.11 独立样本克鲁斯卡尔-沃里斯检验摘要

总计	15
检验统计	11.180[a]
自由度	2
渐进显著性(双侧检验)	.004

注:a. 检验统计将针对同分值进行调整。

    进一步的两两比较结果见表 10.12。对照组与高剂量组相比,调整后 $P = 0.003 < 0.05$,差异有统计学意义,可以认为对照组和高剂量组的家兔关节冲洗液 TNF-α 含量有差异,而对照组与低剂量组、低剂量组与高剂量组的家兔关节冲洗液 TNF-α 含量差异无统计学意义,即尚不能认为对照组与低剂量组、低剂量组与高剂量组的家兔关节冲洗液 TNF-α 含量有差别。

表 10.12 组别的成对比较

样本 1-样本 2	检验统计	标准误差	标准检验统计	显著性	调整后显著性[a]
对照组-低剂量组	−5.600	2.828	−1.980	.048	.143
对照组-高剂量组	−9.400	2.828	−3.323	<.001	.003
低剂量组-高剂量组	−3.800	2.828	−1.344	.179	.537

注:每行都检验"样本 1 与样本 2 的分布相同"这一原假设。
显示了渐进显著性(双侧检验)。显著性水平为.050。
a. 已针对多项检验通过 Bonferroni 校正法调整显著性值。

10.6 两个相关样本资料检验

    本过程可以对两个相关样本资料(如配对设计资料)进行秩和检验。当两个样本是取自于相互独立的配对设计正态总体时,可以使用均值比较的配对 t 检验过程进行检验;当两个总体分布类型未知,且按配对设计时,就可以使用本过程来检验。对总体分布不做要求,但要求数据成对,通过比较观测值之间的差异来检验总体的差异,检验假定这些差异是对称分布。

10.6.1 两个相关样本资料检验过程

    例 10.6 对 10 名健康人分别用离子交换法与蒸馏法测得尿汞值,如表 10.13,问:两种方法所得结果有无差异?

表 10.13　10 名健康人尿汞值

编号	离子交换法	蒸馏法
1	0.50	0.00
2	2.20	1.10
3	0.00	0.00
4	2.30	1.30
5	6.20	3.40
6	1.00	4.60
7	1.80	1.10
8	4.40	4.60
9	2.70	3.40
10	1.30	2.10

（1）首先建立数据文件 L103. sav,定义离子交换法变量为"离子组",蒸馏法组变量为"蒸馏法",按照顺序录入原始数据。如图 10.17。

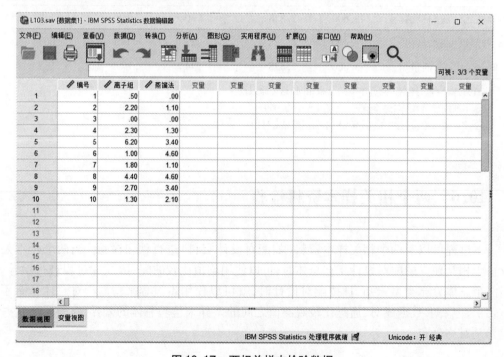

图 10.17　两相关样本检验数据

（2）单击"分析"（Analyze）菜单中的"非参数检验"（Nonparametric Tests）子菜单,然后单击"旧对话框中的 2 个相关样本"（2 Related Samples…）选项,系统弹出"两个相关样本检验"（Two-Related-Samples Tests）对话框,如图 10.18。

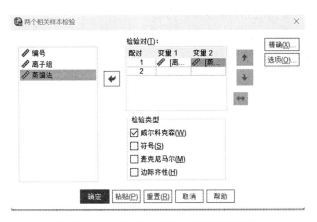

图 10.18　"两个相关样本检验"对话框

（3）在源变量框中每选中一对数值型变量,移入"检验对"［Test Pair(s)List］框。这里选择"离子"、"蒸馏"二变量。

（4）在"检验类型"（Test Type）栏提供了 3 种检验法,可以选择其中适宜的方法进行检验。这 3 种方法如下:

● 威尔科克森（Wilcoxon）:威尔科克森符号秩检验法,这是系统默认的检验法。如果变量是连续型的,应该选择这种方法。

● 符号（Sign）:符号检验法,此种方法也是针对连续型变量的。一般地,由于威尔科克森符号秩检验法比符号检验法更多地利用了数据信息,因此前者比后者更为有效。

● 麦克尼马尔（McNemar）:麦克尼马尔检验法,以研究对象作自身对照,检验其前后的变化是否显著,适用于相关的二分变量数据。比较试验前后的变化情况。

本例选择威尔科克森（Wilcoxon）方法,如需要输出描述统计量、四分位数以及对缺失值进行控制,可单击"选项"（Options…）对话框,参见图 10.3。

（5）单击"确定"（OK）按钮提交系统运行。

10.6.2　结果及解释

以下为系统运行结果。

（1）描述统计量见表 10.14。

表 10.14　描述统计

	个案数	平均值	标准差	最小值	最大值	百分位数		
						第 25 个	第 50 个（中位数）	第 75 个
离子交换法	10	2.2400	1.86261	0.00	6.20	0.8750	2.0000	3.1250
蒸馏法	10	2.1600	1.74177	0.00	4.60	0.8250	1.7000	3.7000

（2）威尔科克森（Wilcoxon）符号秩和检验

在威尔科克森符号秩检验（Wilcoxon Signed Ranks Test）结果中有负秩数（Negative Ranks）、正秩数（Positive Ranks）、结，数值相等（Ties），平均秩（Mean Rank）、秩和（Sum of Ranks）。本例正秩数为18.5，负秩数为26.5，如表10.15所示。

表10.15　秩

		个案数	秩平均值	秩的总和
蒸馏法-离子交换法	负秩	5[a]	5.30	26.50
	正秩	4[b]	4.63	18.50
	绑定值	1[c]		
	总计	10		

注：a 表示蒸馏法<离子交换法。

b 表示蒸馏法>离子交换法。

c 表示蒸馏法=离子交换法。

（3）检验统计量见表10.16。

表10.16　检验统计[a]

	蒸馏法-离子交换法
Z	-0.474[b]
渐进显著性（双尾）	0.635

注：a 表示威尔科克森符号秩检验。

b 表示基于正秩。

表10.16给出威尔科克森秩和检验结果：Z值等于-0.474，双侧显著性概率为0.635>0.05，所以应该接受H_0，故不能认为两法测定结果尿汞值有差别。

10.7　多个相关样本资料的秩和检验

10.7.1　多个相关样本资料的秩和检验过程

对总体服从等方差的正态分布和不存在交互作用多个配伍设计样本进行检验可用双因素方差分析。当条件不满足时，可用比较多个总体分布是否相同的非参数检验方法［即多个相关样本检验（Tests for Several Related Samples）］来解决。

例10.7　欲用学生的综合评分来评价四种教学方式的不同，按照年龄、性别、年级、社会经济地位、学习动机相同和智力水平、学习情况相近作为配伍条件，将4名学生分为一组，共分为8组，每区组的4名学生随机分到4种不同的教学实验组，经过相同的一段时间后,测得学习成绩的综合评分(表 10.17)。试比较 4 种教学方式的效果是否有差异。

表 10.17　不同区组 4 种教学方式对学生学习综合评分比较

区组	教学方式 A	教学方式 B	教学方式 C	教学方式 D
1	8.4	9.6	9.8	11.7
2	11.6	12.7	11.8	12.0
3	9.4	9.1	10.4	9.8
4	9.8	8.7	9.9	12.0
5	8.3	8.0	8.6	8.6
6	8.6	9.8	9.6	10.6
7	8.9	9.0	10.6	11.4
8	8.3	8.2	8.5	10.8

(1)首先建立数据文件 L106. sav,定义"区组"、"教学方式 A"、"教学方式 B"、"教学方式 C"和"教学方式 D"五个变量,如图 10.19 所示。

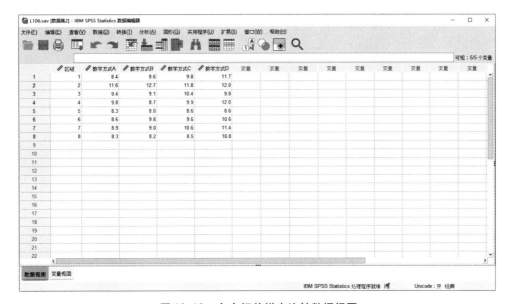

图 10.19　多个相关样本比较数据视图

(2)执行分析(Analyze)菜单中│非参数检验(Nonparametric Tests)子菜单│相关样本(Related Samples)选项,系统弹出"非参数检验:两个或更多相关样本"(Nonparametric Tests:Two or More Related Samples)对话框,在字段(Fields)标签中,将"教学方式 A"、"教学方式 B"、"教学方式 C"和"教学方式 D"四个变量选入检验字段(Test Fields)中,如图 10.20 所示。

（3）在设置（Settings）标签中，定制检验|傅莱德曼双因素按秩 ANOVA 检验（k 个样本）[Friedman's 2-way ANOVA by ranks（k samples）]|多重比较：全部成对，最后点击"运行"（Run）按钮即可得到输出结果，如图 10.21 所示。

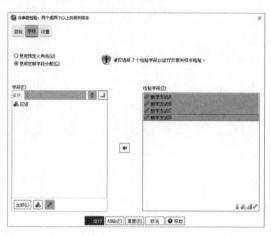

图 10.20 "非参数检验：两个或更多相关样本"对话框字段标签

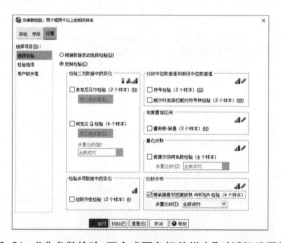

图 10.21 "非参数检验：两个或更多相关样本"对话框设置标签

10.7.2 结果及解释

多个相关样本的非参数检验结果见表 10.18。检验统计量 $\chi^2 = 14.544$，$P = 0.002$，差异有统计学意义，可以认为这 3 组不同剂量 DON 毒素处理组的家兔关节冲洗液 TNF-α 含量有差异。

表 10.18　相关样本傅莱德曼双向按秩方差分析摘要

总计	8
检验统计	14.544
自由度	3
渐进显著性（双侧检验）	.002

　　进一步的两两比较结果见表 10.19。教学方式 A 与教学方式 D 相比，调整后 $P =$ 0.004<0.05，差异有统计学意义，可以认为教学方式 A 与教学方式 D 的效果有差异，教学方式 B 与教学方式 D 相比，调整后 $P=$0.030<0.05，差异有统计学意义，可以认为教学方式 B 与教学方式 D 的效果有差异，而其他任意两组的差异无统计学意义。

表 10.19　成对比较

样本 1–样本 2	检验统计	标准误差	标准检验统计	显著性	调整后显著性[a]
教学方式 A–教学方式 B	−.375	.645	−.581	.561	1.000
教学方式 A–教学方式 C	−1.437	.645	−2.227	.026	.156
教学方式 A–教学方式 D	−2.187	.645	−3.389	<.001	.004
教学方式 B–教学方式 C	−1.062	.645	−1.646	.100	.599
教学方式 B–教学方式 D	−1.812	.645	−2.808	.005	.030
教学方式 C–教学方式 D	−.750	.645	−1.162	.245	1.000

注：每行都检验"样本 1 与样本 2 的分布相同"这一原假设。

　　显示了渐进显著性（双侧检验）。显著性水平为.050。

　　a. 已针对多项检验通过 Bonferroni 校正法调整显著性值。

第 **11** 章

统计图形

SPSS 具有强大的图形输出功能,能绘制出许多种统计图形。分类型数据所生成的图形称为分类型图形,包括条形图(Bar)、线图(Line)、面积图(Area)、饼图(Pie)和盘高-盘低图(High-Low);观测量型数据所生成的图形称为观测量型图形,包括散点图(Scatter)和直方图(Histogram)。这些图形可以由各种统计分析过程产生,也可以直接从"图形"(Graphs)菜单中所包含的一系列图形选项直接产生。

本章主要介绍根据数据直接绘制统计图的过程,即使用"图形"(Graphs)菜单中的各项功能生成相关的图形。它不仅可以输出平面图形,还可以输出 3-D 图形。本章介绍常用的统计图形的生成过程。

11.1 直条图

直条图用相同宽度的直条长短表示相互独立的某统计指标值的大小。直条图按直条是横放还是竖放分为卧式和立式两种,按对象是单层次还是多层次可分为单式和复式两种。

直条图的直条尺度必须从 0 开始,各直条的宽度相等,间隔一般与直条等宽或为其一半。直条排列顺序可按指标值大小排列,也可按分组的自然顺序排列。

相关数据见表 11.1。具体操作步骤如下:

表 11.1　某地区不同性别恶性肿瘤死亡率(1/10 万)

疾病名称	男	女
呼吸系统疾病	162	160
脑血管病	120	100
恶性肿瘤	140	80

（1）建立数据文件 L1101. sav，变量：病名，N 型，并在数值标签中定义 1 表示呼吸系统疾病，2 表示脑血管病，3 表示恶性肿瘤。性别，N 型，并在数值标签中定义 1 表示男，2 表示女。如图 11.1 所示。

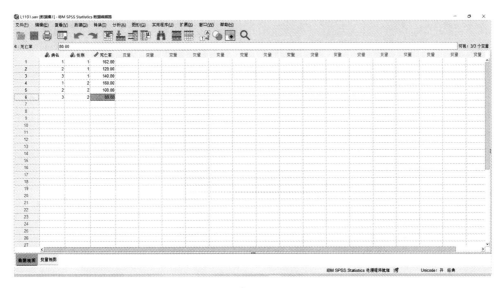

图 11.1　条形图数据格式

（2）执行主菜单中的"图形｜条形图"（Graph｜Bar）命令，打开"条形图"（Bar Charts）对话框，如图 11.2 所示。

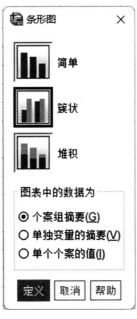

图 11.2　"条形图"对话框

(3)在图 11.2 的上部分有三个图,显示了 3 类条形图类型选择图标。

1)简单(Sample):简单条形图是用平行排列的等宽矩形条表现的数量对比关系,各矩形条之间留有间隙,以区分不同的类型。如本例不分性别可选简单条图,反映各种疾病死亡率。

2)簇状(Clustered):即复式条图,是先按一分类变量(如疾病名)将样本分为不同的组,再在每一组中排列条形(分男女),组内(男女间)各条形无间隙,不同组(疾病名)之间用间隙隔开。本例绘制复式条图代表不同性别不同疾病的死亡率。

3)堆积(Stacked):堆积图是用条形的全长代表变量的整体(男女合计),每一条形内用不同颜色、不等长度的小段显示各组(男女)在整体中所占的比例。堆积条形图也称为分段条形图。

(4)左下角有"图表中的数据为"(Data in Chart Are):矩形框,它表示在条形图中的数据特征。

1)个案组摘要(Summaries for Groups of Cases)按观测量分组的统计描述。先选择一个分类变量作为分类轴(X 轴,如疾病名称),然后对每一个种类的观测量生成一个条形图(条形代表死亡率)。

2)单独变量的摘要(Summaries of Separate Variables)分变量概述,对应每一个变量(如身高、体重两变量)生成一个条形图,条形可代表平均身高、平均体重(用户可选方式)。这种方式至少要选择两个或两个以上的分类变量。

3)单个个案的值(Values of Individual Cases),按独立观测量的数值(如人口)作条形图对应每一个变量(分类变量,如各省份)生成一个条形图。每一个观测值(记录)一个条图。

(5)单击图 11.2 的"定义"(Define)按钮,弹出"定义简单条形图:个案组摘要"(Define Clustered Bar:Summaries for Groups of Cases)对话框,如图 11.3 所示。

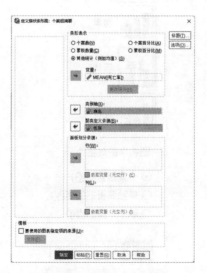

图 11.3 "定义简单条形图:个案组摘要"对话框

在图 11.3 中上部的"条形表示"(Bars Represent)框,选择条形图中矩形条的统计意义。

1)个案数(N of Cases):观测量数,条形图的长短代表分类变量(在分类坐标轴中选择)中某一种变量值的数目。如性别,3 男,3 女,则显示两个条图,高度均为 3。

2)个案百分比(% of Cases):各类观测量占全部观测量的百分比。分类变量中的某一种变量值的数目占变量值总数的百分数,如本例中,选分类变量为性别则显示男女两条图形,男女高度均为 50%

3)累积 N(Cum. N):分类变量中至某一种变量值的累计数目;如分类变量为性别(男为 1,女为 2),则输出两条图形,男,高度为 3,女,高度为 6(3 男+3 女)。

4)累积百分比(Cum. %):分类变量中指某一种变量值的累积百分数;如分类变量为性别(男为 1,女为 2),则输出两条图形,男,高度为 50(3 人/6 人×100),女,高度为 100 [(3 男+3 女)/6 人×100]。

5)其他统计(Other Statistic):其他变量的综合统计函数。本例选择其他汇总函数(Other Statistic)。

(6)单击死亡率变量进入"变量"(Variable)框内,系统默认统计量值是该变量的均值(Mean of Values)。如果需要改变它,可单击"更改统计"(Change Statistic⋯)按钮,系统弹出"统计"[Statistic For Selected Variable(s)]对话框,如图 11.4 所示。

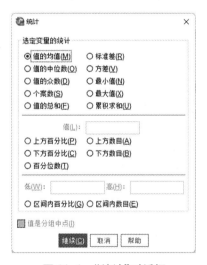

图 11.4　"统计"对话框

本对话框有三组,共 17 种统计函数可供选择,表示图的纵坐标(Scale Axis)值为选定变量的统计量值,其意义在前面的许多章节里都做过介绍,不难看出本例是结果资料,经分组后只有一个数据,因此求的平均值、模的数值、数值加总、最小值、最大值等均是一样的。如果选择了中位数(Median of Values)或百分位数(Percentile),则对话框下端的选项值是分组中点(Values are Grouped Midpoints)被激活。如选择它,计算中位数或百分位数时,观测量值在整个区间上是均匀分布的。

本例默认值为"值的均值",单击"继续"(Continue)按钮返回主对话框。

（7）从源变量清单中选择分类轴（X 轴）变量移入"类别轴"（Category Axis）框里，此变量可以是数值型、字符型变量，这里选择"病名"变量。对复式条图可选择一个分组变量移入"定义分组按"（Define Clusters by）框中。这里选择"性别"变量，表示按性别疾病死亡率作图。

（8）单击"标题"（Titles）按钮。弹出"标题"（Titles）对话框，如图 11.5 所示。包括三部分：标题，在图的上面，可录入两行；子标题，在主标题的下面；脚注，在图的下面。本例在脚注的第 1 行输入图形标题。

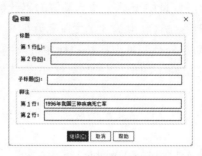

图 11.5 "标题"对话框

单击"继续"按钮返回主对话框。"选项"按钮主要对遗漏值的处理方式进行设置，与前面相同，本例按默认值。

（9）在"模板"（Template）栏中，如选择"要使用的图表指定项的来源"（Use chart specifications from），单击"文件"（File）按钮，打开"使用文件中的模板"对话框，选择一个事先保存的模板文件（扩展名为：.sgt），则新生成的图形将按照选定模板的格式输出。模板文件是将图形的各种格式，包括字体、线条颜色、填充格式等以文件的形式保存下来。这样可以保持输出图形格式一致，省去每次需要进行的图形编辑工作，对用户来说非常方便，用户可以在图形编辑窗口中建立自己的模板格式文件，这里不选。

单击"确定"（OK）按钮即可得到如图 11.6 所示结果。

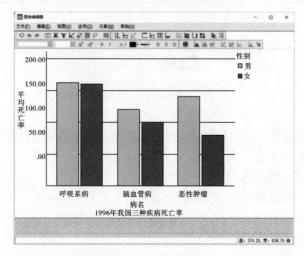

图 11.6 复式条图

11.2　图形编辑

新生成的图形有时不一定符合要求,例如图的颜色、图标题位置、坐标尺寸等,所以有必要对图形进行编辑,对图形进行编辑是在图形编辑窗口进行的,双击图形对象时,系统随即显示出图形编辑窗口,可对图形进行各项编辑操作。本节以图 11.6 为例进行介绍。"图表编辑器"对话框如图 11.7 所示。

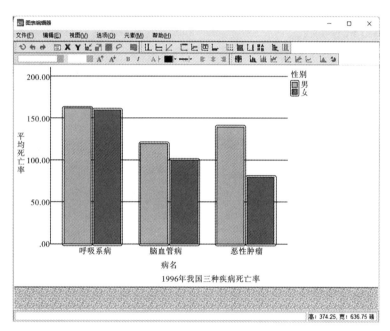

图 11.7　"图表编辑器"对话框

与其他工作窗口相同,图形编辑窗口包括窗口标题、菜单栏、工具栏、图形编辑工作区和状态栏。

功能菜单共有 6 项,分别为文件(File)、编辑(Edit)、视图(View)、选项(Options)、元素(Elements)和帮助(Help)。

(1)文件(File)菜单

1)保存图表模板(Save Chart Template):保存图形为模板文件。为了使输出的图形保持统一格式,对编辑好的图形单击此项将它保存为模板文件(.sct),以后输出同类图形时,在对话框里打开保存好的模板文件,则新图形将按照模板文件的格式输出。

2)应用图表模板(Apply Chart Template):应用此模板文件。

3)导出图表(Export Chat XML):输出图形时,如需要将窗口中的图形保存为图形格式的文件,可单击此项打开"导出图表"(Export Chat)对话框,用户输入文件名,指定保存路径将文件保存到相应的文件夹中,可将图形保存为 BMP、JPG、TIF、WMF、EPS 等格式的图形,默认的保存格式为 JPG。

4)关闭(Close):关闭图形编辑窗口。

(2)编辑(Edit)菜单包括拷贝图表(Copy Chart)菜单,将图形复制到剪贴板,可粘贴到其他窗口,如 Word、Excel 等和属性(Properties)菜单,设置图表选项。

(3)视图(View)菜单,包括状态栏(Status Bar),用于设置状态栏的显示与否,工具栏(Toolbars)用于设置工具栏的显示格式,用户可自定义工具栏。

(4)选项(Option),打开图形要素对话框进行设置,对于不同的图形该对话框可能不同。如本例中可修改复式分组条图改为堆式条图。

对于有坐标轴的图形,单击"选项"(Option)后会弹出"坐标轴选择"对话框。对不同的图形此对话框稍有不同。例如,对于 Bar、Line、la、Mixed 或 High-Low 图,"坐标轴选择"对话框如图 11.8 所示。

1)点击功能栏"Y"符号(Select the Yaxis),显示数值形变量纵坐标轴。用于对纵轴进行设置,单击"确定"按钮打开如图 11.9 所示的"设置纵轴坐标"对话框。

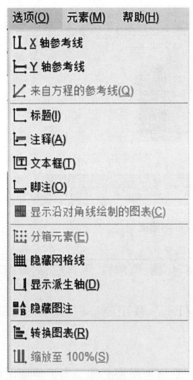

图 11.8 "坐标轴选择"对话框

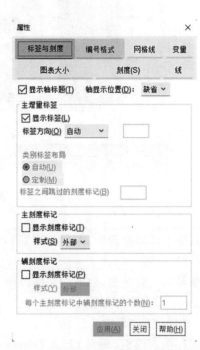

图 11.9 "设置纵轴坐标"对话框

显示轴标题(Display axis title):显示轴标题。显示出刻度轴的"标题",双击图片编辑器中的标题即可更改。单击下面的"显示轴标题"(Display axis onthe)箭头展开下拉菜单选择轴标题的位置,其中有缺省(Default)、相反(Opposite)两种格式。主增量标签(Major Increment Labels):设置是否显示增量标签(Display Labels)。单击下面的"标签方向"(Label orientation)箭头展开下拉菜单选择主增量标签的方向,其中有自动

（Automatic）、水平（Horizontal）、垂直（Vertical）、对角线（Diagonal）、交错排列（Staggered）和定制角度（Custom Degrees）六种格式。

"刻度"（Scale）栏有范围（Range），设置刻度轴坐标值范围：最小值（Minimum）、最大值（Maximum），以及主增量（Major Increment）和原点（Origin），如图 11.10 所示。

在类型（Type）中有线性（linear），此项为系统默认；对数（Logarithmic）刻度轴（Y 轴）以 10 为底的对数尺度。以及幂（Power）、logit、概率（Probit）、逆正弦（Inverse Sine）、双曲反正切（Hyperbolic Arctangent）和互补双对数（Complementary log-log）类型。

数据（Data）：右侧显示实际数据的最小值及实际数据最大值。右侧显示纵轴上显示的最小值及最大值，用户可以通过"定制"（Custom）更改，如最小值改为 0，表示纵坐标从 0 开始。

主增量（Major Increment）：表示纵坐标距离刻度间距。

原点（origin）：定义原点。

主刻度标记（Major Ticks）和辅刻度标记（Minor Ticks）：用于定义是否显示刻度标记，样式（Style）有外部（Outside）、内部（Inside）和穿过（Through）。

2）变量（Variables）：在"属性"对话框点击"变量"，即可打开此对话框，如图 11.11 所示。

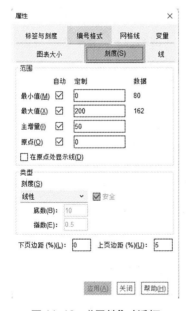

图 11.10 "属性"对话框

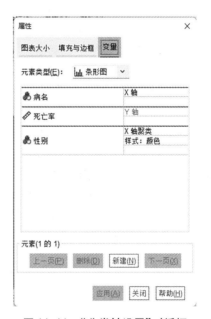

图 11.11 "分类轴设置"对话框

元素类型（Element Type）：即代表选择所做的图形。

在"属性"对话框点击"网格线"（Grid line），打开如图 11.12 所示，"网格线放置位置"（Placegrid lines at）表示网格线的放置位置，可选放置网格线的放置位置有"仅主刻度标记"（Majorticks only）、"仅辅刻度标记（类别之间）"［Minor ticks（between categories）only］和"主刻度标记和辅刻度标记"（Both major and minor ticks）。

3)条形图选项(Bar Options):可以对条形之间的间距进行编辑调整。"条形空隙"对话框如图 11.13 所示。

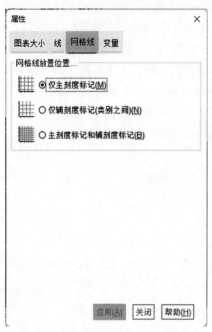

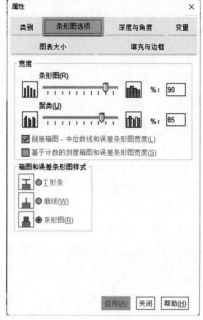

图 11.12　"分类轴标签"对话框　　　　图 11.13　"条形空隙"对话框

其中有对于宽度设置,包括条形图(Bars):指相邻条形之间的距离占条形宽度的百分比(%),默认为 90%。

聚类(Clusters):是指分组条形之间的距离。默认为组宽度的 85%。

4)标题(Title):可以编辑图形的标题,选中标题框,调节位置。

5)脚注(Footnote):可以编辑图形的脚注及调节位置。

6)图例(Legend):在"属性"对话框点击"类别"(Categories)即可打开图例编辑页面,"变量"(Variable)表明设置的变量名。"排序依据"(Sortby)可选择定制(Custom)、标签(Label)、统计(Statistic)和值(Value)。"方向"(Direction)可选向上(Ascending)和向下(Descending)。

7)注释(Annotation):在已经生成的图中间添加注解。可对每一指定类别(病名)添加注解,并调整注解位置(对齐方式、位于刻度轴的位置)。

8)参照线(Reference Line):指设置于图上指定刻度轴坐标值(Y 轴)或者分类轴坐标值(X 轴)上的直线,通过该选项可以生成一条或多条参照线。用户可定义参照线位置(最小值到最大值之间),在"位置"(Position)处输入数值,将生成参考线。对于类别轴,可以直接通过选择进行确定位置,修改后单击"应用"(Apply)按钮确认。

9)填充与边框(Fill&Border):选中"标签"双击即可打开属性界面的"填充与边框",可以对填充以及边框颜色进行设定。

10)显示数据标签(Show Date Labels):单击显示按钮弹出显示"数据值标签"对话框。如图 11.14 所示。

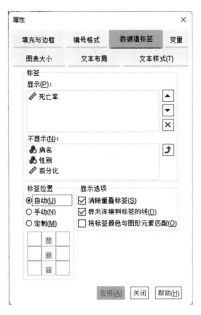

图 11.14 "数据值标签"对话框

(5)转换图表(Transpose Chart):对分组条形图、线图、面积图,执行该命令,可进行横纵坐标轴所定义的变量之间的转换。

(6)格式(Font):用于对生成的图形进一步修饰。包括应用图形模板、填充图案、颜色、标记、线条式样、条形样式、文本字号、3-维效果、图形旋转、交换坐标轴等命令项,这些命令项在编辑窗口的工具栏中都有相应的工具图标按钮。

1)应用图形模板(Apply Chart Template):如果以前在文件菜单中将某种图形格式保存成模板,则可按照一定路径搜寻到事先保存的模板文件,打开该文件,目前图形将按照模板的格式(颜色、线条等)显示出来。实现图形格式的统一。

2)填充图案(Fill Patterns):单击"填充图案"命令,打开"填充图案"对话框,见图 11.15。先选择(单击)需要填充的图形(如男性条图),再单击"填充式样"(Fill Patterns)选择某一种图案形式,图形上选中区域被这一种图案样式填充。注意图形颜色并不变。

3)颜色(Color):右击"属性窗口"(Properties Window),选择"填充与边框"(Fill&Border),如图 11.16 所示。

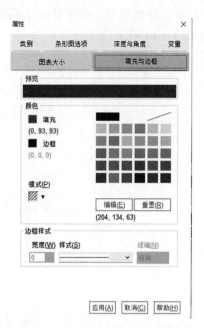

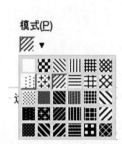

图 11.15 "填充图案"对话框　　　图 11.16 "填充与边框"对话框

　　填充(Fill):单击图形上的某个区域、某条图线、某个点等对象,从颜色板上选择需要的颜色,再单击"应用"(A),该选中对象便被这种颜色填充。

　　边框样式(Border Style):对图形上选中的边缘线的宽度以及样式进行调整。

　　重置(Reset)按钮,若对已编辑的颜色不满意,单击"重置"(Reset)按钮,颜色恢复为默认颜色。

　　选择好颜色后,单击"保存为缺省设置"(Save as Default)按钮可将选择的颜色保存为默认颜色。

　　单击"编辑"(Edit)按钮,打开调色板自定义所需要的颜色。

11.3　饼图

　　饼图也称圆图,用同一圆形中扇形的弧度表示整体中各部分所占比重。圆图(pie chart)是以圆形总面积作为100%,将其分割成若干个扇面表示事物内部各构成部分所占的比例。适合描述分类变量的各类别所占的构成比。

　　圆图的绘制以图形的360角为100%,1%相当于3.60角,以统计资料中各构成的百分比乘以360即得各构成扇面的角度。各扇面按大小顺时针方向排列,一般从12时位置作为起点,其他项放最后。不同的扇面或段用不同颜色或花纹区别,需要用图例说明各种颜色或花纹代表的类别,在条件允许的情况下,可以将各类别标目和构成比数值标在图中。

11.3.1 操作过程

脱落牙再植效果见表11.2。

表 11.2 脱落牙再植效果

效果	脱落牙
成功	20
良好	7
较好	13
失败	10
合计	50

（1）建立数据视图 L1102.sav，打开数据文件 L1102.sav，如图 11.17 所示。

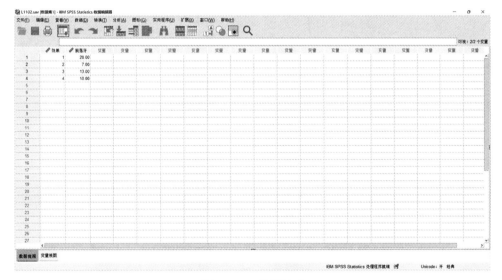

图 11.17 数据格式

（2）执行主菜单"图形（Graphs）|饼图（Pie）"命令，弹出"饼图"（Pie Charts）对话框，如图 11.18 所示。这里"图表中的数据为"（Data in Chart Are）栏内如下：

个案组摘要（Summaries for Groups of Cases）：观测量分类概述模式，这种图将按类型变量的各个分组来描述变量。这里选择"单独变量摘要"（Summaries of separate variables）：分变量概述模式，可对两个或两个以上的变量进行概述。在单个的饼形图中，将区分每一个变量进行概述。

单个个案的值（Values of Individual Cases）：单个观测量值概述模式，饼形图的每一个扇形对应变量的一个观测量。

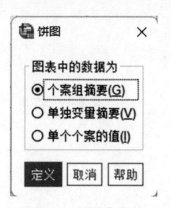

图 11.18   "饼图"对话框

（3）单击"定义"（Define）按钮，打开"定义饼图：单个个案的值"对话框。如图 11.19 所示。

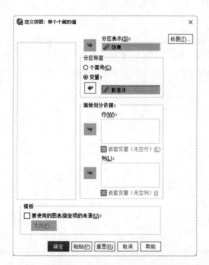

图 11.19   "定义饼图：单个个案的值"对话框

1）从源变量框中选择一个变量（可以是数值型、字符型和长字符型变量）移入"分区表示"（Define Slices by）框，称这个变量为扇片分类变量。饼形图将对此变量的每一个分类产生一个扇形片。这里选择效果。

2）在"分区表示"（Slices Represent）框中选择扇形表示的统计量，这里选择其他汇总函数（Other Summary Function），选择一个数值型变量移入变量（Variable）框，这里选择脱落牙，单击更改汇总函数（Change Summary）按钮，打开概述函数对话框，并从中选择一个描述统计量，这里按默认值 SUM。定义选项、标题等与上节相同。

可定义对话框其余选项及功能按钮的作用与观测量分类概述简单条形图中的介绍完全相同。单击"确定"（OK）按钮可出现结果。生成如图 11.20 所示的饼形图。

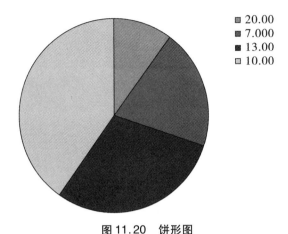

图 11.20 饼形图

11.3.2 图形编辑

双击图形,进入图形编辑窗口(Chart Editor),并出现一系列编辑图标。

(1)双击饼图即出现属性界面,选择"填充与边框"(Fill&Border),选择边框颜色、填充等相关内容,再单击"应用"(Apply),则"成功"的将图块变成了一个有竖条矩形填充的图块。同理可改变其他图形块的填充方式。单击"颜色"(Color)按钮改变图形颜色。

(2)弹出的"属性"(Properties)对话框,如图 11.21 所示。

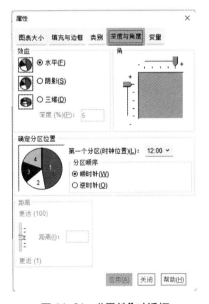

图 11.21 "属性"对话框

单击"深度与角度"(Depth&Angle),"确定分区位置"(Position Slice)是选择饼图中第一个"饼片"的开始位置,默认值为 12 钟点的位置,可根据需要输入 1 ~ 12 的数值,这里输入 12。效应(Effect)表示饼图的展现形式,包括水平(Flat)、阴影(Shadow)和三维(3-D)。

(3)双击图右上"角"标签,在属性对话框内,可在文本样式(Text Style)内选择字体的字型(Sans Serif)、样式(Style)、大小(Size)和文本颜色(Color)。图形编辑窗口如图 11.22 所示。

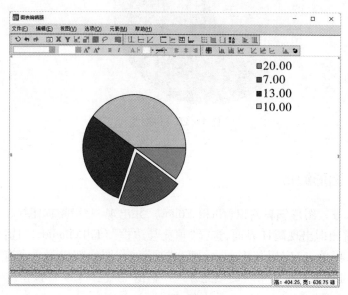

图 11.22　图形编辑窗口

用鼠标单击图中的某一图块,该图块被标记;单击右边第 Explode Slide 按钮,则该图块与整个饼图脱裂出来。对图形的其他编辑操作可通过菜单完成。图形编辑完成后可以另存为图片文件(jpg)或复制到 Word 中使用。

11.4　线图

线图(Line graph)用线段的升降表达一事物的量随另一事物的量变化的趋势,或某事物随时间变化的过程。适合于描述某统计量随另一连续性数值变量变化而变化的趋势,最常用于描述统计量随时间变化而变化的趋势。通常横轴是时间或其他连续性变量,纵轴是统计指标。如果横轴和纵轴都是算术尺度,称普通线图;纵轴是对数尺度,称半对数线图(semi-logarithmic line graph),特别适宜作不同指标变化速度的比较。普通线图的纵轴一般以 0 点作起点,否则需要特殊标记或说明,以防给读者留下错误印象。标记直线的连接点时要注意,如测定值是在某时间段或数值段的,应标记在段的中心;如测定值在某时点或确定值的,应标记在相应时点或数值上。不同指标或组别可以用不同的线段如实线、虚线等表示,各测定值标记点间用直线连接,不可修匀成光滑曲线。

11.4.1 操作过程

例 11.1 某地 1975—1990 年痢疾与百日咳死亡率见表 11.3,绘制线图。

表 11.3 某地 1975—1990 年痢疾与百日咳死亡率(1/10 万)

年份	痢疾	百日咳
1975	1.45	0.22
1980	0.82	0.05
1985	0.23	0.02
1990	0.14	0.01

(1)建立数据文件 L1103. sav,并打开,见图 11.23。

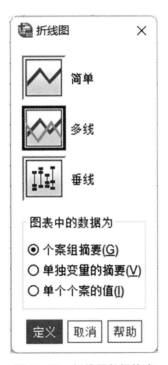

图 11.23 折线图数据格式

(2)执行主菜单中的"图形"(Graphs)|折线图(Line),弹出线图"折线图"(Line Charts)对话框,如图 11.24 所示。

选择"多线"(Multiple),即边框加深,并选择下面的"单独变量的摘要"(Summaries of Separate Variables),按各个变量的统计描述,再单击"定义"(Define)按钮,弹出"单独变量的摘要"对话框(Define Multipe Lines:Summaries of Separate Variables)。

1)将左边源变量年度调入"类别轴"(Category Axis)下的框中;将痢疾、百日咳调入"折线表示"(Lines Represent)框中。

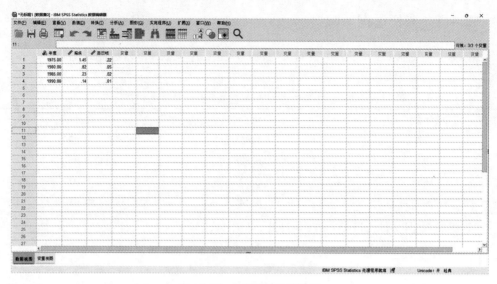

图 11.24 "折线图"对话框

2)单击右上角的"标题"(Titles)按钮,弹出"标题"对话框。在其脚注的行 1 上输入标题"1975—1990 年某地百日咳与痢疾死亡率";单击"继续"(Continue)按钮,返回主对话框。如图 11.25 所示。

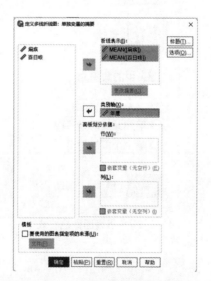

图 11.25 "单独变量的摘要"对话框

3)单击"确定"(OK)按钮,得到线图如图 11.26 所示。

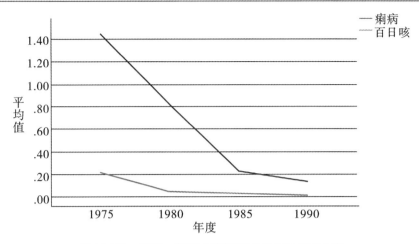

图 11.26 1975—1990 年某地百日咳与痢疾死亡率

4）双击图形进入图形编辑状态。

用鼠标单击图中任一条线,则该线被标记;比如选痢疾的线。

单击"线形样式"(Line Styles)图标,弹出"线形样式"(Line Styles)对话框。

分别选样式(Style)中的某一式样和线条粗细加权(Weight)中的某一线条;再单击"应用"(Apply)按钮,则所标记的线转化为所选式样的粗细。用同样方式对另外一条线选择不同的式样和粗细。

执行图表(Chart)菜单中的"坐标轴"(Axis)命令,选择刻度坐标轴(Scale,Y 轴)以及分类坐标轴(Category,X 轴),或"双击坐标轴",打开"坐标轴"对话框。如图 11.27 所示。

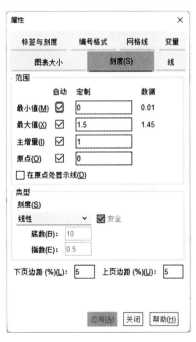

图 11.27 "坐标轴选择"对话框

11.4.2　图形编辑

在"属性"对话框的"标签与刻度"栏内修改坐标轴,选定是否显示坐标轴标题,手动选中调节位置。纵坐标尺度在"刻度"(Scale)中可选择类型,默认为线性(Linear)以及数据显示的最大值、最小值,刻度单位(增量)。如图11.28所示。

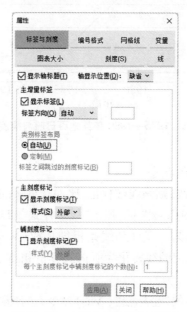

图 11.28　"刻度坐标轴"对话框

"属性"对话框内的"线"(Lines)选项,可以修改选中的线条的颜色、线形。最后可得图 11.29(a)(b)。如纵坐标为对数尺度,则图形如下:

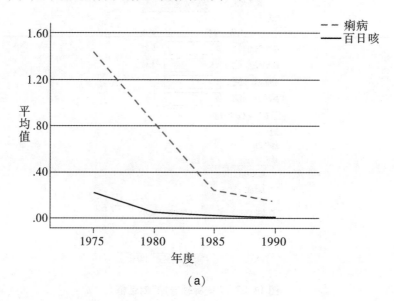

(a)

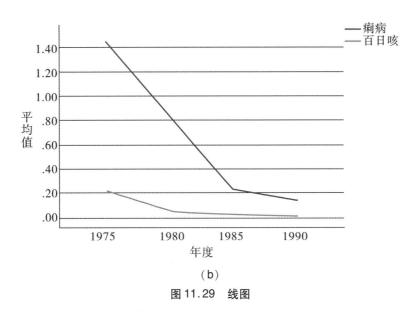

（b）

图 11.29　线图

11.5　散点图

11.5.1　操作过程

本节使用第 8 章的例 8.1 为例子，作散点图。

（1）打开数据文件 L81E. sav。

（2）执行主菜单中"图形"（选项）|"散点图/点图"（Scatter）命令，弹出"散点图/点图"（Scatter Plot）对话框，如图 11.30 所示。

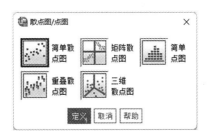

图 11.30　选择"散点图/点图"格式对话框

（3）选择简单散点图（Simple），然后单击"定义"（Define）按钮，弹出"简单散点图"（Simple Scatterplot）对话框，如图 11.31 所示。

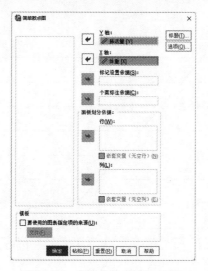

图 11.31 "简单散点图"对话框

（4）将左边源变量"肺活量"调入"Y 轴"（Y Axis）下的矩形框；将"体重"调入"X 轴"（X Axis）下的矩形框。

（5）单击"确定"（OK）按钮，输出散点图。

11.5.2 图形编辑

（1）双击图形进入图形编辑状态。

（2）单击散点图中任一点，使之被标记，带有环状标记，单击"标记"（Markers）按钮，在"类型"（Style）矩形框中选圆圈；并在右下角"大小"（Size）中选 5；左下角"颜色"（Color）部分，"填充和边框"均选择黑色。单击"应用"（Apply），则图中的点变为黑色圆点。

（3）右击出现"菜单"对话框后，单击"添加总计拟合线"（Add Fit Lineat Total）。单击"拟合线"（Fit Line），在下方"拟合方法中"选择线性（Linear），置信区间选无（None），不将标签附加到线。

（4）右击出现"菜单"对话框后，点击添加 X 轴的参考线和添加 Y 轴的参考线，设置参照线。

（5）单击"继续"返回主对话框，单击"确定"即可出现图形编辑结果。如图 11.32 所示。

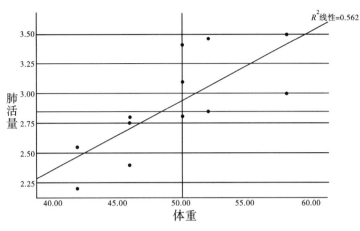

图 11.32　散点图

11.6　ROC 曲线

ROC(receiver operating characteristic)曲线称作受试者工作特征曲线,即根据不同的二分类方式(截断点),以假阳性率(1−FPR)为横坐标,以灵敏度 TPR 为纵坐标画出的曲线。

理论上,当诊断试验完全无价值时,TPR=FPR,是一条从原点到右上角的对角线,这条线称为机会线(chance line);ROC 曲线一般位于机会线的上方,离机会线越远,说明诊断准确度越高;最好的诊断试验在图中表现为 ROC 曲线从原点垂直上升至左上角,然后水平到达右上角。

ROC 曲线有两个用途:①综合灵敏度和特异度两个方面描述诊断方法的准确度,曲线越凸说明诊断值越高;②根据具体情况,权衡漏诊和误诊的影响,选择一适当的"截断点"作为实际诊断的参考值。在曲线下面积 AUC>0.5 的情况下,AUC 越接近于1,说明诊断效果越好;当 AUC=0.5 时,说明诊断方法完全不起作用;AUC<0.5 不符合真实情况,在实际中极少出现。ROC 曲线下面积可反映诊断试验的准确性大小。这一指标取值范围在 0.5~1 之间,完全无价值的诊断 AUC=0.5,完全理想的诊断 AUC=1。一般认为 AUC 为 0.5~0.7 时,表示诊断准确性较低;AUC 为 0.7~0.9 时,表示诊断准确性为中等;AUC 为 0.9 以上时,表示诊断准确性较高。

11.6.1　ROC 操作过程

表 11.4 是用 CT 观察纵隔淋巴结肿大的诊断分级数据,画出它的 ROC 曲线,并进行检验。

表 11.4　纵隔淋巴结肿大的 CT 诊断

金标准	诊断分级					合计
	－	－	－/＋	＋	＋＋	
正常	52	18	15	4	1	90
异常	2	4	16	34	54	110

把诊断分级按不同的方式归为两类,依次得到不同的 TPR(真阳性率、灵敏度)和 FPR(假阳性率),如以"++"作为分类标准,TPR＝54/110,FPR＝(90−1)/90。

(1)建立数据文件 L1104.sav,见图 11.33。

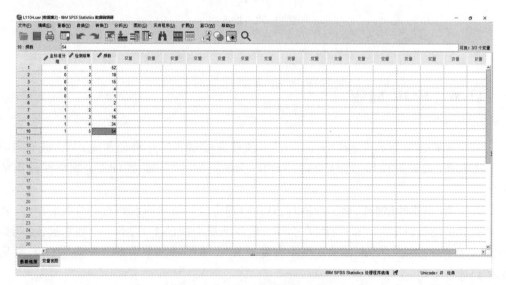

图 11.33　ROC 分析数据格式

金标准分组(GROUP),数值型,1 位,1＝病例(异常),0＝对照。

检测结果(TEST):可以是连续型资料,也可以是分组等级资料,数值型,1 位,1＝ "−−",2＝"−",3＝"−/＋",4＝"＋",5＝"＋＋"。

频数(F),原始数据可不要该项,数值型,2 位。

(2)执行"分析(Analyze)|ROC"命令,打开"ROC 曲线"对话框,如图 11.34 所示。

(3)将左侧列表框中的检测结果选入"检验变量"框(Test),将金标准分组选入"状态变量"框,"状态变量值"输入框中输入 1 表示病例(异常)组。

(4)显示:选择"ROC 曲线"及"带对角线参考线"并选中"标准误和置信区间"复选框,单击"确定"(OK)按钮给出结果。

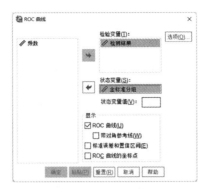

图 11.34　"ROC 曲线"对话框

11.6.2　结果及解释

结果如图 11.35 所示。

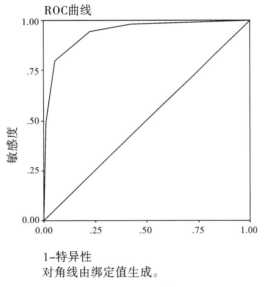

图 11.35　ROC 曲线

表 11.5 中给出曲线下面积 $A=0.942$ 看出,标准误 $SE=0.016$,得出的 ROC 曲线下面积是否完全随机情况下获得的 $AUC=0.5$ 有统计学差异,可近似采用标准正态离差 $Z=\dfrac{AUC_1-0.5}{SE(AUC)}$ 做检验。根据 $AUC\pm u_a SE(AUC)$ 可计算 AUC 的 $100(1-a)\%$ 可信区间。本例与 $AUC=0.5$ 比较,$P=0.00095$ 的可信区间为 $[0.910,0.974]$。说明用 CT 诊断纵隔淋巴结肿大有较高的准确度,临床上可根据实际情况选择一诊断标准。

如果需要比较的两个诊断试验曲线下面积分别为 AUC_1 和 AUC_2,对应的标准误分别为 SE_1 和 SE_2,且面积之间的相关系数很小时,可利用公式

$$Z = \frac{|\text{AUC}_1 - \text{AUC}_2|}{\sqrt{\text{SE}_1^2 + \text{SE}_2^2}}$$

表 11.5　曲线下面积

检验结果变量:检测结果

区域	标准误差[a]	渐进显著性[b]	渐进 95% 置信区间	
			下限	上限
0.942	0.016	0.000	0.910	0.974

注:检验结果变量:检测结果至少有一个在正实际状态组与负实际状态组之间的绑定值。统计可能有偏差。

a. 按非参数假定。

b. 原假设:真区域=0.5。

第12章

聚类与判别分析

聚类分析(Cluster Analysis)与判别分析(Discriminant Analysis)是研究事物分类的基本方法,被广泛地应用于医学科研中。聚类分析是按"物以类聚"的原则研究事物分类的一种多元统计分析方法,直接比较各事物之间的性质,将性质相近的归为一类,将性质差别较大的归入不同的类;判别分析则先根据已知类别的事物的性质,建立判别函数式,对未知类别的新样品进行判断应归属于哪一类。聚类分析时事先不知道应将样品或指标分为几类,需根据样品或变量的相似程度,归组并类;如事先已经建立了分类,然后将新样品按照已知类别进行归类。聚类分析用于解决第一种分类问题;而判别分析则是解决第二类分类问题。SPSS 提供的 Analyze 菜单下的 Classify 的菜单功能项用于解决这类问题。聚类分析根据客观需要可以分为两种:一种是对样品聚类(Q 型聚类),如根据指标将一批病人分为几类;或评价医院时对收集到的各医院的评价指标(床位使用率、治愈率等)进行分析对医院进行聚类。另一种是对变量或指标聚类(R 型聚类),如在儿童生长发育研究中,将形态指标归于一类,而把机能指标归于另一类。聚类分析按其分类方法又分为分层聚类法(Hierarchical Cluster 也称系统聚类法)、快速聚类法等。

12.1 快速聚类法

快速聚类法也称逐步聚类法,或 K 均值聚类法(K-Means Cluster)。快速聚类的思想是:事先规定一个类内距离标准,然后选择数个距离比较远的样品作为凝聚点,也就是每一类的代表点。然后计算每一样品和这些凝聚点重心(即凝聚点的平均值)的距离,作初始归类。初始归类后再计算一次重心,随之又进行第二次归类调整,一直到所有样品再调整归类时为止。此种方法利用使类间变异与类内变异的比值极大化方法,即通过不断调整把每一个个体分散到事先已确定了的几个组中去,使组间变异尽可能大,组内变异尽可能小,使两者比值达到极大化。K-Means 聚类属于非系统聚类法,只能用于按样品聚类。

例12.1 对某小学 10 名 9 岁男生 6 个项目的智力测验的得分资料如表 12.1,现用系统聚类法对这 10 名小学生的智力状况进行聚类。

表 12.1 某小学 10 名男生 6 项智力测验记分

被测试者编号 NO.	常识 x1	算术 x2	理解 x3	填图 x4	积木 x5	译码 x6
1	14	13	28	14	22	39
2	10	14	15	14	34	35
3	11	12	19	13	24	39
4	7	7	7	9	20	23
5	13	12	24	12	26	38
6	19	14	22	16	23	37
7	20	16	26	21	38	69
8	9	10	14	9	31	46
9	9	8	15	13	14	46
10	9	9	12	10	23	46

12.1.1 操作步骤

(1)首先建立数据文件 L121.sav,定义 NO.(编号,C,2),x1(常识,N,2),x2(算术,N,2),x3(理解,N,2),x4(填图,N,2),x5(积木,N,2),x6(译码,N,2)变量。按照要求录入原始数据。如图 12.1 所示。

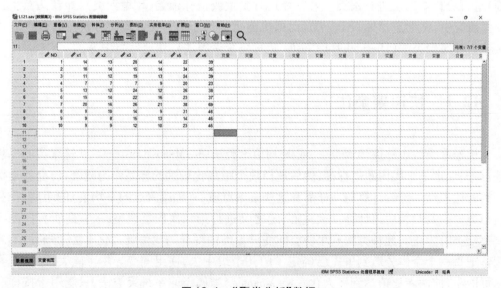

图 12.1 "聚类分析"数据

(2)根据表中数据建立数据文件,为消除各个变量量钢的差异,也对各数值型变量作标准化处理,可执行"分析(Analyze)|描述统计(Descriptive Statistics|)描述

（Descriptive）"命令,在打开的"描述"（Descriptive）对话框中选择"将标准化值另存为变量"（Save standardize values as variables）选项,将 x1 ~ x6 选入分析变量框,计算各变量的 Z 得分。各变量的 Z 得分分别为 Zx1,Zx2,Zx3,Zx4,Zx5,Zx6。这里不做。

（3）单击"分析"（Analyze）菜单中的"分类"（Classify）子菜单,然后单击"K–均值聚类分析"（K–Means Cluster…）选项,系统弹出"K 均值聚类分析"（K–Means Cluster Analysis）对话框,如图 12.2 所示。

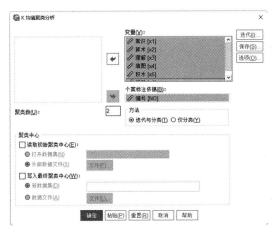

图 12.2　"K 均值聚类分析"对话框

（4）选择 x1 ~ x6 各变量移入聚类分析变量［Variable(s)］框中。选择一个标记变量编号（NO）移入"个案标注依据"（Label Case by）中。

（5）在"聚类数"（Number of Cluster）框中指定聚类数,系统默认的聚类数为 2。这里指定 4 类。在"方法"（Method）框中有两种聚类方法:迭代与分类（Iterate and classify）是先定初始类别中心点,然后按 K–Means（快速聚类）算法作迭代分类,迭代过程中不断地更新聚类中心,为系统默认方式;"仅分类"（Classify only）是仅按初始类别中心点分类,聚类中心始终不变,本例选择系统默认方式。

（6）单击主对话框中的"迭代"（Iterate…）按钮,系统弹出"K–均值聚类分析:迭代"（K–Means Cluster Analysis:Iterate）对话框,如图 12.3,用来设置迭代参数。

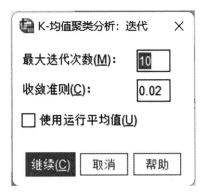

图 12.3　"K–均值聚类分析:迭代"对话框

1）最大迭代次数（Maximum Iterations），系统默认值为 10。

2）收敛准则（Convergence Criterion）：指定聚类判据，系统默认值为 0.02；输入一个不超过 1 的正数作为判定迭代收敛的标准。缺省的收敛标准值为 0.02，表示当两次迭代计算的聚心之间距离的最大改变量小于初始聚心间最小距离的 2% 时终止迭代。

3）使用运行平均值（Use running means）：限定在每个观测量被分配到一类后即刻计算新的类中心。并且数据文件中观测量的次序可能会影响聚心。不选择此项则在所有观测量分配完后再计算各类的聚心，可以节省迭代时间。

本例选择系统默认方式，单击"继续"（Continue）按钮返回主对话框。

（7）单击聚类中心（Centers>>）按钮，则"K-均值聚类分析"对话框向下延展。用于从外部数据文件中指定初始中心。

读取初始聚类中心（Read initial from）：选择此项并单击右边"文件"（File）按钮，在其中选择事先保存着初始聚心数据的文件，该文件中的观测量将作为当前聚类分析的初始聚心。写入最终聚类中心（write final as）：选择此项并单击右边的"文件"（File）按钮，在其中指定路径和文件名，将当前聚类分析的最终聚心数据保存到该文件中，提供给别的样品聚类分析时作为初始中心数据使用。

（8）单击主对话框中的"保存"（Save…）按钮，系统弹出"K-均值聚类：保存新变量"（K-Means Cluster：Save New Variables）对话框，如图 12.4 所示，本对话框用来定义将要存储在原始数据的新变量。

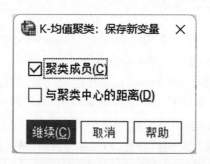

图 12.4 "K-均值聚类：保存新变量"对话框

1）聚类成员（Cluster membership）：聚类结果；在工作文件中建立一个名为"gC1_1"的新变量，其值为各观测量的类别，如事先指定的聚类数为 m，则其值为 $1, 2, \cdots, m$。

2）与聚类中心距离（Distance from cluster center）：距聚类中心的距离。变量名为"gC1_2"的新变量，其值为各观测量与所属聚类中心之间的欧氏距离。

本例选择聚类成员（Cluster membership），单击"继续"（Continue）按钮返回主对话框。

（9）单击主对话框中的"选项"（Options…）按钮，系统弹出"K-均值聚类分析：选项"（K-Means Cluster Analysis：Options）对话框，如图 12.5 所示。

本对话框共有两组选项。

1）统计（Statistics）

● 初始聚类中心（Initial cluster centers）：输出初始聚心。

● ANOVA 表（ANOVA table）：输出方差分析表。

● 每个个案的聚类信息（Cluster information for each case）：显示每个观测量的聚类信息，包括各观测量最终被聚入的类别、各观测量与最终聚心之间的欧氏距离，以及最终各类聚心之间的欧氏距离。

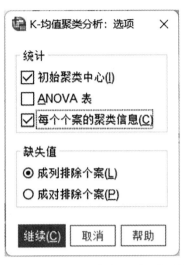

图 12.5　"K-均值聚类分析:选项"对话框

2）缺失值（Missing Values）：缺失值的处理方法。

● 成列排除个案（Exclude cases list wise）：将带有缺失值的观测量从分析中剔除,为系统默认方式。

● 成对排除个案（Exclude cases pair wise）：只有当一个观测量的全部聚类变量值均缺失时才将其从分析中剔除。

（10）本例选择全部统计量,单击"继续"（Continue）按钮返回主对话框。单击"确定"（OK）按钮提交系统运行。

12.1.2　结果及解释

（1）系统给出各类初始聚类中心,见表 12.2。

表 12.2　初始聚类中心

个案	聚类			
	1	2	3	4
常识	20	10	9	7
算术	16	14	8	7

续表 12.2

个案	聚类			
	1	2	3	4
理解	26	15	15	7
填图	21	14	13	9
积木	38	34	14	20
译码	69	35	46	23

（2）迭代历史表,给出迭代过程中各类聚心的演变,见表 12.3。

表 12.3　迭代历史记录[a]

迭代	聚类中心中的变动			
	1	2	3	4
1	0.000	9.009	7.476	0.000
2	0.000	1.828	5.991	0.000
3	0.000	0.000	0.000	0.000

注:a.由于聚类中心中不存在变动或者仅有小幅变动,因此实现了收敛。任何中心的最大绝对坐标变动为 0.000。当前迭代为 3。初始中心之间的最小距离为 22.068。

第 1 次迭代,4 类聚类中心的变化分别为 0.000,9.009,7.476,0.000。

第 2 次迭代,4 类聚类中心的变化分别为 0.000,1.828,5.991,0.000。

第 3 次迭代,4 类聚类中心的变化分别为 0.000,0.000,0.000,0.000。

经 3 次迭代,达到聚类中心的变化小于 0.001 的要求,迭代结束。

表 12.3 注释指出聚类过程经 3 次迭代就终止了,4 类中心的变化已经很小,迭代计算完成。四类聚类中心的初始聚类中心之间的最小距离为 22.068。

表 12.4 指出聚类后各样品所隶属的类,从表中可以看到,各个样品共分 4 类。7 号是第 1 类,1,2,3,5,6,8 是第 2 类;9,10 是第 3 类,4 是第 4 类。表中最后一列给出了各观测量与各类的聚心之间的欧氏距离,将距离较近的归为一类。并将表中最后两列的数据分别作为变量 gC1_1 和 gC1_2 的观测值保存于当前工作文件中。

表 12.4　聚类成员表

个案号	编号	聚类	距离
1	1	2	9.142
2	2	2	10.420
3	3	2	3.452
4	4	4	0.000

续表 12.4

个案号	编号	聚类	距离
5	5	2	4.031
6	6	2	8.461
7	7	1	0.000
8	8	2	11.983
9	9	3	5.000
10	10	3	5.000

最终聚类中心(Final Cluster Centers)表,列出最终的类中心之间的距离,与初始聚类中心表 12.5 相比较,聚类中心数值发生了变化。

表 12.5 类间最终中心距离

聚类	1	2	3	4
1		34.505	36.510	56.524
2	34.505		13.931	23.592
3	36.510	13.931		24.207
4	56.524	23.592	24.207	

给出类间的距离,可见第 1 类与第 4 类之间的聚类最大,其值为 56.524。

表 12.6 中对 6 个指标进行方差分析的结果,F 值的算法是聚类间的均方(MS)与聚类内均方(MS)的比值。F 值大、P 值小的指标,在聚类中有统计学意义。从表中可以看出,算术、填图、译码在各聚类之间有统计学意义,其 P 值分别为 0.008、0.0420、0.000,均小于 0.05,说明这 3 个指标能够很好地区分各类,类间的差异足够大。各指标方差分析,在本节只具有描述含义,主要是为了达到组间变异与组内变异的比值极大化的目的,而不是用于检验各聚类的均值是否不同。

表 12.6 方差分析

	聚类		误差		F	显著性
	均方	自由度	均方	自由度		
常识	36.522	3	10.889	6	3.354	0.097
算术	21.500	3	2.000	6	10.750	0.008
理解	85.922	3	24.972	6	3.441	0.092
填图	28.133	3	5.417	6	5.194	0.042
积木	97.556	3	25.972	6	3.756	0.079
译码	391.867	3	11.667	6	33.589	0.000

由于已选择聚类以使不同聚类中个案之间的差异最大化,因此 F 检验只应该用于描述目的。实测显著性水平并未因此进行修正,所以无法解释为针对"聚类平均值相等"这一假设的检验。

表 12.7 中给出了每类样品数。第 1 类只有 1 个样品,即第 7 号。

表 12.7　每个聚类中的个案数目

		数目
聚类	1	1
	2	6
	3	2
	4	1
有效		10
缺失		0

12.2　系统聚类分析

12.2.1　操作步骤

系统聚类的思想:先将 n 个样品(或指标)各自看成一类;选择相似程度最大的(距离系数最小或相关系数最大)的样品(或指标)对作为一类;然后选择相似程度次大样品(或指标)对再归类,如此继续,这样直到所有样品(或指标)合并为一类为止。在系统(分层)聚类分析中,用户事先无法确定类别数,系统将所有例数调入内存,且可以执行不同的聚类算法。系统聚类分析有两种形式:一种是对研究对象本身进行分类,对样品进行聚类,称为 Q 型聚类;另一种是对研究对象的观察指标进行分类,称为 R 型聚类。本例以 R 型聚类为例进行介绍。

(1)建立数据文件,现仍以上例数据为例,进行指标聚类,找出类似特性的指标。

(2)执行"分析(Analyze)菜单中的分类(Classify)|系统聚类(Hierarchical Cluster…)"选项,弹出"系统聚类分析"(Hierarchical Cluster Analysis)对话框,如图 12.6。

(3)从源变量列表中选择需聚类分析的变量移入"变量"(Variables)框中。这里选择 x1,x2,x3,x4,x5,x6 变量进入"变量"(Variables)框内。

(4)如按"个案"(Case)聚类,可选择一个字符型标记变量移入"个案标注依据"(Label Case by)框中,这里不选。

(5)在聚类(Cluster)处选择聚类类型

● 个案(Cases):计算观测量之间的距离,进行观测量聚类。

● 变量(Variables):计算变量之间的距离,进行变量聚类。本例选择变量聚类。

（6）在"显示"（Display）框中选择显示内容,其中两个选项皆为系统默认选项。

统计（Statistics）,显示统计量值,图（Plots）,显示图形。

（7）单击"统计"（Statistics…）按钮,系统弹出"系统聚类分析:统计"（Hierarchical Cluster Analysis:Statistics）对话框,如图 12.7 所示。

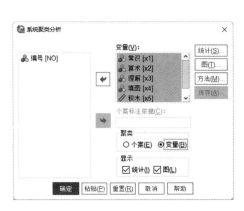

图 12.6　"系统聚类分析"对话框

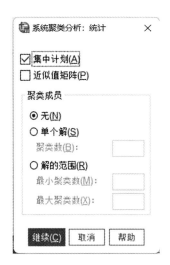

图 12.7　"系统聚类分析:统计"对话框

本对话框用来进行统计量选择,共有三组选项。

1）集中计划（Agglomeration schedule）:输出聚类进度,系统默认选项,输出一张概述聚类进度的表格,反映聚类过程中每一步样品或类的合并情况。

2）近似值矩阵（Proximity matrix）:要求输出距离矩阵,显示各项间的距离;如在"聚类方法"中选择最近邻法（Nearest neighbor）及皮尔逊相关系数（Pearson correlation）,则输出变量之间的相关系数。

3）聚类成员（Cluster Membership）:显示聚类结果,包括 3 个选项。

①无（None）:不输出样品隶属类表,为系统默认选项。

②单个解（Single solution）:选择此选项并在右边的"聚类数"（Cluster）框中指定表示分类数的一个大于 1 的整数,则输出各样品或变量的隶属表。按输入的固定类别数聚类。此时将输出每类中的变量。

③解的范围（Range of solutions）:选择此选项并在下边的最小聚类数、最大聚类数的两个小框中分别输入两个数值 m 和 n,表示分别输出样品或变量的分类数从 m 到 n 的各种分类的隶属表。

本例选择近似值矩阵及集中计划,单击"继续"（Continue）按钮返回主对话框。

（8）单击"图"（Plots）按钮,打开"图"对话框,本对话框用来进行统计图形选择,如图 12.8 所示。

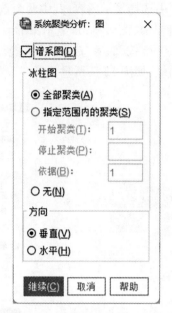

图 12.8 "系统聚类分析:图"对话框

1)谱系图(Dendrogram):也称龙骨图,选择此项输出反映聚类结果的龙骨图。

2)在冰柱图(Icicle)栏中有 3 个选项。

①全部聚类(All Clusters):显示全部聚类结果的冰柱图。

②指定范围内的聚类(Specified Range of Clusters):限制聚类解范围,在下面的开始聚类(Start)、停止聚类(Stop)、依据(By)的 3 个小框中分别输入 3 个正整数值 m,n,s,表示从最小聚类解 m 开始,以增量 s 为步长,到最大聚类解 n 为止。

③无(None):不作图。

3)方向(Orientation):选择输出冰柱图方向,有:垂直冰柱图(Vertical),默认;水平冰柱图(Horizontal)。

本例选择谱系图(Dendrogram),单击"继续"(Continue)按钮返回主对话框。

(9)单击"方法"(Method…)按钮,系统弹出"系统聚类分析:方法"(Hierarchical Cluster Analysis:Method)对话框,如图 12.9 所示。

本对话框用来进行聚类方法的选择,共有四组选项。

1)聚类方法(Cluster Method):

①组间连接(Between-groups linkage):为系统默认方式,合并两类使得两类间的平均距离最小。

②组内连接(Within-groups linkage):合并两类使得合并后的类中所有项间的平均距离最小。

③最近邻元素(Nearest neighbor):也称为最近距离法,定义类与类之间的距离为两类中最近的样品之间的距离。

④最远邻元素(Furthest neighbor):也称为最远距离法,定义类与类之间的距离为两

类中最远的样品之间的距离。

⑤质心聚类(Centroid clustering)：定义类与类之间的距离为两类中各样品的重心之间的距离。

⑥中位数聚类(Median Clustering)：定义类与类之间的距离为两类中各样品的中位数之间的距离。

⑦瓦尔德(Ward's method)：聚类中使类内各样品的方差最小,类间方差尽可能大。

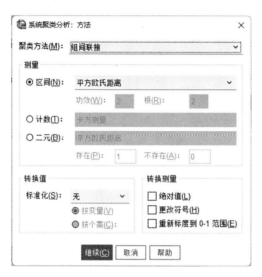

图 12.9　"系统聚类分析:方法"对话框

2)测量(Measure)：距离测度方法,用于选择距离测度方法。

①区间(Interval)：当参与聚类分析的变量为间隔测度的连续型变量时,可以单击框边的箭头展开下拉式列表,从中选择距离测度方法,其中有：

- 欧氏距离(Euclidean distance)。
- 平方欧氏距离(Squared Euclidean distance)：此选项为系统默认。
- 余弦相似测度(Cosine)：两个向量之间的夹角余弦值。
- 皮尔逊相关性(Pearson correlation)。
- 切比雪夫(Chebychev)：两项间的距离是任意一个变量值之差的最大绝对值。
- 块(Block)：两项间的距离是每一个变量值之差的绝对值总和。
- 明可夫斯基距离(Minkowski)：两项间的距离是每一个变量值的 p 次方值之差的绝对值 p 次方根。
- 定制(Customized)：此项可自定义距离,两项间的距离是每一个变量值的 p 次方值之差的绝对值 r 次方根。

②计数(Counts),参与聚类分析的变量为频数计数变量时,单击框边箭头展开下拉式列表,从中选择测度计数数据的不相似性方法,其中有：

- 卡方测量(Chi-square measure)：测度值等于卡方值的算术根。
- Phi 平方测量(Phi-square measure)：Phi-square measure 系数。ϕ^2 测度系数,ϕ^2 测

度值等于 ϕ^2 系数值的算术根。

③二元(Binary):参与聚类分析的变量是二元变量时,单击框边箭头展开下拉式列表,从中选择二值数据的不相似性测度。对二元变量作聚类分析时,将对每一项对建立一个 2×2 的列联表,并根据该表计算距离测度。默认情况下,以"1"表示某项"具有某特征",以"0"表示某项"不具有某特征"。可以在下边的"存在"(Present)和"不存在"(Absent)框中改变数值。二值数据的不相似性测度常见的方法如下。

- 二值欧氏距离(Euclidean distance);二值欧氏距离平方(Squared Euclidean distance)。
- 大小差测度(Size difference):用最小值为 0,无上限测度的不相似性。
- 型差异测度(Pattern difference):范围为 0~1 测度的不相似性。
- 变差测度(Variance):测度最小值为 0,无上限,是一种不相似性测度。
- 兰斯–威廉斯测度(Lance and Williams):该测度范围为 0~1。

3)转换值(Transform Values),选择对变量或对观测量的数据标准化方法。数据标准化对二元变量无效。

- 无(None):不进行转换;为系统默认选项。
- Z 得分(Z scores):把数值标准化到 Z 分数。
- 范围–1 到 1(Range –1 to 1):把数值标准化到–1~+1 范围内。
- 最大量级为 1(Maximum magnitude of 1):把数值标准化到最大值为 1。
- 范围 0 到 1(Range 0 to 1):把数值标准化到 0~1 的范围内。对正在被标准化的变量或观测量的值减去最小值,然后除以范围。
- 平均值为 1(Mean of 1):把数值标准化到一个均值为 1 的范围内,对正在被标准化的变量或观测量的值除以这些值的均值。
- 标准差为 1(Standard deviation of 1):把数值标准化到标准差为 1。

在选择标准化方法之后,要在选择框下的两个单选项中选择"按变量"(By Variable)、"按观测量"(By case)施行标准化。

4)转换测量(Transform Measures):在距离测度选择完毕后,对距离测度的结果进行测度转换。

- 绝对值(Absolute values):绝对值转换法,把距离值标准化。
- 更改符号(Change sign):变号转换法,把相似性值变为不相似性值,或相反。
- 重新标度到 0~1 范围(Rescale to 0~1 range):重新调节测度值到范围 0~1 转换法,通过去除最小值然后除以范围的方法使距离标准化。

本例选择"组间连接"(Between–groups linkage)方法进行聚类;在选择"测量"技术上,选择"皮尔逊相关性"(Pearson correlation)。

当选择按观测值聚类,单击"保存"(Save…)按钮,系统弹出"系统聚类分析:保存"(Hierarchical Cluster Analysis:Save New Variables)对话框,如图 12.10,用来定义将要存储到原始数据中的新变量。

本对话框中"聚类成员"(Cluster Membership)栏中各选项与上面的统计量对话框的相应栏中各选项意义相同,这里做出选择后,各样品或变量的归类结果将被保存于当前文件中。

本例不进行选择,单击"继续"(Continue)按钮返回主对话框。

单击"确定"(OK)按钮提交系统运行。

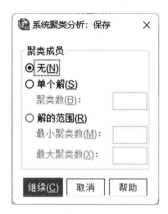

图 12.10 "系统聚类分析:保存"对话框

12.2.2 结果及解释

以下为系统运行结果。

观测量概述(Case Processing Summary)表,如表 12.8 所示。近似值矩阵如表 12.9 所示。

表 12.8 个案处理摘要[a]

	有效		缺失		总计	
	个案数	百分比	个案数	百分比	个案数	百分比
10	100.0	0	0.0	10	100.0	

注:a. 平均连接(组间)。

表 12.9 近似值矩阵

个案	矩阵文件输入					
	常识	算术	理解	填图	积木	译码
常识	1.000	0.834	0.812	0.873	0.405	0.530
算术	0.834	1.000	0.782	0.830	0.694	0.450
理解	0.812	0.782	1.000	0.709	0.278	0.445
填图	0.873	0.830	0.709	1.000	0.456	0.637
积木	0.405	0.694	0.278	0.456	1.000	0.500
译码	0.530	0.450	0.445	0.637	0.500	1.000

输出变量相关系数,可见填图和常识之间相关系数最大。

聚类进度(Agglomeration Schedule)表,如表 12.10 所示。

表 12.10 集中计划

阶段	组合聚类		系数	首次出现聚类的阶段		下一个阶段
	聚类 1	聚类 2		聚类 1	聚类 2	
1	1	4	0.873	0	0	2
2	1	2	0.832	1	0	3
3	1	3	0.768	2	0	4
4	1	6	0.516	3	0	5
5	1	5	0.467	4	0	0

聚类过程进度表列出聚类中变量合并的顺序,本例中共有 6 个变量(观测量),经过 5 步聚类,所有的观测量被合并为一类。表中各项含义为:Stage——聚类阶段,即聚类过程中的步数。Cluster Combined——聚类合并,即将 Cluster 1 与 Cluster 2 合并。Coefficients——距离测度系数。Stage Cluster First Appears——首次出现复聚类的阶段。Cluster 1 和 Cluster 2 二者皆为 0,表示两个变量的合并;其中一个为 0,另一个不为 0,表示变量与类的合并;二者皆不为 0,表示类与类的合并。Next Stage——下一阶段,表示下一步复聚类将出现的阶段。从表中数值可见,第一步,首先将变量 x1、x4 合并为一类 G1(Stage Cluster First Appears 列中 Cluster 1=0,Cluster 2=0),出现复聚类的下一阶段为第 2 步,因此,进行第 2 步合并,将变量 x2 并入 G1 类(Stage Cluster First Appears 列中 Cluster 1=1,Cluster 2=0),形成类 G2,下一阶段的复聚类将出现第 3 步;第 3 步将距离最近(0.768)的变量 x3 合并到一类到 G2(Stage Cluster First Appears 列中 Cluster 1=2,Cluster 2=0),形成 G3 类;如此等等,聚类过程中,Coefficients 的数值逐渐变大(相关系数逐渐变小),表明聚类开始时,样品或类间差异较小,聚类结束时,类与类之间的差异较大,它体现聚类分析的基本思想。

根据组间平均连接值所作的垂直聚类图,明确表示不同分类数所对应的分类状态(表 12.11)。

聚为 1 类,(积木、译码、理解、算术、填图、常识)。

聚为 2 类,(积木)、(译码、理解、算术、填图、常识)。

聚为 3 类,(积木)、(译码)、(理解、算术、填图、常识)。

聚为 4 类,(积木)、(译码)、(理解)、(算术、填图、常识)。

聚为 5 类,(积木)、(译码)、(理解)、(算术)、(填图、常识)。

表 12.11 垂直冰柱图（Vertical）

Number of clusters	case									
	积木		译码		理解		算术		填图	常识
1	×	×	×	×	×	×	×	×	×	×	×
2	×		×	×	×	×	×	×	×	×	×
3	×		×		×		×	×	×	×	×
4	×		×		×		×	×	×	×	×
5	×		×		×		×		×	×	×

从图 12.11 可以清楚地看出各样品的归属,直观地显示了聚类的过程。根据图形可知,水平尺度为重新刻画过尺度的类间距离,如聚为 3 类,则 x1、x4、x2、x3 为第 1 类,x5 为第 2 类,x6 为第 3 类。

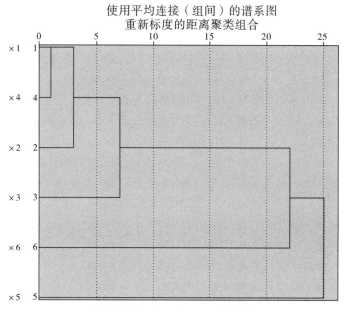

图 12.11 Dendrogram 龙骨图

使用不同的聚类方法会得出不同的分类结果,如对结果不太满意时可选用其他聚类方法将各种结果加以比较。参与聚类变量的量纲不同(如单位不同)会导致错误的聚类结果,因此在聚类过程进行之前必须对变量值进行标准化,即消除量纲的影响。不同方法进行标准化,会导致不同的聚类结果。因此在选择标准化方法时要注意变量的分布,如果是正态分布应该采用 Z 分数法。如果参与聚类的变量量纲相同,可以使用系统默认值 None,即不进行标准化。

12.3　判别分析

判别分析目前在医学科研中得到广泛应用,常需要判定所研究的现象或事物的归属问题。例如,医生对病人病情的诊断,需要根据观察到的病症的一些指标(如体温、脉搏、血压等)判断病人患何种病;不仅在于它所建立的判别式可用于临床辅助诊断,而且判别分析可分析出各种因素对特定结果的作用力大小,因此可以用于病因学或疾病预后的推测。判别分析按照已知分类的多少,分成两组判别和多组判别;按照区分总体所用的数学模型分为线性判别和非线性判别;按照判别方法分为逐步判别和序贯判别;按照判别准则分为距离判别、贝叶斯(Bayes)判别和费歇(Fisher)判别等。

例 12.2　现有已分类的健康人 11 人,硬化症患者 7 人,冠心病患者 5 人,这 23 个人的心电图的 5 个指标如表 12.12,找出区分这三类人的方法。

表 12.12　三类判别 23 个人的心电图的 5 个指标数据

原类号	例号	x1	x2	x3	x4	x5
1	1	8.11	261.10	13.23	6.00	7.36
1	2	9.36	185.39	9.02	5.66	5.99
1	2	9.85	249.58	15.61	6.06	6.11
1	4	2.55	137.13	9.21	6.11	4.35
1	5	6.01	231.34	14.27	5.21	8.79
1	6	9.64	231.38	13.03	4.88	8.53
1	7	4.11	260.25	14.72	5.36	10.02
1	8	8.90	259.51	14.16	4.91	9.79
1	9	7.71	273.81	16.01	5.15	8.79
1	10	7.51	303.59	19.14	5.70	8.53
1	11	8.06	231.03	14.41	5.72	6.15
2	1	6.80	308.90	15.11	5.52	8.49
2	2	8.68	258.69	14.02	4.79	7.16
2	3	5.67	355.54	15.13	4.97	9.43
2	4	8.10	476.69	7.38	5.32	11.32
2	5	3.71	316.12	17.12	6.04	8.17
2	6	5.37	274.57	16.75	4.98	9.67
2	7	9.89	409.42	19.47	5.19	10.49
3	1	5.22	330.34	18.19	4.96	9.61
3	2	4.71	331.47	21.26	4.30	13.72
3	3	4.71	352.50	20.79	5.07	11.00
3	4	3.36	347.31	17.90	4.65	11.19
3	5	8.27	189.59	12.74	5.46	6.94

12.3.1　操作步骤

（1）首先建立数据文件，定义变量为：原类号（N，2）、例号（N，2），x1～x5（n，5，2）。在原类号中定义数值标签，1 为健康人，2 为硬化症患者，3 为冠心病患者。按照要求录入原始数据。如图 12.12 所示。

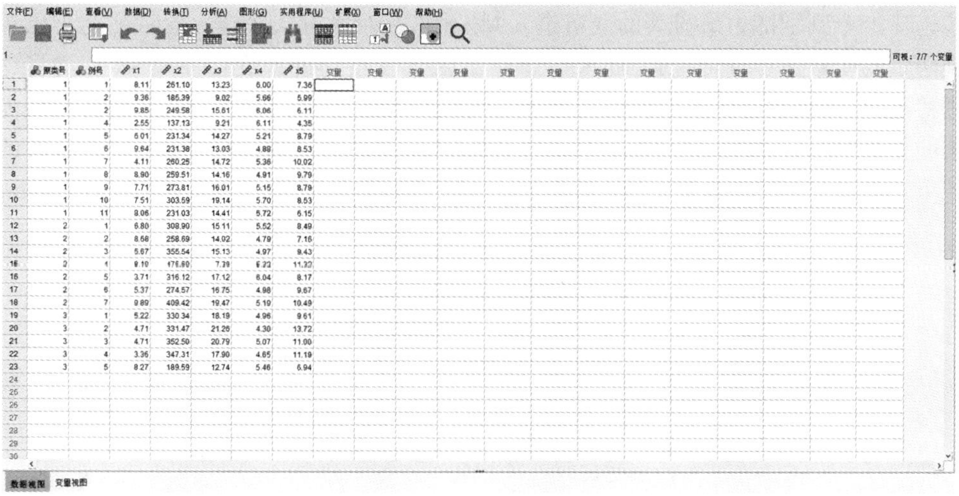

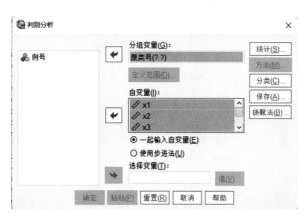

图 12.12　判别分析数据

（2）执行"数据分析（Analyze）菜单｜聚类分析（Classify）子菜单｜判别分析（Discriminant…）命令"，系统弹出"判别分析"（Discriminant Analysis）对话框，如图 12.13 所示。

图 12.13　"判别分析"对话框

（3）单击"原类号"进入"分组变量"（Grouping Variable）框，并单击"定义范围"（Define Range）按钮，在弹出的"判别分析：定义范围"（Discriminant Analysis：Define Range）对话框中键入分组的取值，在"最小值"（Minimum）中键入 1，在"最大值"

（Maximum）中键入 3，单击"继续"（Continue）按钮返回主对话框。

（4）从源变量框中选择参与判别分析的数值型变量移入"自变量"（Independents）框中，这里选择 x1～x5。"自变量"框下有两个单选项，对数据变量系统提供两种判别方式。

1）一起输入自变量（Enter independent together）：使所有自变量进行判别分析，建立全模型。这是系统默认的选项。

2）使用步进方法（Use stepwise method）：步进判别法的基本思想与逐步回归一样，每一步选择一个判别能力最显著的变量进入判别函数，而且每次在选入变量之前对已进入判别函数的变量逐个进行检验，如果某个变量因新变量的进入变得不显著时，就将这个变量移出，直到判别函数中仅保留有显著的判别能力的变量。通过步进判别将判别能力显著的变量"筛选"出来，建立"最优"的判别函数。这种方法有利于提高判别函数的判别能力。此时可单击"方法"（Method…）按钮，系统"判别分析：步进法"（Discriminant Analysis：Stepwise Method）对话框，如图 12.14 所示。

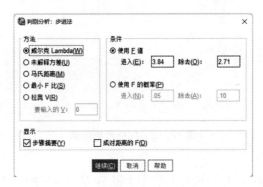

图 12.14 "判别分析：步进法"对话框

（5）方法（Method）：选择判别方法。

● 威尔克 lambda（Wilk's lambda）：使 Wilk 的统计量最小化法；每步选择 Wilk's 统计量值最小的变量进入判别函数，此选项为系统默认。

● 未解释方差（Unexplained variance）：每步选择类间不可解释的方差和最小的变量进入判别函数。

● 马氏距离（Mahalanobis distance）：使最近两类间的 Mahalanobis 距离最大化法。马氏距离是确定自变量中有多少观测量值不同于全部观测量平均值的一种测度，在一个或多个自变量中把马氏距离大的观测量视为具有极端值的观测量。邻近类间马氏距离最大的变量进入判别函数。

● 最小 F 比（Smallest F ratio）：使任何两类间最小的 F 值最大化法；每步选择根据类间 Mahalanobis 距离计算的"最小 F 比"达到最大的变量进入判别函数。

● 拉奥 V（Rao's V）：使 Rao's V 统计量最大化。拉奥 V 统计量值是类间均值差异的测度。每步选择使拉奥 V 值的增量最大化的变量进入判别函数。选择此项后，需在下面的"要输入的 V"中指定一个 V 值最小增量值，当变量的 V 值增量大于这个指定增量值时，该变量进入判别函数。

1）标准（Criteria）：选择逐步判别的判据。用于决定终止逐步判别的临界值。

● 使用 F 值（Use F value）：这是系统默认选项，默认值进入为 3.84，除去为 2.71；当一个变量的 F 统计量值大于指定的进入值时，选择这个变量进入判别函数，当变量的 F 值小于指定的除去值时，这个变量将被从判别函数移出。进入值应大于除去值。

● 使用 F 的概率（Use probability of F）：使用 F 的概率决定变量进入或移出判别函数。默认进入为 0.05，移出为 0.10。

2）显示（Display）：显示内容。

● 步骤摘要（Summary）：选择变量的小结；显示每步选择变量之后各变量的统计量概述结果，包括显著性水平等。

● 成对距离 F（F for pairwise distances）：显示类之间的两两 F 比值矩阵。

● 本例选择自变量全部进入（Enter independent together）。

本例不进行选择。单击"继续"（Continue）返回主对话框。

（6）单击"统计"（Statistics …）按钮，系统弹出"判别分析：统计"（Discriminant Analysis：Statistics）对话框，如图 12.15，本对话框共有三组选项可供选择。

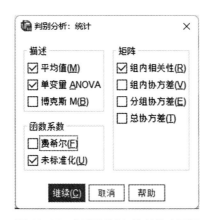

图 12.15　"判别分析：统计"对话框

1）描述（Descriptives）：描述统计量。

● 平均值（Means）：输出各自变量在各类中的观测值和全部观测量的均值、标准差。

● 单变量 ANOVA（Univariate ANOVAs）：各类中同一自变量均值进行假设检验，输出单变量方差分析表。从表中可以看出变量在判别分析中影响最大的变量，即类内均值存在统计学意义的变量。在逐步判别中将其选入判别函数。

● 博克斯（Box's M）：对每类的协方差矩阵是从同一总体中采样得来的假设进行检验，输出检验结果。

2）函数系数（Function Coefficients）

● 费希尔（Fisher's）：可以直接用于对新样本进行判别分类的费歇尔系数，对每一类都给出一组系数，并且指出该类中具有最大判别分数的观测量，本例选择。

● 未标准化（Unstandardized）：未经标准化处理的判别系数，本例选择。

3）矩阵（Matrices）：自变量的系数矩阵。

- 组内相关性（Within-groups correlation）：类内相关矩阵，本例选择。
- 组内协方差（Within-groups covariance）：类内协方差矩阵。
- 分组协方差（Separate-groups covariance）：对每类输出一个类间协方差矩阵。
- 总协方差（Total covariance）：总样本的协方差矩阵。

本例选择"平均值"（Means）及"不标准化"（Unstandardized）项，选择"组内相关性"（Within-groupscorrelation），"单变量 ANOVA"（Univariate ANOVAs），单击"继续"（Continue）按钮返回主对话框。

（7）单击判别分析"分类"（Classify…）按钮，系统弹出"判别分析：分类"（Discriminant Analysis：Classification）对话框，如图 12.16 所示。

本对话框共有 5 组选项。

1）先验概率（Prior Probabilities）

- 所有组相等（All groups equal）：各类先验概率相等；若分为 n 类，则各类先验概率均为 $1/n$。
- 根据组大小计算（Compute from group sizes）：由各类样本量占总样本量的比例计算先验概率。

2）使用协方差矩阵（Use Covariance Matrix）：选择分类使用的协方差矩阵。

- 组内（Within-groups）：使用组内协方差矩阵进行分类，此选项为系统默认。
- 分组（Separate-groups）：使用组间协方差矩阵进行分类。

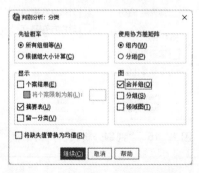

图 12.16 "判别分析：分类"对话框

3）图（Plots）：图形。

- 合并组（Combined-groups）：所有类放在一张散点图中，该图是根据前两个判别函数值作出的。如果只有一个判别函数，则显示直方图。
- 分组（Separate-groups）：对每一类生成一张散点图；这些图是根据前两个判别函数值作出的。如果只有一个判别函数，则显示直方图。
- 领域图（Territorial map）：此种统计图把一张图的平面划出与类数相同的区域，每一类占据一个区。各类的均值用星号标记出来，如果只有一个判别函数，则不显示此图。

4）显示（Display）

- 个案结果（Casewise results）：输出每个观测量的分类结果，输出每个观测量的实际类、预测类、后验概率以及判别分数。选择此项后，下面的"将个案限制为前"（Limit cases to first)选项被激活,在其后的小框中输入整数 n,表示仅对前 n 个观测量输出分类结果。

●摘要表(Summary table):输出分类的概述表,对每一类输出判定正确和错判的观测量数。

●留一分类(Leave-one-out classification):每一个观测量的分类由所有观测量获得的函数来进行。输出依据除它之外的其他观测量导出的判别函数的分类结果。

5)将缺失值替换为均值(Replace missing values with mean):用该变量的均值代替缺失值。

●本例在"图"(Plots)项选择"合并组"(Combined-groups);在"显示"(Display)项中选择"摘要表"(Summary table)。单击"继续"(Continue)按钮返回主对话框。

(8)单击"保存"(Save)按钮,系统弹出"判别分析:保存"(Discriminant Analysis: Save)对话框,如图 12.17 所示。

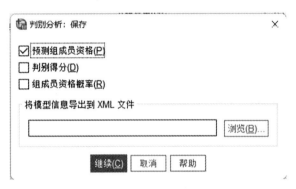

图 12.17 "判别分析:保存"对话框

本对话框用来定义将判别分析结果保存到当前工作文件中去的新变量,共有四组选项。

●预测组成员资格(Predicted group membership):要求建立一个新变量(系统默认的变量名为 disl),保存预测观测量所属类的值。

●判别得分(Discriminant scores):要求建立表明判别分数的新变量。

●组成员资格概率(Probabilities of group membership):要求建立新变量表明观测量属于某一类的概率。

●将模型信息导出到 XML 文件(Export model information to XML file):要求将模型信息输出到已经存在的文件中。

(9)选择"预测组成员资格"(Predicted group membership),单击"继续"(Continue)按钮返回主对话框。

选择变量:从源变量列表中选择一个标记变量移入"选择变量"(Value for Selection Variable)框中,如有"性别"选择后单击"值"按钮在数值框中输入 1,则仅对性别值为 1 的观测值进行分析,默认全部观测量。

(10)单击"确定"(OK)按钮提交系统运行。

12.3.2 结果及解释

以下为系统运行结果。

系统先输出参加判别分析的观测量总数为 23, 而有效观测量数为 23, 占 100%(略); 以后系统输出各变量分组的平均数及标准差的统计结果, 见表 12.13。

表 12.13 分组统计量

原类号		平均值	标准差	有效个案数(成列)	
				未加权	加权
正常人	x1	7.4373	2.33287	11	11.000
	x2	238.5555	45.03975	11	11.000
	x3	13.8918	2.88074	11	11.000
	x4	5.5236	0.44747	11	11.000
	x5	7.6736	1.80803	11	11.000
主动脉硬化患者	x1	6.8886	2.14427	7	7.000
	x2	342.8471	77.58641	7	7.000
	x3	14.9971	3.79894	7	7.000
	x4	5.2586	0.42188	7	7.000
	x5	9.2471	1.42264	7	7.000
冠心病患者	x1	5.2540	1.82185	5	5.000
	x2	310.2420	68.13816	5	5.000
	x3	18.1760	3.39008	5	5.000
	x4	4.8880	0.43814	5	5.000
	x5	10.4920	2.47790	5	5.000
总计	x1	6.7957	2.25388	23	23.000
	x2	285.8804	75.46673	23	23.000
	x3	15.1596	3.56056	23	23.000
	x4	5.3048	0.48843	23	23.000
	x5	8.7652	2.12169	23	23.000

各自变量的方差分析见表 12.14。

表 12.14　各自变量的方差分析及 λ 统计量

	威尔克 Lambda	F	自由度 1	自由度 2	显著性
x1	0.853	1.729	2	20	0.203
x2	0.598	6.712	2	20	0.006
x3	0.773	2.939	2	20	0.076
x4	0.731	3.675	2	20	0.044
x5	0.701	4.272	2	20	0.029

　　3 类人群间,变量 x2,x4,x5 间有统计学意义, λ 统计量在 0 ~ 1,它越接近 0,组间差异越有统计学意义,越接近 1 说明组间越无统计学意义。

　　表 12.15 给出自变量间相关系数矩阵。

表 12.15　合并的类内相关系数矩阵 λ 统计量

		x1	x2	x3	x4	x5
相关性	x1	1.000	0.118	−0.087	−0.135	−0.060
	x2	0.118	1.000	0.294	−0.215	0.737
	x3	−0.087	0.294	1.000	−0.207	0.410
	x4	−0.135	−0.215	−0.207	1.000	−0.648
	x5	−0.060	0.737	0.410	−0.648	1.000

　　本例有两个判别函数用于分析,特征值(Eigenvalues)为 1.378 和 0.489,方差百分比(% of Variance)为 73.8% 和 26.2%,方差累积百分比(Cumulative)为 73.8% 和 100%,典型相关系数(Canonical Correlation)为 0.761 和 0.573。见表 12.16。

表 12.16　特征值表

函数	特征值	方差百分比	累积百分比	典型相关性
1	1.378[a]	73.8	73.8	0.761
2	0.489[a]	26.2	100.0	0.573

注:a. 在分析中使用了前 2 个典则判别函数。

　　表 12.17 是对判别函数的统计学检验,组统计量进行检验的零假设为各组各变量均值相等。判别函数能否将两类很好的分开。对函数 1 到 2 进行检验,Wilks 的 λ 值等于 0.283,其值在 0 ~ 1,值接近于 0 表示组均值不同,值接近 1 表示组均值没有不同(等于 1 表明所有均值相同),卡方值为 22.753,自由度为 10,概率 Sig = 0.012,第 2 个判别函数 $P < 0.15$,从而可认为判别函数均有效。

表 12.17   λ 值表

函数检验	威尔克 Lambda	卡方	自由度	显著性
1 至 2	0.283	22.753	10	0.012
2	0.672	7.163	4	0.127

由表 12.18 给出的标准化典型判别函数系数可知,判别函数为

$$F_1 = 0.638x1 - 01.556x2 - 0.174x3 + 1.074x4 + 1.458x5;$$
$$F_2 = -0.243x1 - 0.990x2 + 0.453x3 - 0.083x4 + 0.909x5;$$

系数说明 x2 的影响大于其他变量;根据各变量数值代入这个判别函数可以计算出判别分数。

表 12.18   标准化典型判别函数系数

	函数	
	1	2
x1	0.638	−0.243
x2	−1.556	−0.990
x3	−0.174	0.453
x4	1.074	−0.083
x5	1.458	0.909

结构矩阵是参与判别的变量与标准化判别函数之间的合并类内相关系数,变量按相关系数的绝对值大小排列,表明判别变量与判别函数之间的相关性,从表 12.19 可知,x2 与 x5 与判别函数 F_1 关系密切,x1,x3,x4 与 F_2 的关系密切。若要得到标准化典型判别函数值,代入函数的自变量必须是标准化后的值。

表 12.19   结构矩阵

	函数	
	1	2
x2	−0.688*	−0.198
x5	−0.493*	0.433
x3	−0.311	0.573*
x4	0.413	−0.520*
x1	0.237	−0.442*

注:判别变量与标准化典型判别函数之间的汇聚组内相关性。

变量按函数内相关性的绝对大小排序。

*.每个变量与任何判别函数之间的最大绝对相关性。

由表 12.20 给出的非标准化典型判别函数系数可知,判别函数为
$$F_1 = 0.292x1 - 0.025x2 - 0.535x3 + 2.452x4 + 0.783x5 - 13.789$$
$$F_2 = -0.111x1 - 0.016x2 + 0.138x3 - 0.188x4 + 0.488x5 + 0.010$$
根据各变量数值代入这个判别函数可以计算出判别分数。

表 12.20　典型判别函数系数

	函数	
	1	2
x1	0.292	−0.111
x2	−0.025	−0.016
x3	−0.053	0.138
x4	2.452	−0.188
x5	0.783	0.488
(常量)	−13.789	0.010

注:未标准化系数。

表 12.21 给出按照非标准判别函数计算的函数类心,即利用判别函数在各类均值处的判别分数值。如正常人类中心函数值为 y1 = 1.139,y2 = 0.236。

表 12.21　组质心处的函数

原类号	函数	
	1	2
正常人	1.139	−0.055
主动脉硬化患者	−1.148	−0.710
冠心病患者	−0.900	1.115

注:按组平均值进行求值的未标准化典型判别函数。

表 12.22 给出各类的先验概率,先验概率皆为 0.333,给出每组观测量数目和权重。

表 12.22　组的先验概率表

原类号	先验	在分析中使用的个案	
		未加权	加权
正常人	0.333	11	11.000
主动脉硬化患者	0.333	7	7.000
冠心病患者	0.333	5	5.000
总计	1.000	23	23.000

由表 12.23 给出的分类函数系数可知,Fisher 判别函数如下:

$$F_1 = -367.002 + 7.456x1 - 0.480x2 + 0.266x3 + 101.366x4 + 29.601x5;$$
$$F_2 = -335.731 + 6.860x1 - 0.411x2 + 0.297x3 + 95.881x4 + 27.491x5;$$
$$F_3 = -339.243 + 6.730x1 - 0.447x2 + 0.535x3 + 96.145x4 + 28.575x5;$$

判别函数用于观察单位分类,将观察单位的各指标分别代入 3 个判别函数中,可求出 3 个判别函数值,哪一个判别函数值最大,该观察单位就属于哪一类。

表 12.23　分类函数系数

	原类号		
	正常人	主动脉硬化患者	冠心病患者
x1	7.456	6.860	6.730
x2	−0.480	−0.411	−0.447
x3	0.266	0.297	0.535
x4	101.366	95.881	96.145
x5	29.601	27.491	28.575
（常量）	−367.002	−335.731	−339.243

注:费希尔线性判别函数。

12.3.3　判别分类图

以 0 为原点,可将 D 值划分为 4 个象限,落在 Ⅰ、Ⅳ 象限者被判为第 1 类,第 Ⅱ 象限被判为第 3 类,落在第 Ⅲ 象限者被判为第 2 类。

12.3.4　判别符合率表

如表 12.24 所示。

表 12.24　分类结果[a]

原类号		预测组成员信息			总计
		正常人	主动脉硬化患者	冠心病患者	
原始	计数				
	正常人	11	0	0	11
	主动脉硬化患者	0	6	1	7
	冠心病患者	1	0	4	5
	百分比				
	正常人	100.0	0.0	0.0	100.0
	主动脉硬化患者	0.0	85.7	14.3	100.0
	冠心病患者	20.0	0.0	80.0	100.0

注:正确地对 91.3% 个原始已分组个案进行了分类。

　　根据建立的判别函数,将所有观察值代入判别函数,就形成了判别分类,将判别分类与原分类对照可得到判别符合率,本例为 91.3%,符合率越高,说明判别效果越好。

　　系统输出了判别分析的结果,结合原始数据中的判别回代结果可知,正常组判别正确率为 100%,硬化组为 71.4%,冠心病判别正确率为 80%,总判别率为 87%。如图 12.18 所示。

　　同时,系统将判别的结果以 dis_1 变量存储在原始数据中。

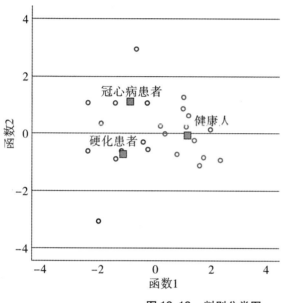

图 12.18　判别分类图

第 13 章

因子分析与主成分分析

因子分析是从多个实测的原始变量中提取出较少的、互不相关的、抽象的综合指标即因子,每个原变量可用这些提取的公共因子的线性组合表示。在科研中往往需要收集大量数据指标(变量)以便进行分析,寻找规律。多变量大样本研究提供丰富的信息的同时,也在一定程度上增加了数据采集的工作量,增加了问题分析的复杂性。由于各变量之间可能存在一定的相关性,收集到的数据包含的信息有一部分可能是重复的,因此有可能用较少的综合指标(因子)分别综合存在于各变量中的各类信息,而综合指标之间彼此不相关,即各指标代表的信息不重叠,这几个因子可以高度地概括大量数据中的信息,既减少了变量个数,同样地又能再现变量之间的内在联系。这样可以根据专业知识和指标所反映的独特含义对综合指标给予命名。这种分析方法称为因子分析,代表各类信息的综合指标就称为因子或主成分。主成分分析与因子分析是不同的分析技术,它们的主要目的都是减少变量和变量分类,操作类似。

因子分析的数学模型为 $X=AF+e$,X 为原变量,F 为因子,原始变量为公共因子与特殊因子的线形组合,公因子分析重点在解释原始变量之间的关系,各公因子得分只能估计。

而主成分分析的数学模型为 $Z=AX$,X 为原变量,Z 为因子。重点在综合原始变量的信息,各得分是可以准确计算的,各主成分得分可以准确估计。

例如,做衣服时,每个人是不一样的,要真正做到"量体裁衣",需要掌握人身体各部位的尺寸或指标:就上衣来说,有肩宽、衣长、胸围、腰围、臂长等几十个部位的指标,这些指标因人而异,是一些随机变量,服装厂批量生产服装时,需要一件一件做,实际上是不可能的,也不必要,分析发现这些指标(变量)之间存在一定的相关性,可以从这许多指标中概括出少数几个关键指标,这些指标相互之间又是无关的(独立的)。这些较少的指标既能综合反映原来较多指标的信息,依据这些指标进行加工,生产出来的服装就能适合大多数人的体型。这少数几个变量虽不能反映人类体型的全部信息,但却高度概括和集中了其中绝大部分信息。

通常对变量作因子分析,称为 R 型因子分析,另一种对样品作因子分析,称为 Q 型因子分析。因子分析的基本思想是通过对变量的相关系数矩阵内部结构进行分析,从中找出少数几个能控制原始变量的随机变量,选取公共因子的原则是使其尽可能多地包含原始变量中的信息。

13.1 因子分析与主成分分析过程

例 13.1 某医院为了合理地评价该院各月的医疗工作质量,搜集了三年有关门诊人数等 9 个指标,如表 13.1,采用因子分析法,探讨其综合评价指标体系。

表 13.1 某医院 3 年的医疗工作质量有关指标实测值

时间	门诊人次 x1	出院人数 x2	病床利用率/% x3	病床周转次数 x4	平均住院天数 x5	治愈好转率/% x6	病死率/% x7	诊断符合率/% x8	抢救成功率/% x9
1991.01	4.34	389	99.06	1.23	25.46	93.15	3.56	97.51	61.66
1991.02	3.45	271	88.28	0.85	23.55	94.31	2.44	97.94	73.33
1991.03	4.38	385	103.97	1.21	26.54	92.53	4.02	98.48	76.79
1991.04	4.18	377	99.48	1.19	26.89	93.86	2.92	99.41	63.16
1991.05	4.32	378	102.01	1.19	27.63	93.18	1.99	99.71	80.00
1991.06	4.13	349	97.55	1.10	27.34	90.63	4.38	99.03	63.16
1991.07	4.57	361	91.66	1.14	24.89	90.60	2.73	99.69	73.53
1991.08	4.31	209	62.18	0.52	31.74	91.67	3.65	99.48	61.11
1991.09	4.06	425	83.27	0.93	26.56	93.81	3.09	99.48	70.73
1991.10	4.43	458	92.39	0.95	24.26	91.12	4.21	99.76	79.07
1991.11	4.13	496	95.43	1.03	28.75	93.43	3.50	99.10	80.49
1991.12	4.10	514	92.99	1.07	26.31	93.24	4.22	100.00	78.95
1992.01	4.11	490	80.90	0.97	26.90	93.68	4.97	99.77	80.53
1992.02	3.53	344	79.66	0.68	31.87	94.77	3.59	100.00	81.97
1992.03	4.16	508	90.98	1.01	29.43	95.75	2.77	98.72	62.86
1992.04	4.17	545	92.98	1.08	26.92	94.89	3.14	99.41	82.35
1992.05	4.16	507	95.10	1.01	25.82	94.41	2.80	99.35	60.61
1992.06	4.86	540	93.17	1.07	27.59	93.47	2.77	99.80	70.21
1992.07	5.06	552	84.38	1.10	27.56	95.15	3.10	98.63	69.23
1992.08	4.03	453	72.69	0.90	26.03	91.94	4.50	99.05	60.42
1992.09	4.15	529	86.53	1.05	22.4	91.52	3.84	98.58	68.42
1992.01	3.94	515	91.01	1.02	25.44	94.88	2.56	99.36	73.91
1992.11	4.12	552	89.14	1.10	25.7	92.65	3.87	95.52	66.67

续表 13.1

时间	门诊 人次 x1	出院 人数 x2	病床利 用率/% x3	病床周 转次数 x4	平均住 院天数 x5	治愈好 转率/% x6	病死率 /% x7	诊断符 合率/% x8	抢救成 功率/% x9
1992.12	4.42	597	90.18	1.18	26.94	93.03	3.76	99.28	73.81
1993.01	3.05	437	78.81	0.87	23.05	94.46	4.03	96.22	87.10
1993.02	3.94	477	87.34	0.95	26.78	91.78	4.57	94.28	87.34
1993.03	4.14	638	88.57	1.27	26.53	95.16	1.67	94.50	91.67
1993.04	3.87	583	89.82	1.16	22.66	93.43	3.55	94.49	89.07
1993.05	4.08	552	90.19	1.10	22.53	90.36	3.47	97.88	87.14
1993.06	4.14	551	90.81	1.09	23.06	91.65	2.47	97.72	87.13
1993.07	4.04	574	81.36	1.14	26.65	93.74	1.61	98.20	93.02
1993.08	3.93	515	76.87	1.02	23.88	93.82	3.09	95.46	88.37
1993.09	3.90	555	80.58	1.10	23.08	94.38	2.06	96.82	91.79
1993.01	3.62	554	87.21	1.10	22.5	92.43	3.22	97.16	87.77
1993.11	3.75	586	90.31	1.12	23.73	92.47	2.07	97.74	93.89
1993.12	3.77	627	86.47	1.24	23.22	91.17	3.40	98.98	89.80

步骤如下:

(1)首先建立数据文件 L131.sav。定义变量 x0(C,7),x1～x9(N,5.2),按照顺序依次录入原始数据。如图 13.1 所示。

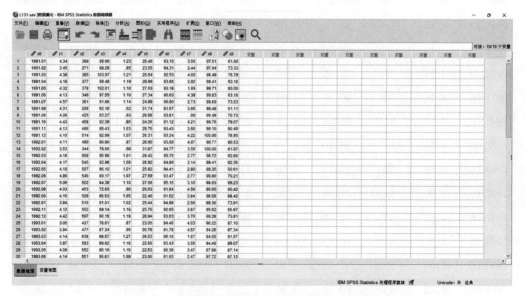

图 13.1　某医院 3 年的医疗工作质量有关指标实测值

（2）执行统计"分析（Analysis）菜单 | 降维（Data Reduction）| 因子分析（Factor）"命令，系统弹出"因子分析"（Factor Analysis）对话框，如图 13.2 所示。

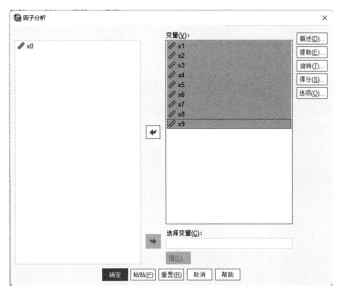

图 13.2　"因子分析"主对话框

（3）从源变量列表中选择用于因子分析的变量，移入"变量"（Variables）框中，这里选择 x1~x9 变量进入"变量"（Variables）框中。

（4）默认对全部观测量进行分析，如要使用部分变量参与因子分析时，可从源变量列表中选择一个标记变量移入"选择变量"框（Selection Variable）框中，并单击下边的"值"（Value）按钮，打开"设置值"（Set Value）对话框，在"选择变量值"（Value for Selection）中输入一个标记需选择的部分观测量的变量值。如选"性别"变量值为 1（1 表示男），则表示仅对男性数据进行因子分析。

（5）单击"描述"（Descriptives…）按钮，系统弹出"因子分析：描述"（Factor Analysis：Descriptives）对话框，如图 13.3，从中选择需要输出的统计量。本对话框共有两组选项。

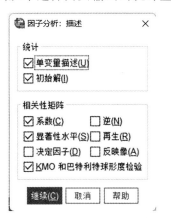

图 13.3　"因子分析：描述"对话框

1）统计（Statistics）

● 单变量描述（Univariate descriptives）：选择此项输出各个分析变量的均值、标准差以及观测量数。

● 初始解（Initial solution）：初始分析结果。此项为系统默认。输出各个分析变量的共因子方差、与变量数目相同的因子（主成分），各因子特征值以及各因子能解释的方差比例（变量共同度）和累积百分比。

2）相关性矩阵（Correlation Matrix）

● 系数（Coefficievts）：原始变量间的相关矩阵系数。

● 显著性水平（Significance levels）：输出相关阵中相关系数的单侧显著性水平。

● 决定因子（Determinant）：相关系数矩阵的行列式值。

● 逆（Inverse）：相关系数矩阵的逆矩阵。

● 再生（Reproduced）：再生相关性阵；输出因子分析后的估计相关系数矩阵以及残差阵（即原始相关阵与再生相关阵的差）。下三角为再生相关阵，上三角为残差，即再生相关系数与原始相关系数之差。

● 反映像（Anti-image）：反映像矩阵；包括偏相关系数的负数以及偏协方差的负数，反映像矩阵中，主对角线之外的元素越小，因子模型越好。

● KMO 和巴特利特球形度检验（KMO and Bartlett's test of sphericity）：KMO 和球形 Bartlett 检验。前者检验变量间的偏相关系数是否过小，是简单相关量与偏相关量的一个相对数，KMO 统计量在 0～1 之间，其值越大，因子分析效果越好，一般地，KMO>0.9 时做因子分析效果最理想，KMO 越小（如小于 0.5 时），不宜做因子分析。巴特利球形检验用于检验相关阵是否是单位阵，该检验统计量服从 χ^2 分布，如果是单位阵，则表明不适合采用因子模型；如果检验结果不拒绝单位阵（$P>0.05$），用因子分析应慎重。

本例在"统计"（Statistics）选项中选择"单变量描述"（Univariate descriptives）；在"相关性矩阵"（Correlation Matrix）选项中选择"系数"（Coefficients）及"显著性水平"（Significance levels）和"KMO 和巴特利球形度检验"（KMO and Bartlett's test of sphericity）。单击"继续"（Continue）按钮返回主对话框。

（6）单击"提取"（Extraction…）按钮，系统弹出"因子分析：提取"（Factor Analysis：Extraction）对话框，如图 13.4，本对话框用于定义因子提取的选项，用于选择因子提取的方法。共有五组选择组：

1）方法（Method）：因子提取方法。

● 主成分（Principal components）：主成分法；系统默认。

● 未加权最小平方（Unweighted least square）：不加权最小平方法（最小二乘法）。

● 广义最小平方（Generalized least square）：用变量的单值加权，使观测的和再生的相关矩阵之差的平方最小。

● 最大似然（Maximum Likelihood）。

● 主轴因式分解（Principal Axis factoring）：主轴因子法，使用多元相关的平方作为对公因子方差的初始估计。

● Alphα 因式分解（Alphα）：α 因子提取法。

● 映像因式分解(Image factoring):映象因子提取法。

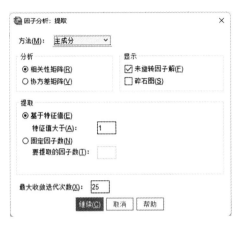

图 13.4　"因子分析:提取"对话框

2)分析(Analyze)

● 相关性矩阵(Correlation matrix):系统默认。

● 协方差矩阵(Covariance matrix)。

3)提取(Extract):提取进程和提取结果,选择提取公因子的数量。

● 基于特征值(Eigenvalues over):指定提取的因子的特征值;选择此选项并在后面的矩形框中输入一数值(系统的默认值为1),凡特征值大于该数值的因子都将被作为公因子提取出来。

● 固定因子数(Number of factors):指定提取公因子的数目。在后面的矩形框中指定提取公因子的数量。可根据主成分因子的累积贡献率进行修改。一般主成分因子累积贡献率应达到85%以上。本例先按默认特征值超过1,后根据需要选择因子数目为4。

4)显示(Display):与因子提取有关的输出项。

● 未旋转因子解(Unrotated factor solution):即未经旋转的因子载荷矩阵,共同度以及特征值。此项为系统默认选项。

● 碎石图(Scree plot):按特征值大小排列的因子序号与特征值为两个坐标轴的碎石图。它是与各因子关联的方差散点图,用它确定有多少因子应予以保留。图中有一个明显的分界点,它的左边陡峭的斜坡代表大因子,右边缓变的尾部代表其余的小因子(碎石)。

5)最大收敛迭代次数(Maximum Iterations for Convergence):因子分析收敛的最大迭代次数,默认值为25。

本例选择"方法"(Method)中的"主成分法"(Principal components),其他按默认值。单击"继续"(Continue)按钮返回主对话框。

(7)单击"旋转"(Rotation)按钮,系统弹出"因子分析:旋转"(Factor Analysis: Rotation)对话框,如图13.5,本对话框用来定义旋转方法,有三组选项。

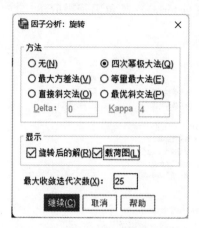

图13.5　"因子分析:旋转"对话框

1)方法(Method):定义旋转方法。

● 无(None):不进行旋转,默认。

● 最大方差法(Varimax):方差最大正交旋转;这种旋转方法使每个因子具有高载荷,以使因子的解释得到简化。

● 直接斜交法(Direct Oblimin):在被激活的"Delta"框中输入不超过0.8的数值。系统默认的 Delta 值为0,表示因子分析的解最倾斜,产生最高相关因子。delta 值(>=-1),越接近于-1,旋转越接近正交旋转。

● 四次幂极大法(Quartimax):四次方最大正交旋转。

● 等量最大法(Equamax):它是将最大方差(Varimax)法和四次幂极大(Quartimax)法相结合,使高载荷因子的变量数和需解释变量的因子数都达到最小的旋转法。

● 最优斜交法(Promax):一种倾斜旋转方法,它允许因子之间相关,比直接斜交法(Direct Oblimin)计算速度快,适合处理大型数据。选择此项,在被激活的 Kappa 小框中输入控制斜交旋转的参数值,这个参数的默认值为4。

2)显示(Display):输出显示。

● 旋转的解(Rotated solution):对正交旋转,输出旋转模型矩阵、因子转换矩阵;对斜交旋转,则输出模式、结构和因子相关矩阵。

● 载荷图(Loading plots):输出因子载荷散点图。输出前两个公因子的 H 维载荷图,或前3个因子的三维载荷图,如果仅提取一个公因子,则不输出因子载荷图。

3)最大收敛迭代次数(Maximum Iterations for Convergence):旋转收敛的最大迭代次数,默认值为25。当选择了一种旋转方法后,此对话框才被激活。

本例选择"四次幂极大法"(Quartimax)和"显示"(Display)项中的"旋转的解"(Rotated solution)。单击"继续"(Continue)按钮返回主对话框。

(8)单击"得分"(Scores…)按钮,系统弹出"因子分解:因子得分"(Factor Analysis: Factor Scores)对话框,如图13.6,本对话框用来定义因子得分的选项,共有2组选项。

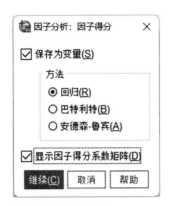

图 13.6　"因子分析:因子得分"对话框

1)保存为变量(Savc as variablcs):选择此选项时,将因子得分作为新变量保存在数据文件中。

方法(Method):计算因子得分的方法。

对每个公共因子建立一个新变量,默认的变量名为 fac1,fac2…,将因子得分保存到当前工作文件中,供其他统计分析时使用。这时下方的方法(Method)子栏被激活,可以从中选择计算因子得分的方法。

● 回归(Regression):产生的因子得分的均值等于0,方差等于估计的因子得分与真实的因子值之间的复相关系数的平方。

● 巴特利特(Bartlett):产生的因子得分的均值等于0,变量范围之外的因子的平方和达到最小。

● 安德森—鲁宾(Anderson-Rubin):产生的因子得分的均值等于0,方差等于1。此方法是对巴特利特(Bartlett)法的改进,它保证了被估计因子的正交性。

2)显示因子得分系数矩阵(Display factor score coefficient matrix):输出因子得分系数矩阵。变量乘以该矩阵中的系数可获得因子得分,此矩阵也可以表示各因子得分之间的相关性。

本例选择"回归"(Regression)项,单击"继续"(Continue)按钮返回主对话框。

(9)单击"选项"按钮,系统弹出"因子分析:选项"(Factor Analysis:Options)对话框,如图 13.7,本对话框共有两组选项。

1)缺失值(Missing Values):缺失值处理方式。

● 成列排除个案(Exclude cases listwise):剔除分析变量中的缺失值为系统默认选项。

● 成对排除个案(Exclude cases pairwise):成对剔除带有缺失值的观测量。

● 替换为均值(Replace with mean):用该变量的均值代替工作变量的所有缺失值。

2)系数显示格式(Coefficient Display Format):用于控制输出矩阵的外观。

按大小排序(Sorted by size):按数值的大小排列;将因子载荷矩阵和结构矩阵按数值大小排序,使得对同一因子具有高载荷的变量在一起显示。

禁止显示小系数(Suppress absolute values less than):不显示绝对值小于指定值的相关系数,默认值为 0.10,也可以在小框内输入 0~1 之间的任意数值。

本例选择系统默认方式,单击"继续"(Continue)按钮返回主对话框。

单击"确定"(OK)按钮提交系统运行。

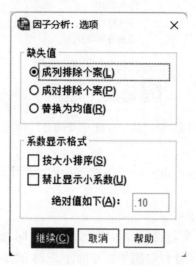

图 13.7 "因子分析:选项"对话框

13.2 结果及解释

以下为系统运行结果。

13.2.1 描述性分析

描述统计见表 13.2。

表 13.2 描述统计

	平均值	标准偏差	分析个案数
门诊人次	4.0928	0.36566	36
出院人数	483.14	99.905	36
病床利用率/%	88.4258	8.31541	36
病床周转次数	1.0483	0.15202	36
平均住院天数	25.8386	2.40950	36
病死率/%	3.2664	0.83895	36

续表 13.2

	平均值	标准偏差	分析个案数
抢救成功率/%	77.4183	10.71652	36
诊断符合率/%	98.2364	1.66856	36
治愈好转率/%	93.1256	1.44041	36

系统首先输出了各变量的均数据和标准差。

13.2.2　相关系数矩阵

相关系数矩阵见表 13.3。系统输出了各变量相关系数检验的结果。上半部分为各变量之间的偏相关系数矩阵，下半部分为单侧显著性检验水平，显著性检验矩阵中的空格表示 1。由此表可以看出，多数变量之间存在高度的相关性，因此可以进行因子分析。

表 13.3　相关系数矩阵

		门诊人次	出院人数	病床利用率/%	病床周转次数	平均住院天数	病死率/%	抢救成功率/%	诊断符合率/%	治愈好转率/%
相关性	门诊人次	1.000	0.044	0.283	0.288	0.326	-0.024	-0.425	0.347	-0.118
	出院人数	0.044	1.000	0.084	0.572	-0.420	-0.210	0.505	-0.343	0.132
	病床利用率/%	0.283	0.084	1.000	0.678	-0.110	-0.123	-0.088	0.129	-0.038
	病床周转次数	0.288	0.572	0.678	1.000	-0.412	-0.297	0.235	-0.202	-0.055
	平均住院天数	0.326	-0.420	-0.110	-0.412	1.000	0.093	-0.418	0.416	0.297
	病死率/%	-0.024	-0.210	-0.123	-0.297	0.093	1.000	-0.284	0.079	-0.380
	抢救成功率/%	-0.425	0.505	-0.088	0.235	-0.418	-0.284	1.000	-0.449	0.007
	诊断符合率/%	0.347	-0.343	0.129	-0.202	0.416	0.079	-0.449	1.000	-0.068
	治愈好转率/%	-0.118	0.132	-0.038	-0.055	0.297	-0.380	0.007	-0.068	1.000
显著性（单尾）	门诊人次		0.400	0.047	0.045	0.026	0.445	0.005	0.019	0.247
	出院人数	0.400		0.313	0.000	0.005	0.109	0.001	0.020	0.221
	病床利用率/%	0.047	0.313		0.000	0.262	0.238	0.305	0.226	0.414
	病床周转次数	0.045	0.000	0.000		0.006	0.039	0.084	0.118	0.376
	平均住院天数	0.026	0.005	0.262	0.006		0.294	0.006	0.006	0.039
	病死率/%	0.445	0.109	0.238	0.039	0.294		0.046	0.323	0.011
	抢救成功率/%	0.005	0.001	0.305	0.084	0.006	0.046		0.003	0.483
	诊断符合率/%	0.019	0.020	0.226	0.118	0.006	0.323	0.003		0.346
	治愈好转率/%	0.247	0.221	0.414	0.376	0.039	0.011	0.483	0.346	

13.2.3 KMO 和巴特利特球形度检验

KMO 和巴特利特球形度检验见表 13.4。KMO 和巴特利特球形度检验用于因子分析的适应性检验。KMO 检验变量间的偏相关是否较小,巴特利特球形度检验判断相关阵是否单位阵。KMO 统计量为 0.490 小于 0.5,说明变量间的信息重叠度不是特别高,做出的因子分析模型不是很完善。Bartlett 检验 $P<0.05$ 拒绝各变量独立的假设,变量间有较强的相关性。

表 13.4　KMO 和巴特利特球形度检验

KMO 取样适切性量数		0.490
巴特利特球形度检验	近似卡方	119.028
	自由度	36
	显著性	0.000

13.2.4 变量共同度

特征值大于 1 的因子变量共同度见表 13.5。

表 13.5　公因子方差

	初始	提取
门诊人次	1.000	0.658
出院人数	1.000	0.611
病床利用率/%	1.000	0.670
病床周转次数	1.000	0.916
平均住院天数	1.000	0.734
病死率/%	1.000	0.630
抢救成功率/%	1.000	0.681
诊断符合率/%	1.000	0.551
治愈好转率/%	1.000	0.795

提取方法:主成分分析法。

表 13.5 中给出了提取公共因子前后各变量的共同度,根据变量共同度的统计意义,它表达了公共因子对于变量 X_i 的总方差贡献率,说明了全部公共因子反映出原变量信息的百分比,范围 0% ~ 100%。例如,提取公共因子后,变量 x1 的共同度为 0.658,即提取的公共因子对变量 x1 的方差 Var(xl) 做出了 65.8% 的贡献。如果共同度较大,说明因子

保留了比较多的信息源变量信息,因子分析效果显著。

13.2.5　总方差分解

总方差分解表见表 13.6。

表 13.6　总方差分解表

成分	初始特征值			提取载荷平方和			旋转载荷平方和		
	总计	方差百分比	累积贡献率/%	总计	方差百分比	累积贡献率/%	总计	方差百分比	累积贡献率/%
1	2.807	31.194	31.194	2.807	31.194	31.194	2.659	29.546	29.546
2	1.991	22.124	53.317	1.991	22.124	53.317	2.106	23.401	52.948
3	1.448	16.092	69.410	1.448	16.092	69.410	1.482	16.462	69.410
4	0.785	8.723	78.133						
5	0.681	7.563	85.696						
6	0.541	6.014	91.710						
7	0.453	5.034	96.744						
8	0.175	1.939	98.683						
9	0.119	1.317	100.000						

显示各因子能解释的方差比例,表中包括因子序号、初始特征值。总计(Total)列为相关系数矩阵的全部特征值 λ 值;方差百分比(% of Variance)为各个特征值的方差贡献率;累积贡献率(Cumulative,%),由表可知前 4 个因子的累积贡献率达到 78.133%。旋转载荷平方和(Extraction sums of squared loadings):未经旋转提取因子的载荷平方和。由于根据设定提取相关系数矩阵特征值大于 1 的因子,现提取 3 个公共因子:2.807,1.991,1.448。3 个因子的累积贡献率为 69.410%,较小。故考虑提取 4 个公因子,累积贡献率为 78.133%。

13.2.6　碎石图

碎石图用于显示各因子的重要程度,横轴为因子序号,纵轴表示特征根大小。它将因子特征根从大到小依次排列,从中可以直观了解到哪些是主要因子,陡峭的特征根作用明显,平坦的特征根作用不明显。本例可见前 3 个因子作用明显,后 4 个因子作用不明显。如图 13.8 所示。

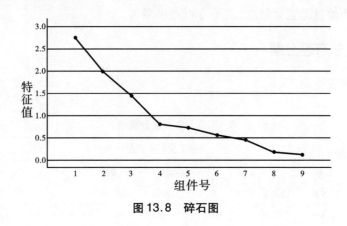

图 13.8　碎石图

13.2.7　提取 4 个因子时的共同度

提取 4 个因子时的共同度见表 13.7。

表 13.7　提取 4 个因子时的共同度

	初始	提取
x1 门诊人次	1.000	0.879
x2 出院人数	1.000	0.870
x3 病床利用率/%	1.000	0.866
x4 病床周转次数	1.000	0.917
x5 平均住院天数	1.000	0.770
x6 治愈好转率/%	1.000	0.796
x7 病死率/%	1.000	0.689
x8 诊断符合率/%	1.000	0.565
x9 抢救成功率/%	1.000	0.681

可见,各共性方差均超过 50%,其中大多数都接近或超过 70%,这说明 4 个公因子已经能够较好地反映各指标包含的大部分信息。

13.2.8　4 个因子时的总方差解释

4 个因子时的总方差解释结果见表 13.8。

表 13.8　4 个因子时的总方差解释表

成分	初始特征值			提取载荷平方和			旋转载荷平方和		
	总计	方差百分比	累积贡献率/%	总计	方差百分比	累积贡献率/%	总计	方差百分比	累积贡献率/%
1	2.807	31.194	31.194	2.807	31.194	31.194	2.304	25.600	25.600
2	1.991	22.124	53.317	1.991	22.124	53.317	1.843	20.478	46.078
3	1.448	16.092	69.410	1.448	16.092	69.410	1.443	16.261	62.338
4	0.785	8.723	78.133	0.785	8.273	78.133	1.421	15.794	78.133
5	0.681	7.563	85.696						
6	0.541	6.014	91.710						
7	0.453	5.034	96.744						
8	0.175	1.939	98.683						
9	0.119	1.317	100.000						

可见提取 4 个因子时的累积贡献率为 78.133%。

13.2.9　因子载荷矩阵

因子载荷矩阵结果见表 13.9。

表 13.9　因子载荷矩阵[a]

	成分			
	1	2	3	4
x1 门诊人次	−0.255	0.770	7.755E−03	0.470
x2 出院人数	0.766	0.128	9.055E−02	0.508
x3 病床利用率/%	0.244	0.776	−8.57E−02	−0.443
x4 病床周转次数	0.689	0.661	−7.06E−02	−1.97E−02
x5 平均住院天数	−0.724	0.125	0.440	0.189
x6 治愈好转率	3.929E−02	−7.08E−02	0.888	−8.86E−03
x7 病死率/%	−0.405	−0.164	−0.663	0.243
x8 诊断符合率/%	−0.623	0.402	4.132E−02	−0.116
x9 抢救成功率/%	0.737	−0.366	5.894E−02	2.089E−02

注：提取方法：主成分分析法。

a. 提取了 4 个成分。

按列的方向将其解释为各主成分的系数，因子载荷矩阵是各因子在各变量上的载荷,即是各因子对各变量的影响程度,使用因子能解释的各个变量的比例。由此表可知,提取了4个公共因子,如设 F_1、F_2、F_3、F_4 分别为第1到第4主成分,可得出的主成分表达式为

$F_1 = -0.255x1 + 0.766x2 + 0.244x3 + 0.689x4 - 0.724x5 + 0.0392x6 - 0.405x7 - 0.623x8 + 0.737x9$;

$F_2 = 0.770x1 + 0.128x2 + 0.776x3 + 0.661x4 + 0.125x5 - 0.0708x6 - 0.164x7 + 0.402x8 - 0.366x9$;

$F_3 = 0.007755x1 + 0.09055x2 - 0.0857x3 - 0.0706x4 + 0.440x5 + 0.888x6 - 0.663x7 + 0.04132x8 + 0.0589x9$;

$F_4 = 0.470x1 + 0.508x2 - 0.443x3 - 0.0197x4 + 0.189x5 + 0.00886x6 + 0.243x7 - 0.116x8 + 0.02089x9$。

注意表达式中的变量已不是原始变量,而是标准化过的变量。由于已标准化过,故四个主成分的均数均为0。第1主成分中 x2、x4、x5、x8、x9 均较大。可理解为综合指标,其他指标含义不太明显。一般我们并不要求主成分都有实际意义。

本例将因子得分存为新变量 FAC_1 ~ FAC_4 中。4个公因子分别从不同方面反映了医院质量的总体水平。但单独使用某一因子不能很好地评价医院医疗质量,因此,可按各因子对应的方差贡献率为权数计算综合统计量。

$$F = \lambda_1 / (\lambda_1 + \lambda_2 + \lambda_{3+} \lambda_4) F_1 + \lambda_2 / (\lambda_1 + \lambda_2 + \lambda_{3+} \lambda_4) F_2 + \lambda_3 / (\lambda_1 + \lambda_2 + \lambda_{3+} \lambda_4) F_3 + \lambda_4 / (\lambda_1 + \lambda_2 + \lambda_{3+} \lambda_4) F_4$$

本例 $\lambda_1 = 2.807$,$\lambda_2 = 1.991$,$\lambda_3 = 1.448$,$\lambda_4 = 0.785$,代入方程得

$$F = 0.399F_1 + 0.283F_2 + 0.206F_3 + 0.112F_4$$

在 SPSS 中利用转换菜单中的计算命令生成 SCORE 变量,其公式为

SCORE = 0.399×FAC_1 + 0.283×FAC_2 + 0.206×FAC_3 + 0.112×FAC_4

可对每个医院得到一个综合因子得分 SCORE,在对 SCORE 进行由高到低排序,可得到各医院分值。利用该分值的高低顺序可对医院进行排名。

以上就是主成分分析的结果。从应用范围和功能上讲因子分析法完全能够代替主成分分析法。

根据因子得分,得出相应的因子模型为

$$x1 = -0.255F_1 + 0.770F_2 + 0.00755F_3 + 0.470F_4 + \varepsilon_1$$
$$x2 = -0.766F_1 + 0.128F_2 + 0.09055F_3 + 0.508F_4 + \varepsilon_2$$

其他略。

$$x9 = -0.737F_1 - 0.366F_2 + 0.5894F_3 + 0.02089F_4 + \varepsilon_3$$

ε 表示特殊因子,表示除了这4个公因子外影响该变量的其他因素。对该变量的影响为1-变量共同度。发现因子1在多数原始指标上都有较大的载荷,因子2在 x1、x3、x4、x8、x9 等指标上有较大的载荷;因子3在 x6、x7、x5 等指标上有较大载荷;因子4在 x2、x1、x3 等指标上有较大载荷。除因子1可以初步认定为综合因子外,其余3因子的意义不明显。原来设计9个变量来表示医疗工作质量,现在用4个因子即可描述。

从因子载荷矩阵和建立的因子模型看到,各因子的典型代表变量(除个别变量外)并

不突出,不能对因子做出很好的解释。因此,对因子载荷矩阵施行旋转是非常必要的。

这里需注意,SPSS 作因子分析时,将变量和各公共因子进行标准化处理,即因子模型中的变量 x1 ~ x9 都是均值为 0、方差为 1 的变量(即变量的 Z 得分),这里仍沿用原来的变量名。

13.2.10　因子旋转后的因子载荷矩阵

旋转后因子载荷矩阵见表 13.10。

表 13.10　旋转后因子载荷矩阵[a]

	成分			
	1	2	3	4
x1 门诊人次	0.494	0.286	$-6.78E-02$	0.740
x2 出院人数	-0.680	0.157	0.147	0.601
x3 病床利用率/%	0.137	0.920	$2.794E-02$	$-3.01E-03$
x4 病床周转次数	-0.354	0.809	$5.608E-02$	0.366
x5 平均住院天数	0.732	-0.337	0.301	0.173
x6 治愈好转率/%	$3.888E-02$	-0.160	0.876	$3.264E-02$
x7 病死率/%	0.193	-0.307	-0.746	$3.679E-02$
x8 诊断符合率/%	0.742	0.116	$-2.96E-02$	$1.584E-02$
x9 抢救成功率/%	-0.808	$1.29E-02$	0.158	$-6.12E-02$

注:提取方法为主成分分析法。

旋转方法为凯撒正态化四次幂极大法。

a. 旋转在 5 次迭代后已收敛。

由表 13.10 可以看出,第 1 主因子主要由变量门诊人次(x1)、出院人数(x2)、病床周转次数(x4)、平均住院天数(x5)、诊断符合率(x8)和抢救成功率(x9)等多个指标上有较大的因子载荷,它们在主因子上的载荷分别为 0.494、−0.680、−0.354、0.732、0.742、−0.808。第 2 主因子在病床利用率(x3)、病床周转次数(x4)两个指标上有较大载荷,它们在主因子上的载荷分别为 0.920、0.809。第 3 主因子主要由变量治愈好转率(x6)、病死率(x7)决定,它们在主因子上的载荷分别为 0.876、−0.746。第 4 主因子主要由变量门诊人次(x1)、出院人数(x2)决定,它在主因子上的载荷为 0.740、0.601。表下注释为提取公因子方法是主成分分析法;旋转方法为四次方最大正交旋转法;旋转经 5 步迭代得到。旋转并不改变因子分析的整体结果,只是影响各因子在各变量上的载荷分布,并影响各因子的贡献率。因此可以认为,因子 1 反映了医疗工作质量的各方面情况,可称为综合因子,因子 2 反映了病床利用情况,可称为病床利用因子,因子 3 反映的是医疗水平,故称为水平因子,因子 4 反映的是就诊病人数量,可称为数量因子。比较旋转前后可知,除因子 1 较为均匀地分布在多数指标上外,其余因子的载荷都明显地集中在少数指标上,说明旋转对因子载荷起到了明显的分离作用,从而使各因子有较为明确的专业意义。

13.2.11 正交转换矩阵

正交转换矩阵见表 13.11。

表 13.11 正交转换矩阵

成分	1	2	3	4
1	−0.898	0.395	0.153	0.117
2	0.410	0.783	0.027	0.466
3	0.115	−0.140	0.980	0.077
4	−0.109	−0.459	−0.122	0.873

注:提取方法为主成分分析法。

旋转方法为凯撒正态化四次幂极大法。

旋转前的因子载荷矩阵乘以因子旋转矩阵等于旋转后的因子载荷矩阵。可得到旋转后与旋转前的因子转换方程。

$$\begin{array}{cc} \text{旋转后} & \text{旋转前} \end{array}$$

$$\begin{pmatrix} F_1 \\ F_2 \\ F_3 \\ F_4 \end{pmatrix} = \begin{pmatrix} -0.898 & 0.410 & 0.115 & -0.109 \\ 0.395 & 0.783 & -0.140 & -0.459 \\ 0.153 & 0.027 & 0.980 & -0.122 \\ 0.117 & 0.466 & 0.077 & 0.873 \end{pmatrix} \begin{pmatrix} F_2 \\ \\ F_4 \end{pmatrix}$$

经过旋转后,因子负荷有所改变,也就是说各指标在主成分中的作用大小改变了。在实际应用中可根据指标的专业意义决定是否需要旋转,使得每个主成分能突出反映所观察指标的某一部分的特征。

13.2.12 因子载荷图

因子载荷图如图 13.9 所示。

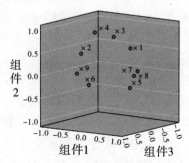

图 13.9 因子载荷图

图 13.9 中列出了 3 个因子的载荷图,所以输出三维立体图。散点的坐标实际上就是因子载荷的系数,某因子上系数越大与某因子越相关。

因子得分系数矩阵见表 13.12。

表 13.12　因子得分系数矩阵

	成分			
	1	2	3	4
x1 门诊人次	0.176	−0.008	−0.071	0.693
x2 出院人数	−0.282	−0.148	0.026	0.632
x3 病床利用率/%	0.136	0.607	0.034	−0.306
x4 病床周转次数	−0.087	0.375	0.002	0.158
x5 平均住院天数	0.266	−0.206	0.231	0.233
x6 治愈好转率/%	0.045	−0.103	0.604	0.023
x7 病死率/%	0.009	−0.199	−0.511	0.179
x8 诊断符合率/%	0.301	0.134	0.018	−0.059
x9 抢救成功率/%	−0.309	−0.058	0.072	−0.028

法:提取方法为主成分分析法。

旋转方法为凯撒正态化四次幂极大法。

组件得分。

因子模型可以将变量表示成公共因子的线性组合,也可以将公共因子表示成原始变量的线性组合。根据选择计算因子得分的回归方法,根据因子得分系数和原始变量的观测值可以计算出各个观测量的因子得分:

$F_1 = 0.176x1 − 0.282x2 + 0.136x3 − 0.087x4 + 0.266x5 + 0.045x6 + 0.009x7 + 0.301x8 − 0.309x9$;

$F_2 = −0.008x1 − 0.148x2 + 0.607x3 + 0.375x4 − 0.206x5 − 0.103x6 − 0.199x7 + 0.134x8 − 0.058x9$;

$F_3 = −0.071x1 + 0.026x2 + 0.034x3 + 0.002x4 + 0.231x5 + 0.304x6 − 0.511x7 + 0.018x8 + 0.072x9$;

$F_4 = 0.693x1 + 0.632x2 − 0.606x3 + 0.158x4 + 0.233x5 + 0.023x6 + 0.179x7 − 0.059x8 − 0.028x9$。

由于"得分"对话框中选择了"保存为变量"选项,所以在工作文件中,保存了两个新变量:facl_1 到 facl_4 上,这 4 个变量的观测值就是根据上面的表达式计算出来的。根据计算出的因子得分,可做出因子得分图,为变量分类提供参考。

13.2.13　因子得分的协方差矩阵

因子得分的协方差矩阵见表 13.13。

表 13.13　因子得分的协方差矩阵

成分	1	2	3	4
1	1.000	0.000	0.000	0.000
2	0.000	1.000	0.000	0.000
3	0.000	0.000	1.000	0.000
4	0.000	0.000	0.000	1.000

注:提取方法为主成分分析法。

旋转方法为凯撒正态化四次幂极大法。

组件得分。

　　协方差矩阵为单位矩阵,说明提取的 4 个公因子之间是不相关的。根据上述分析,基本上可以将 9 变量按照高载荷分成 4,可以结合专业知识给各因子命名。

第14章

生存分析

在医学科研中,对急性病的疗效考核,一般可以用治愈率、病死率等。但对于慢性疾病(如肿瘤、结核)等的预后一般不适合用治愈率、病死率等指标来进行描述,因为无法在短时间内明确其预后情况。因此,只能对患者进行长期随访,统计一定时期后的生存或死亡情况以判断诊疗效果,这就是生存分析。有时也可用于对某种症状(如儿童出牙、节育器的失落情况)随时间的生存情况的分析。列出的表格称为寿命表。

14.1 寿命表分析

14.1.1 寿命表分析过程

例 14.1 为了解食管癌患者的生存期,某研究者收集了 374 名食管癌患者随访资料,取时间区间均为 1 年,其生存时间列于表 14.1。试估计各年食管癌的生存率。

表 14.1 某地 374 名食管癌患者随访资料

序号	确诊后年数	期内死亡数	期内删失数	期初病例数
1	0 ~	90	0	374
2	1 ~	76	0	284
3	2 ~	51	0	208
4	3 ~	25	12	157
5	4 ~	20	5	120
6	5 ~	7	9	95
7	6 ~	4	9	79
8	7 ~	1	3	66
9	8 ~	3	5	62
10	9 ~ 10	2	5	54

注:生存时间长于10年者47例。

(1)首先建立数据文件 L1401. sav,定义"序号"、"生存时间"、"结局"(0 = 删失,1 = 死亡)和"频数"四个变量,如图 14.1 所示。

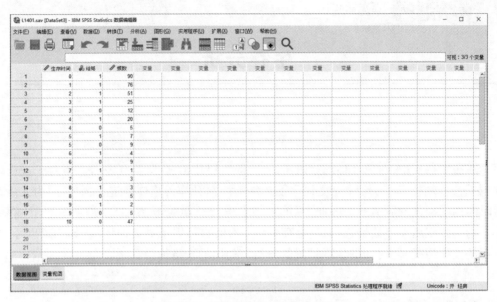

图 14.1　寿命表分析过程数据视图

(2)执行数据(Data)菜单中的个案加权(Weight)命令按"频数"变量进行加权,可参考第 9 章图 9.2 所示。

(3)执行分析(Analyze)菜单中|生存分析(Survival)子菜单|寿命表(Life Tables)选项,系统弹出"寿命表"(Life Tables)对话框。单击"生存时间"变量选入"时间"(Time)对话框内:在显示时间间隔(Display Time Intervals)栏中定义需要显示生存率的时间点,本例要求从 0 年显示至 10 年,间隔为 1 年,因此在 0 到(0 through)框中键入 10,在步长(by)框中键入 1,如图 14.2 所示。

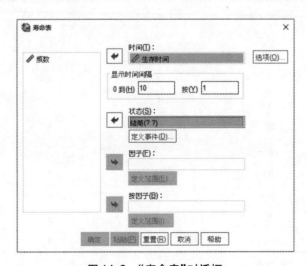

图 14.2　"寿命表"对话框

（4）单击"结局"变量进入状态（Status）框中，并且单击定义事件（Define Event）按钮，弹出"寿命表：为状态变量定义事件"（Life Tables：Define Event for Status Variable）对话框，如图 14.3 所示。因关心的结局只有死亡情况，因此在单一值（Single value）框中输入1（表示死亡），单击继续（Continue）按钮返回主对话框。

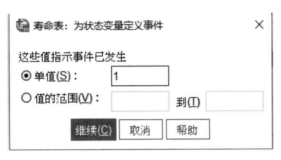

图 14.3 "寿命表：为状态变量定义事件"对话框

（5）单击选项（Options）按钮，系统弹出"寿命表：选项"（Life Tables：Options）对话框，如图 14.4。本例选择寿命表（Life Tables）选项，要求结果输出寿命表；选择作图（Plot）项中的生存分析（Survival），要求结果输出自下而上的生存曲线。单击继续（Continue）按钮返回主对话框。

（6）单击确定（OK）按钮提交系统运行。

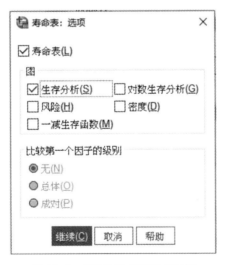

图 14.4 "寿命表：选项"对话框

14.1.2 结果及解释

以下为系统运行结果。

（1）寿命表结果见表 14.2。可以看出,食管癌患者的中位生存时间为 2.41 年,即有半数食管癌患者存活的时间为 2.41 年。

表 14.2　寿命表[a]

时间间隔开始时间	进入时间间隔的数目	时间间隔内撤销的数目	有风险的数目	终端事件数	终止比例	生存分析比例	期末累积生存分析比例	期末累积生存分析比例的标准误差	概率密度	概率密度的标准误差	风险率	风险率的标准误差
0	374	0	374.000	90	.24	.76	.76	.02	.241	.022	.27	.03
1	284	0	284.000	76	.27	.73	.56	.03	.203	.021	.31	.04
2	208	0	208.000	51	.25	.75	.42	.03	.136	.018	.28	.04
3	157	12	151.000	25	.17	.83	.35	.02	.070	.013	.18	.04
4	120	5	117.500	20	.17	.83	.29	.02	.060	.013	.19	.04
5	95	9	90.500	7	.08	.92	.27	.02	.022	.008	.08	.03
6	79	9	74.500	4	.05	.95	.25	.02	.014	.007	.06	.03
7	66	3	64.500	1	.02	.98	.25	.02	.004	.004	.02	.02
8	62	5	59.500	3	.05	.95	.24	.02	.013	.007	.05	.03
9	54	5	51.500	0	.04	.96	.23	.02	.009	.006	.04	.03
10	47	47	23.500	0	.00	1.00	.23	.02	.000	.000	.00	.00

a. 生存分析时间中位数为 2.41。

　　(2)生存曲线结果见图 14.5。可以看出,食管癌患者确诊后 5 年内生存率下降较快,5 年后下降较平缓,说明确诊 5 年内食管癌患者的死亡威胁较大。

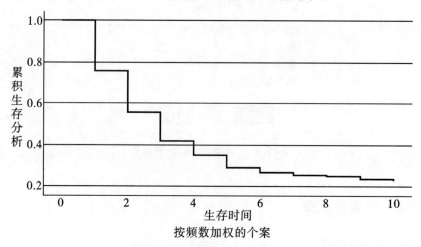

图 14.5　食管癌患者生存曲线

14.2　Kaplan-Meier 生存分析

14.2.1　Kaplan-Meier 生存分析过程

生存分析过程是将生存时间分成许多小的时间段,计算该段内生存率的变化情况,分析重点是研究总体的生存率,而 K-M 检验过程是计算每一"结果"事件发生时点的生存率,分析重点在于寻找相关影响因素。本过程可以对病例随访资料进行生存分析,在对应于每一实际观察事件时点上,作生存率的评价。

(1)仍以上述 L1401. sav 数据为例进行分析。

(2)分析过程。

1)执行"分析(Analyze)菜单中的生存分析(Survival)子菜单的 K-M(Kaplan-Meier)"命令,系统弹出"Kaplan-Meier"对话框,如图 14.6。

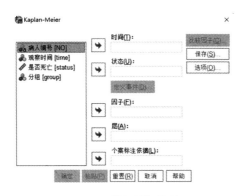

图 14.6　"K-M"对话框

2)单击"time"变量进入"时间"(Time)框中;单击"status"变量进入"状态"(Status)框中,单击"定义事件"(Define Even)弹出"Kaplan-Meier:为状态变量定义事件"(Kaplan-Meier:Define Event for Status Variable)对话框,如图 14.7 所示。

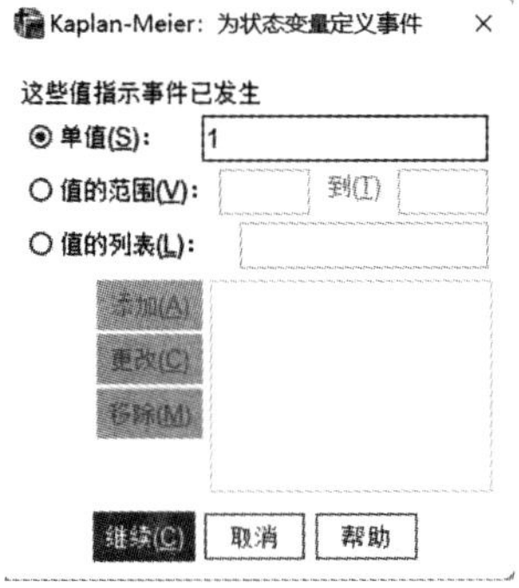

图 14.7　"Kaplan-Meier:为状态变量定义事件"对话框

3)在"单值"(Single value)框中键入 1(1 表示发生死亡),因为死亡是我们关心的事情,有时我们关心的是一个范围(如牙齿缺失数)或几个离散值,可以定义下面的"值的范围或值的列表"。单击"继续"(Continue)按钮返回主对话框。单击"group"变量进入"因子"(Factor)框中。如果要比较分层数据则选择"分层变量"进入"层"(Strata)框中。单击"比较因子"(Compare Factor…)按钮,系统弹出"Kaplan-Meier:比较因子级别"对话框(Kaplan-Meier:Compare Factor Levels)对话框,如图 14.8 所示。

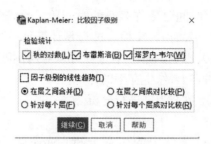

图 14.8 "Kaplan-Meier:比较因子级别"对话框

本对话框有三种检验方法,对于一开始粘在一起,随时间推移逐渐拉开的生存曲线,秩的对数(Log-Rank)法较布雷斯洛(Breslow)法容易得到有显著性差异结果。反之对于一开始相差很大,随着时间的推移反而越来越接近的生存曲线,要得到差异显著的结果布雷斯洛(Breslow)法会较有优势。而塔罗内-韦尔(Tarone-Ware)法的权重定义因界于上述两种方法之间,其结果在两种方法之间。本例选择全部方法。因子级别的线性趋势(Linear trend for factor levels)要求对比较因素的水平间是否存在线性趋势进行检验。这个复选框只有当"因子"(Factor)框中选入因素水平间是有序时才有意义,如疾病严重程度(轻、中、重)。下面的单选按钮用于确定比较或处理方式。

①在层之间合并(Pooled over strata):系统默认。用于水平间的整体比较。控制混杂因素(分层因素)后对因子(Factor)框中所选的研究因素进行比较。结果有一个统计量。

②针对每一层(For each stratum):按分层变量的不同水平对每一层进行分组因素各水平间的整体比较。结果有 N 个统计量,N 等于分层变量的水平数。

③在层之间成对比较(Pairwise over strata):控制混杂因素后对研究因素各水平间进行两两比较,对线性趋势检验则无两两比较。

④针对每个层成对比较(Pairwise for each stratum):按混杂因素变量的不同水平,分层对研究因素各水平间进行两两比较,对线性趋势检验则无两两比较。

本例不选择。

单击"继续"(Continue)按钮返回主对话框。

单击"保存"(Save…)按钮,系统弹出"Kaplan-Meier:保存新变量"(Kaplan-Meier:Save New Variables)对话框,如图 14.9。

本对话框有四种存储在原始数据中的新变量的选项:

● 生存分析(Survival):生存函数估计值。

● 生存分析标准误(Standard error of survival):生存率标准误。

● 风险（Hazard）：风险率。

● 累积事件（Cumulative events）：关心事件的事件频数。

本例选择"生存分析"（Survival），单击"继续"（Continue）按钮返回主对话框。

单击"选项"（Options …）按钮，系统弹出"Kaplan – Meier：选项"（Kaplan – Meier：Options）对话框，如图 14.10 所示。

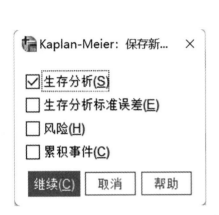

图 14.9　"Kaplan–Meier：保存新变量"对话框

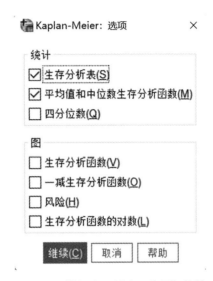

图 14.10　"Kaplan–Meier：选项"对话框

本对话框有两组选项：

①统计（Statistics）：统计量。

● 生存分析表（Survival tables）：生存率表。

● 平均值和中位数生存分析函数（Mean and median survival）：生存率的平均数和中位数。

● 四分位数（Quartiles）：四分位数。

②图（Plots）：图形。

● 生存分析函数（Survival）：生存率图。

● 一减生存分析函数（One minus survival）：一减生存率图。

● 风险（Hazard）：危险量变化图。

● 生存分析函数的对数（Log survival）：对数生存率图。

本例选择"统计"（Statistics）中的"生存分析表"（Survival tables）；选择图（Plots）中的"生存分析函数"（Survival）。单击"继续"（Continue）按钮返回主对话框。

单击"确定"（OK）按钮提交系统运行。

14.2.2　结果及解释

以下为系统运行结果。

(1)结果见表 14.3、表 14.4、表 14.5 和图 14.11。

表 14.3 生存分析表

分组		时间	状态	当前累积生存分析比例		累积事件数	其余个案数
				估算	标准误差		
1	1	8.000	1	.	.	1	11
	2	8.000	1	0.833	0.108	2	10
	3	52.000	1	0.750	0.125	3	9
	4	63.000	1	.	.	4	8
	5	63.000	1	0.583	0.142	5	7
	6	220.000	1	0.500	0.144	6	6
	7	365.000	0		.	6	5
	8	852.000	0	.	.	6	4
	9	1296.000	0	.	.	6	3
	10	1328.000	0	.	.	6	2
	11	1460.000	0	.	.	6	1
	12	1976.000	0	.	.	6	0
2	1	13.000	1	0.923	0.074	1	12
	2	18.000	1	0.846	0.100	2	11
	3	23.000	1	0.769	0.117	3	10
	4	70.000	1	0.692	0.128	4	9
	5	76.000	1	0.615	0.135	5	8
	6	180.000	1	0.538	0.138	6	7
	7	195.000	1	0.462	0.138	7	6
	8	210.000	1	0.385	0.135	8	5
	9	632.000	1	0.308	0.128	9	4
	10	700.000	1	0.231	0.117	10	3
	11	1296.000	1	0.154	0.100	11	2
	12	1990.000	0			11	1
	13	2240.000	0	.	.	11	0

表 14.4　生存分析时间的平均值和中位数

分组	平均值[a]				中位数			
	估算	标准误差	95% 置信区间		估算	标准误差	95% 置信区间	
			下限	上限			下限	上限
1	1022.500	275.638	482.250	1562.750	220.000	.	.	.
2	607.154	216.729	182.364	1031.943	195.000	80.285	37.641	352.359
总体	847.578	195.036	465.309	1229.848	210.000	33.307	144.719	275.281

注:a. 如果已对生存分析时间进行检剔,那么估算将限于最大生存分析时间。

表 14.5　总体比较

	卡方	自由度	显著性
Log Rank(Mantel−Cox)	1.313	1	0.252
Breslow(Generalized Wilcoxon)	0.249	1	0.618
Tarone−Ware	0.651	1	0.420

注:针对 GROUP 的不同级别进行的生存分析分布等同性检验。

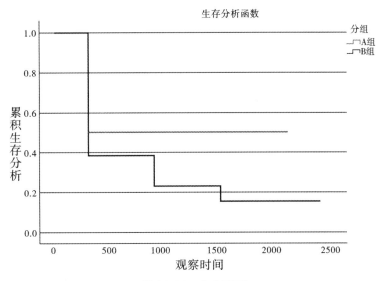

图 14.11　生存率图

(2)解释。首先输出了两组资料的分析结果,将原资料按生存天数的大小顺序排列,再逐例显示生存状态(Status)、累积生存率(Cumulative Survivals)、标准误差(Standard Error)、累计死亡例数(Cumulative Events)及仍存活人数(Number Remaining);接下来,系统输出了两组比较的结果,三种方法比较,P 值均大于 0.05,说明两种治疗方法的生存率无统计学意义;最后,系统输出了生存率图;系统还将生存率保存在原始数据文件中。

14.3 COX 回归分析

在医学研究中,尤其是经常遇到随访资料。研究者从某个规定的时刻开始对研究对象进行随访,观察至某种规定事件发生。从疾病诊断(治疗)到死亡,女孩从出生到月经初潮,婴儿出生到囟门闭合,癌症患者手术后生存资料。由于从开始到发生,某事件的时间分布往往是正偏态分布。由于种种原因随访可能终止或终检(Censoring),终检可能是失访或直到规定的时间仍没有发生规定的事件(如死亡),前两节介绍的方法都属于单变量统计方法,描述一个因素对生存时间的影响。要研究多个变量对生存时间的影响,可以使用 COX 回归分析。COX 回归分析是英国伦敦大学统计学家 D. R. COX 于 1972 年提出的,在医学科研中广泛用于生存分析的半参数回归分析方法,其目的是解释多个自变量对生存时间的效应。COX 回归分析模型的一般形式如下:

$$H_i(t) = h_0(t) \exp(\beta \cdot Z_i)$$

式中:$h_0(t)$ 表示基准风险函数;β 表示回归系数向量;Z_i 表示第 i 个观测的自变量向量。

14.3.1 COX 回归分析过程

例 14.2 某医师收集了某一段时间内 30 例大肠癌患者手术后的资料,以了解患者术后生存情况及其可能的影响因素,其中,术后生存时间 time 以月为单位,status 表示随访结局(0 表示术后生存时间为删失值,1 表示死亡),三个协变量分别为性别 sex(1 表示女,2 表示男)、年龄 age(岁)和确诊到进行手术治疗的时间 dtime(月)。试对此数据进行 COX 回归分析。数据见表 14.6。

表 14.6　30 例大肠癌患者手术后的生存资料

time	status	sex	age	dtime
6	1	1	66	23
7	1	1	67	21
8	1	1	63	16
11	1	1	66	10
15	1	1	65	15
12	1	1	59	10
15	1	1	62	12
18	1	1	64	9
20	1	1	58	8

续表 14.6

time	status	sex	age	dtime
26	1	1	56	7
31	1	1	58	10
41	1	1	53	9
44	0	1	56	8
54	1	2	52	6
59	1	1	48	9
8	1	2	66	19
10	1	2	65	18
15	1	2	62	22
12	1	2	64	16
14	1	2	55	15
16	1	2	56	8
19	1	2	58	9
22	1	2	54	10
29	1	2	60	7
35	1	2	55	7
44	1	2	55	6
45	1	2	51	8
56	0	2	55	5
58	1	2	50	6
60	1	2	57	3

（1）首先建立数据文件 L1403. sav,根据上面内容建立 5 个变量,均为 N 型,按照顺序录入原始数据。

（2）执行"分析（Analyze）菜单中的生存分析（Survival）中的 Cox 回归（Cox Regression）"命令,系统弹出"Cox 回归"（Cox Regression）对话框,如图 14.12 所示。

（3）单击 dtime 变量进入"时间"（Time）框中;单击 status 变量进入"状态"（Status）框中,并且单击"定义事件"（Define Event…）按钮,系统弹出"Cox 回归:为状态变量定义事件"（Cox Regression:Defione Event for Status Variable）对话框,如图 14.13 所示。

在"单值"（Single Value）框中键入 1,表明 1 为死亡,单击"继续"（Continue）按钮返回主对话框;选择 sex、age、dtime 变量进入"协变量"（Covariates）框中。

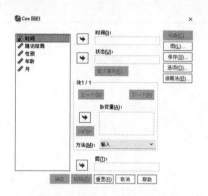
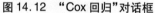
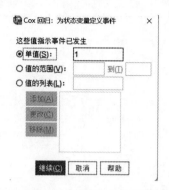

图 14.12 "Cox 回归"对话框　　图 14.13 "Cox 回归:为状态变量定义事件"对话框

（4）在"方法"（Method）处有七种回归运算方法可供选择。

1）输入（Enter）表示所有自变量强制进入回归方程,为系统默认方式。

2）向前:有条件（Forward:Conditional）表示以假定参数为基础作似然比概率检验,向前逐步选择自变量。

3）向前:LR（Forward:LR）表示以最大局部似然为基础作似然比概率检验,向前逐步选择自变量。

4）向前:瓦尔德（Forward:Wald）表示作 Wald 概率统计法,向前逐步选择自变量。

5）向后:有条件（Backward:Conditional）表示以假定参数为基础作似然比概率检验,向后逐步选择自变量。

6）向后:LR（Backward:LR）表示以最大局部似然为基础作似然比概率检验,向后逐步选择自变量。

7）向后:瓦尔德（Backward:Wald）表示作 Wald 概率统计法,向后逐步选择自变量。

本例选择"向前:有条件"（Forward:Conditional）。

（5）单击"分类"（Categorical…）按钮,系统弹出"Cox 回归:定义分类协变量"（Cox Regression:Define Categorical Covariates）对话框,如图 14.14。本对话框用来定义分类协变量,本例不进行选择,单击"继续"（Continue）按钮返回主对话框。

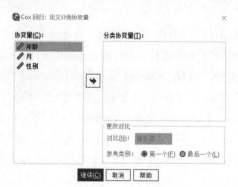

图 14.14 "Cox 回归:定义分类协变量"对话框

（6）如要分层分析，则把分层变量（如性别）选入"层"（Strata）框中，本例不选择。

（7）单击"图"（Plots…）按钮，系统弹出"Cox 回归：图"（Cox Regression：Plots）对话框，如图 14.15 所示。

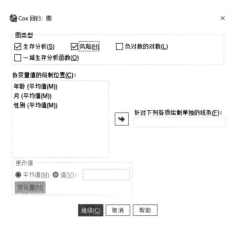

图 14.15 "Cox 回归：图"对话框

本对话框有四种图形可供选择。

1）生存分析（Survival）：生存率图。

2）风险（Hazard）：危险量变化图。

3）负对数的对数（Log minus log）：Log 减 Log 图。

4）一减去生存分析函数（One minus survival）：一减生存率曲线图。

本例选择"生存分析"（Survival）及"风险"（Hazard），单击"继续"（Continue）按钮返回主对话框。如在主对话框中将 sex 选为"分类协变量"，再在该对话框中将 sex 选入分隔线（Separate Lines for）则分性别做出复式线图。这里不选。

（8）单击"保存"（Save…）按钮，系统弹出"Cox 回归：保存"新变量（Cox Regression：Save New Variables）对话框，如图 14.16，本对话框有两组选项。

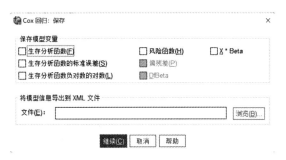

图 14.16 "Cox 回归：保存"新变量对话框

1）生存（Survival）。生存分析函数（Function），生存分析函数的标准误差（Standard error），生存分析函数负对数的对数（Log minus log）。

X * Beta：自变量与系数的乘积。

2）诊断（Diagnostics）。风险函数（Hazard function）；偏残差（Partial residuals）；DfBeat：如果一个观测值被移走后系数的改变。

本例不进行选择，单击"继续"（Continue）按钮返回主对话框。

（9）单击"选项"（Options…）按钮，系统弹出"Cox 回归：选项"（Cox Regression：Options）对话框，如图 14.17 所示。

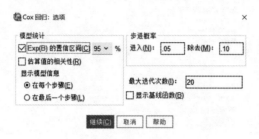

图 14.17　"Cox 回归：选项"对话框

本对话框共有五组选项。

1）模型统计量（Model Statistics）：模型统计。

Exp(B)的置信区间［CI for exp(B)］：exp(B)值的可信限，系统默认值为 95％。

估算值的相关性（Correlation of estimates）：评估的相关。

2）显示模型信息（Display model information）。

在每个步骤（At each step）：每一步。

在最后一个步骤（At last step）：最后一步。

3）步进概率（Probability for Stepwise）：逐步回归的概率标准，系统默认进入（Entry）为 0.05，除去（Removal）为 0.10。

4）最大迭代次数（Maximum Iterations）：系统默认值为 20。

5）显示基线函数（Display baseline function）。

本例选择模型统计（Model Statistics）中的 95％；Exp(B)的置信区间［CI for exp(B)］；选择显示模型信息（Display model information）中的"在最后一个步骤"（At last step）；其他选项选择系统默认方式。单击"继续"（Continue）按钮返回主对话框。

单击"确定"（OK）按钮提交系统运行。

14.3.2　结果及解释

以下为系统运行结果。

结果见表 14.7～表 14.11。

表 14.7　案例处理概述

		个案数	百分比
分析中的可用个案数	事件[a]	28	93.3%
	检剔后	2	6.7%
	总计	30	100.0%
丢弃个案数	具有缺失值的个案数	0	0.0%
	时间为负的个案数	0	0.0%
	在层中的最早事件之前检剔的个案数	0	0.0%
	总计	0	0.0%
总计		30	100.0%

注:a. 因变量:time。

表 14.7 列出总例数、事件发生例数(死亡案例 28 例),删失案例 2 例。

BLOCK 0 模型系数综合检验。

表 14.8　未包括在方程中的变量[a]

	得分	自由度	显著性
性别	1.209	1	0.271
年龄	22.211	1	0.000
月	34.998	1	0.000

注:a. 残差卡方=45.989(自由度显著性为 3)=0.000。

表 14.8 表示开始给出无效模型的结果。拟合的是未引入任何自变量时的无效模型,即 $h(X,t)/h_0(t)=e^0=1$ 或 $\ln[\,RH(t)\,]=\ln[\,h(t,X)/h_0(t)\,]=0$,表示输出无效模型的 -2 倍的对数似然值,如果后面加入自变量的模型由于无效模型,则该值应小于 143.08。

第 1 步向前逐步回归法,模型系数综合检验,见表 14.9。

表 14.9　模型系数的 Omnibus 检验[a]

步骤	−2 对数似然	总体(得分)			相对于上一个块的更改		
		卡方	自由度	显著性	卡方	自由度	显著性
2	104.501	45.501	2	0.000	38.607	2	0.000

注:a. 起始块号为 1。方法=向前步进(条件 LR)。

表 14.9 输出表格的第 1 列为模型中引入变量后的 −2 倍的对数似然值,该值与未引入任何变量时的对数似然值的差(对数似然值之比),在 $\beta_1 = \beta_2 = -\beta_p = 0$ 的无效假设前提下服从自由度为"引入变量数"的 χ^2 分布。本例 $\chi^2 = 45.501$(即两者相差等于 45.501)服从自由度为 2 的 χ^2 分布。$P = 0.000$,$P < 0.05$,因此拒绝 H_0,即变量加入前后无统计学意义的假设,可认为加入这些变量后的模型效果要优于无效模型。

表 14.10　方程中的变量

		B	标准误差	瓦尔德	自由度	显著性	Exp(B)	Exp(B)的95.0%置信区间	
								下限	上限
步骤 2	AGE	0.217	0.066	10.713	1	0.001	1.243	1.091	1.415
	DTIME	0.213	0.056	14.267	1	0.000	1.238	1.108	1.383

表 14.10 中输出的是各因子或哑变量的回归系数的估计值(B)、估计值的标准误差(SE)、估计值的 Wald 检验统计量(Wald)、自由度(df)、统计学意义 P(Sig)和各因子的效果的估计值[Exp(B)]及其 95% 的置信区间,可看到进入方程的变量均有统计学意义。Age 的 B 值等于 0.217,表示大一岁的人相对于小一岁的人的死亡风险比 $e^{0.217} = 1.243$,即[Exp(B)],表示在其他因子水平固定的情况下,平均来说,在任一时间点上,大一岁的人的死亡风险都是小一岁人的 1.24 倍。如要计算相差 10 岁人之间的风险比,则需要将回归系数乘以 10。如 60 岁相对于 50 岁人的死亡风险比的估计值为 $e^{10 \times 0.217} = 8.76$。

表 14.11　不在方程中的变量

		得分	自由度	显著性
步骤 2	Sex	0.711	1	0.399

注:a. 残差卡方 = 0.711(自由度显著性为 1)= 0.399。

由表 14.11 可知,列出不在方程中的变量的假设检验结果 $P = 0.399 > 0.05$,无统计学意义,没有被选入方程。

结果中还列出了协变量的均数。

生存率曲线、风险量曲线分别见图 14.18 和图 14.19。

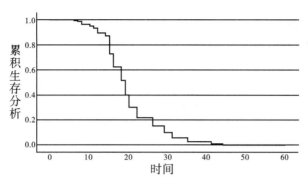

图 14.18 生存率曲线

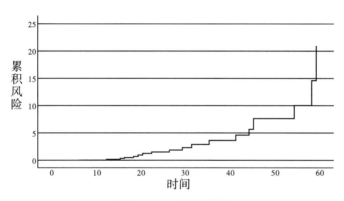

图 14.19 风险量曲线

第15章

人工神经网络

近年来,由于大数据时代的到来,机器学习在处理医学大数据方面也崭露头角,在实现对疾病预测及诊断、生物学中的基因序列分析以及药物研发、科研等方面表现出强大的优势,接下来的第15~17章将介绍人工神经网络、决策树及关联规则,带你一同探索医学大数据里的奥秘。

15.1 人工神经网络模型简介

人工神经网络(Artificial Neural Network,ANN)是一种应用类似于大脑神经突触连接的结构进行信息处理的数学模型。它包括输入节点、隐节点和输出节点,每个节点代表一种特定的输出函数,称为激活函数(activation function)。每两个节点间的连接都代表一个对于通过该连接信号的加权值,称之为权重,这相当于人工神经网络的记忆,各神经元之间的联系强度用权重表示,隐藏节点使用激活函数完成非线性样本向线性的转化,最终系统通过不断的训练将误差反馈给网络来调整权重,以达到最佳预测效果。网络的输出则根据网络的连接方式、权重值和激活函数的不同而不同。

15.1.1 神经网络模型的结构

一种常见的多层结构的前馈网络(Multilayer Feedforward Network)由三部分组成,即输入层、隐藏层和输出层。

输入层(Input layer):众多神经元(Neuron)接受大量非线性输入信息,输入的信息称为输入向量。

隐藏层(Hidden layer):简称"隐层",是输入层和输出层之间众多神经元和连接组成的各个层面。隐层可以有多层,习惯上会用一层,隐层的节点(神经元)数目不定,但数目越多神经网络的非线性越显著,从而神经网络的强健性(robustness)更显著。习惯上会选输入节点1.2~1.5倍的节点,神经网络的类型已经演变出很多种,这种分层的结构也并不是对所有的神经网络都适用。

输出层(Output layer):信息在神经元连接中传输、分析、权衡,形成输出结果,输出的信息称为输出向量。

15.1.2　人工神经网络的基本特征

人工神经网络是由大量处理单元互连组成的非线性、自适应信息处理系统,它具有四个基本特征。

(1)非线性:非线性关系是自然界的普遍特性。人工神经元处于激活或抑制两种不同的状态,这种行为在数学上表现为一种非线性关系,具有阈值的神经元构成的网络具有更好的性能,可以提高容错性和存储容量。

(2)非局限性:一个神经网络通常由多个神经元广泛连接而成,一个系统的整体行为不仅取决于单个神经元的特征,而且可能主要由单元之间的相互作用、相互连接所决定,通过单元之间的大量连接模拟大脑的非局限性。

(3)非常定性:人工神经网络具有自适应、自组织、自学习能力。神经网络不但处理的信息可以有各种变化,而且在处理信息的同时,非线性动力系统本身也在不断变化,经常采用迭代过程描写动力系统的演化过程。

(4)非凸性:一个系统的演化方向,在一定条件下将取决于某个特定的状态函数。例如能量函数,它的极值相应于系统比较稳定的状态。非凸性是指这种函数有多个极值,故系统具有多个较稳定的平衡态,这将导致系统演化的多样性。

人工神经网络中,神经元处理单元可表示不同的对象,例如特征、字母、概念,或者一些有意义的抽象模式。网络中处理单元的类型分为三类:输入单元、输出单元和隐单元。输入单元接受外部世界的信号与数据;输出单元实现系统处理结果的输出;隐单元是处在输入和输出单元之间,不能由系统外部观察的单元。神经元间的连接权值反映了单元间的连接强度,信息的表示和处理体现在网络处理单元的连接关系中。人工神经网络是一种非程序化、适应性、大脑风格的信息处理,其本质是通过网络的变换和动力学行为得到一种并行分布式的信息处理功能,并在不同程度和层次上模仿人脑神经系统的信息处理功能。它是涉及神经科学、思维科学、人工智能、计算机科学等多个领域的交叉学科。

15.1.3　人工神经网络的特点和优越性

(1)具有自学习功能。例如实现图像识别时,只在先把许多不同的图像样板和对应的应识别的结果输入人工神经网络,网络就会通过自学习功能,慢慢学会识别类似的图像。自学习功能对于预测有特别重要的意义。预期未来的人工神经网络计算机将为人类提供经济预测、市场预测、效益预测,其应用前途是很远大的。

(2)具有联想存储功能。用人工神经网络的反馈网络就可以实现这种联想。

(3)具有高速寻找优化解的能力。寻找一个复杂问题的优化解,往往需要很大的计算量,利用一个针对某问题而设计的反馈型人工神经网络,发挥计算机的高速运算能力,可能很快找到优化解。

15.1.4　人工神经网络的缺点

人工神经网络在使用中有很多问题需要注意。

(1)人工神经网络的可解释性很差。人工神经网络的模型结构很难解释,目前还没有发展出能对人工神经网络的结构做出显而易见解释的方法学,这导致人工神经网络只能作为一种黑箱方法加以应用,无法与专业知识深入结合,因此对于需要深入探讨自变量和因变量关联方式的研究问题,使用人工神经网络是不合适的。并且,在数学上可以证明当使用合适的神经元连接函数时,单层 BP 神经网络完全等价于设定正确的 Logistic 回归模型,但是前者对模型中参数的可解释性完全无法与后者相比。

(2)数据准备不可少。对于人工神经网络有一种看法,即不管用什么数据,它都能很好地工作并做出准确预测,这是不准确的。而还有一种看法,即人工神经网络没有任何适用条件的限定,也不存在变量分布残差分布之类的问题,这种看法也并不正确。与任何其他模型相同,进行神经网络分析前要进行细致的数据准备,包括数据清洗、整理、转换、选择等工作,必要时还要对数据进行适当的变换,以寻求最符合分析需求的差分布方式。

(3)训练过度问题无法解决。由于神经网络在节点充足的情况下可以充分提取样本信息,而它又无法区分有效信息和噪声信息,因此如果对训练样本的学习过于充分,则会纳入越来越多的噪声信息,导致神经网络的外推能力下降。这具体表现为对训练样本的预测效果惊人,但对外部样本的预测效果则远低于训练样本,而训练次数越多,训练过度的风险就越大。目前在方法学上对这一问题暂时无解,只能采用将样本拆分为训练集和验证集的方式来加以控制,通过监视模型对验证集的预测效果不明显低于训练集的方式来及时停止对神经网络的训练,但这样显然造成了样本量的浪费。

(4)样本量有要求。需要注意的是,认为神经网络没有样本量要求的想法并不正确。过小的样本量会导致神经的预测效果不稳定,外推准确率非常低。当然,由于神经网络不存在假设检验,在此基础上样本量可能小一些,有研究者提出样本量至少为纳入模型的变量数的 10 倍以上。但是如果进一步考虑拆分(包括拆分出验证集和支持集)所带来的损失,显然还要做相应比例的放大才行。

(5)训练效率不高。从完全随机连接的状态开始训练一个神经网络显然需要很大的计算量,除非问题非常简单。训练一个神经网络需要很长的时间才能完成。当然,一旦神经网络建立好了,用它做预测时运行还是很快的;而且后续的分析可以基于现有的神经网络做进一步的学习,从而减少所需的时间。

15.2　人工神经网络模型分析过程

例 15.1　某医院为了预测体检病人某种疾病患病的风险,准备用 850 位体检病人的基本资料,已经有 700 名参与者识别是否患病,需要用他们的体检资料及血清学检验资料建立人工神经网络模型,并用该模型来预测新的体检者患这种病的风险。见表 15.1。

表 15.1　某医院体检相关指标

年龄	教育水平	BMI	LDL-C	经济水平	血清肌酐	血糖	HDL-C	患病
41	3	17	12	176	9.3	11.36	5.01	1
27	1	10	6	31	17.3	1.36	4	0
40	1	15	14	55	5.5	0.86	2.17	0
41	1	15	14	120	2.9	2.66	0.82	0
24	2	2	0	28	17.3	1.79	3.06	1
41	2	5	5	25	10.2	0.39	2.16	0
39	1	20	9	67	30.6	3.83	16.67	0
43	1	12	11	38	3.6	0.13	1.24	0
24	1	3	4	19	24.4	1.36	3.28	1
36	1	0	13	25	19.7	2.78	2.15	0
27	1	0	1	16	1.7	0.18	0.09	0
25	1	4	0	23	5.2	0.25	0.94	0
52	1	24	14	64	10	3.93	2.47	0
37	1	6	9	29	16.3	1.72	3.01	0
48	1	22	15	100	9.1	3.7	5.4	0
36	2	9	6	49	8.6	0.82	3.4	1
36	2	13	6	41	16.4	2.92	3.81	1
43	1	23	19	72	7.6	1.18	4.29	0
39	1	6	9	61	5.7	0.56	2.91	0
41	3	0	21	26	1.7	0.1	0.34	0

首先建立数据文件,如图 15.1 所示。

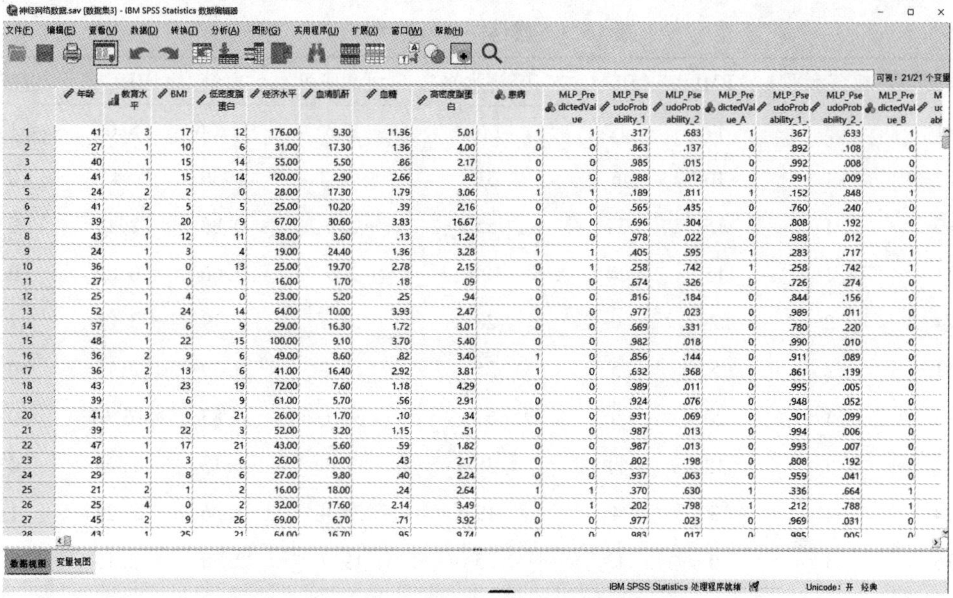

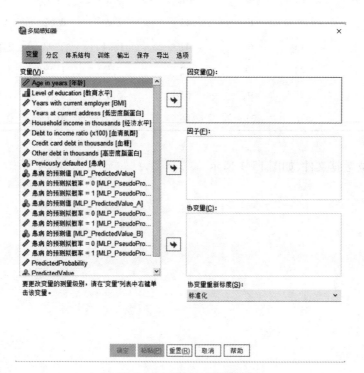

图 15.1　人工神经网络数据视图

执行"分析（Analyze）-神经网络（Neural Networks）-多层感知器（Multilayer Perceptron）"命令，系统弹出"多层感知器（Multilayer Perceptron）"对话框，如图 15.2 所示。

图 15.2　"多层感知器"对话框

在"变量"(Variables)选项卡中,将患病选入"因变量"(Dependent Variables)框中,将教育水平选入"因子"(Factors)框中,其余变量选入"协变量"(Covariates)框中,因各协变量量纲不同,故选择"标准化"(Standardized)处理。

这一步首先在"转换(Transform)-随机数生成器(Random Number generators)"菜单中设置"固定值"为9191972(此处同 SPSS 官方文档,用户可以自由设定),因为"分区"选项卡中,要求对原始数据文件进行随机化抽样,将数据划分为"训练样本"、"支持样本"、"检验样本" 3 个区块,为了随机过程可重复,所以此处指定固定值。在"分区"(Partitions)选项卡中,为了防止过度训练,对样本进行重新分配,总700样本,坚持样本继续30%,训练样本由原来的70%缩减至50%,另外的20%分配给独立的检验样本空间。如图 15.3、图 15.4 所示。

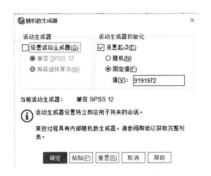

图 15.3 "随机数生成器"选项卡

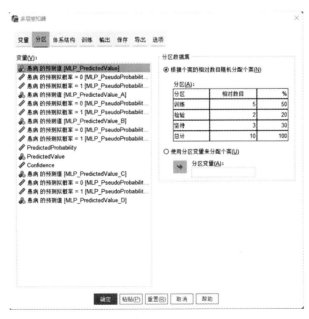

图 15.4 "分区"选项卡

在"输出"(Output)选项卡中,选择"描述"(Description)、"图"(Diagram)、"突触权重"(Synaptic weights)、"模型摘要"(Model summary)、"分类结果"(Classification results)及"预测-实测图"(Predicted by observed chart)。如图 15.5 所示。

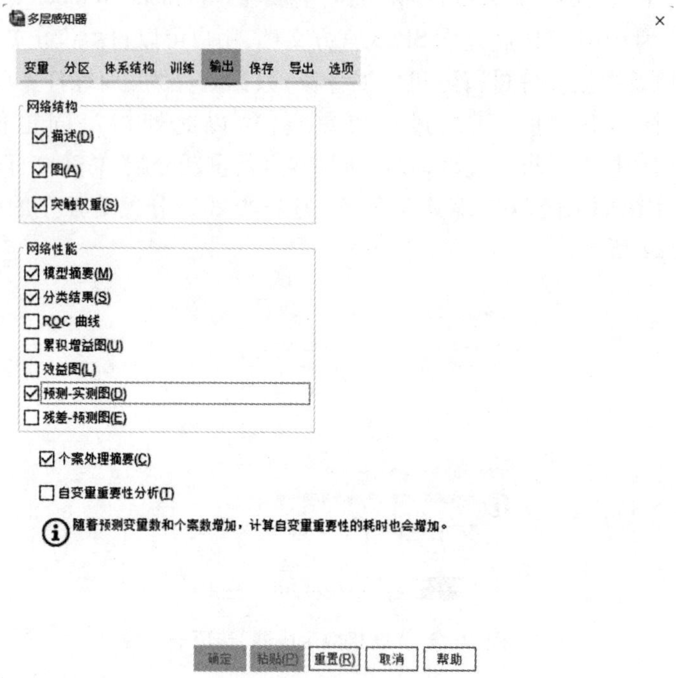

图 15.5 "输出"选项卡

在"保存"(Save)选项卡中,选择"保存每个因变量的预测值或类别"(Save predicted value or category for each dependent variable)及"保存每个因变量的预测拟概率"(Save predicted pseudo-probability for each dependent variable)。如图 15.6 所示。

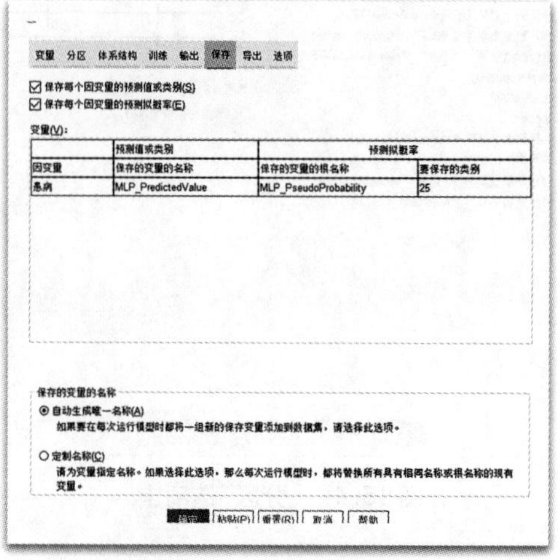

图 15.6 "保存"选项卡

在"导出"(Export)选项卡中,选择"将突触权重估算值导出到 XML 文件"(Export synaptic weight estimates to XML file),点击"浏览"将文件保存在指定路径下。该模型可以用于新参与者的分类和风险识别。如图 15.7 所示。

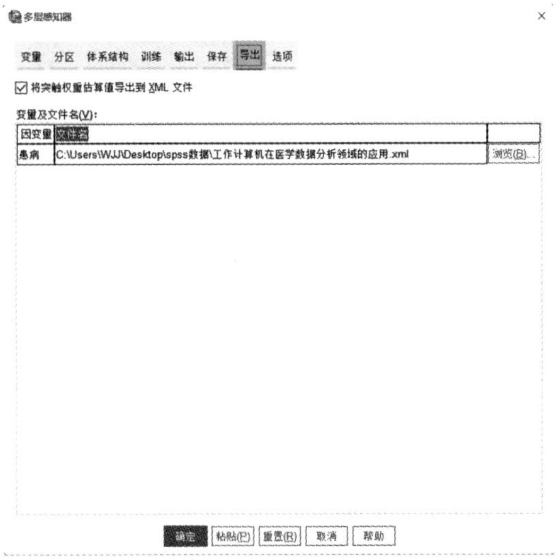

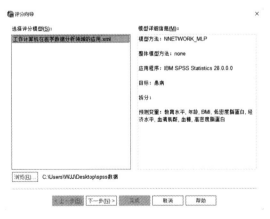

图 15.7　"导出"选项卡

单击"确定"(OK)按钮。

假设现在有 150 名新的参与者,现在需要采用此前建立的模型,对这些参与者进行快速的风险分类和识别。

打开新参与者的体检数据,执行"实用程序(Utilities)-评分向导(Scoring Wizard)"命令,浏览保存好的模型,点击"下一步"(Next)。如图 15.8 所示。

图 15.8　"评分向导"对话框

检查新数据文件变量的定义是否准确,点击"下一步"(Next)。如图 15.9 所示。

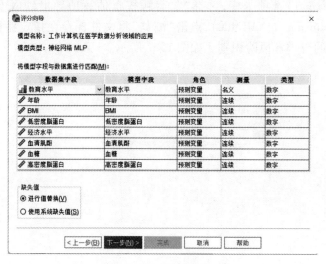

图 15.9 MLP 模型

选择输出"预测值（Predicted Value）""预测类别的概率（Predicted Probability）""所需类别的概率（Selected Probability）""置信度（Confidence）"，单击"完成"（Finish）。如图 15.10 所示。

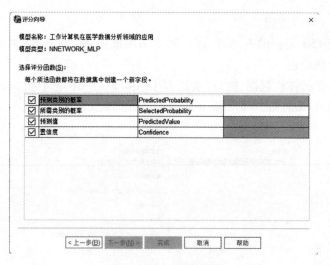

图 15.10 保存的变量

15.3 结果及解释

结果如表 15.2、图 15.11 所示。

表 15.2　个案处理摘要

		个案数	百分比
样本	训练	345	49.3%
	检验	137	19.6%
	坚持	218	31.1%
	有效	700	100%
	排除	150	
	总计	850	

图 15.11 反映了总样本在 3 个分区的分配比例。

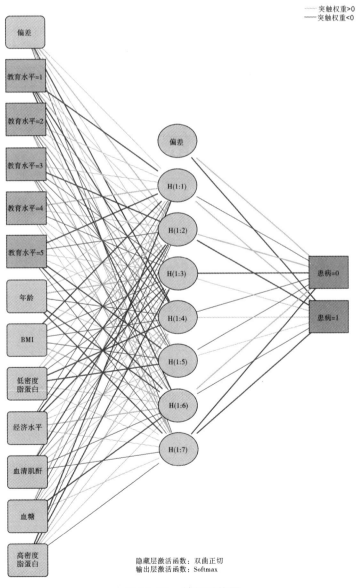

图 15.11　神经网络图

神经网络图,表明该模型包括 1 个输入层、1 个隐藏层和 1 个输出层,输入层神经元个数 13 个,隐藏层 7 个,输出层 2 个。如表 15.3、表 15.4 所示。

表 15.3　模型摘要

训练	交叉嫡误差	121.004
	不正确预测百分比	15.6%
	使用的终止规则	误差在 1 个连续步骤中没有减小
	训练时间	0:00:00.08
训练	交叉嫡误差	41.839
检验	交叉嫡误差	16.9%
	不正确预测百分比	24.5%
坚持	不正确预测百分比	12.1%

表 15.4　分类情况表

样本	实测	预测		
		No	Yes	总体百分比
训练	No	252	26	90.6%
	Yes	30	52	63.4%
	总体百分比	78.3%	21.7%	84.4%
检验	No	84	4	95.5%
	Yes	17	19	52.8%
	总体百分比	81.5%	18.5%	83.1%
坚持	No	144	7	95.4%
	Yes	46	19	29.2%
	总体百分比	88.0%	12.0%	75.5%

模型摘要表表示模型误差在 1 个连续步骤中未出现优化减少现象,模型按预定中止。模型在 3 个分区中的不正确预测百分比较接近。

模型分类表中,软件默认采用 0.5 作为正确和错误的概率分界,将 3 大分区样本的正确率进行交叉对比,显示出预测为 NO,即预测为不患病的概率高于患病,模型对患病的参与者风险识别能力较低。见图 15.12。

预测-实测图,按照参与者是否患病与预测结果进行分组,纵坐标为预测概率。以 0.5 为分界时,对不患病参与者的识别效果较好,但是在识别患病参与者上出错的概率较大。

显然以 0.5 作为分界并不是最优解,可以尝试将分界下移至 0.3 左右,此操作会使第四个箱图中大量患病参与者正确地重新分类为患病者,提高风险识别能力。见图 15.13。

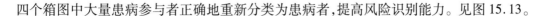

图 15.12　"预测–实测"图

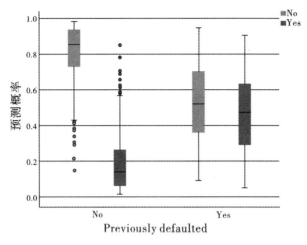

PredictedProbability	PredictedValue	Confidence
.75	1.00	.75
.81	.00	.81
.97	.00	.97
.96	.00	.96
.76	1.00	.76
.76	.00	.76
.71	.00	.71
.97	.00	.97
.76	1.00	.76
.69	1.00	.69
.75	.00	.75
.83	.00	.83
.97	.00	.97
.60	.00	.60
.97	.00	.97
.91	.00	.91
.77	.00	.77
.98	.00	.98
.92	.00	.92
.93	.00	.93
.97	.00	.97
.98	.00	.98
.76	.00	.76
.92	.00	.92
.66	1.00	.66
.79	1.00	.79
.97	.00	.97

图 15.13　神经网络预测的结果

　　新参与者的数据文件新增 3 列,分别给出每一个新参与者的预测概率和风险分类(是否患病)。

　　注意:并不是一次训练就能得到比较理想的结果,可以在"分区"选项卡中对样本进行重新分配,多操作几次,可能会获得比较理想的结果。

第**16**章

决策树

16.1 决策树模型简介

决策树(Decision Tree)是在已知各种情况发生概率的基础上,通过构成决策树来求取净现值的期望值大于等于零的概率,评价项目风险,判断其可行性的决策分析方法,是直观运用概率分析的一种图解法。由于这种决策分支画成图形很像一棵树的枝干,故称决策树。

机器学习中,决策树是一个预测模型,代表的是对象属性与对象值之间的一种映射关系。树中每个节点表示某个对象,而每个分叉路径则代表某个可能的属性值,而每个叶结点则对应从根节点到叶节点所经历的路径所表示的对象的值。决策树仅有单一输出,若欲有复数输出,可以建立独立的决策树以处理不同输出。数据挖掘中决策树是一种经常要用到的技术,可以用于分析数据,同样也可以用来做预测。

决策树学习也是数据挖掘中一个普通的方法。在这里,每个决策树都表述了一种树型结构,由它的分支来对该类型的对象依靠属性进行分类。每个决策树可以依靠对源数据库的分割进行数据测试。这个过程以递归式对树进行修剪。当不能再进行分割或一个单独的类可以被应用于某一分支时,递归过程就完成了。另外,随机森林分类器将许多决策树结合起来以提升分类的正确率。决策树同时也可以依靠计算条件概率来构造。

与经典统计模型相比,该模型的主要优点如下:①模型容量大。所有自变量中按照贡献的大小依次挑出自变量纳入分析,因此可以自动处理大量的自变量,不用担心无关变量纳入模型后干扰模型效果等问题。②适应范围广。属于非参数方法,因此没有太多的适用条件限制,应用范围更广,也更适合于对各种复杂的联系进行分析。

决策树如果依靠数学的计算方法可以取得更加理想的效果,数据库如下所示:

$$(x,y)=(x1,x2,x3,\cdots,xk,y);$$

相关的变量 y 表示我们尝试去理解,分类或者更一般化的结果。其他的变量 $x1,x2,x3$ 等则是帮助我们达到目的的变量。

决策树由决策点、状态节点和结果节点组成。

决策点:是对几种可能方案的选择,即最后选择的最佳方案。如果决策属于多级决策,则决策树的中间可以有多个决策点,以决策树根部的决策点为最终决策方案。

状态节点:代表备选方案的经济效果(期望值),通过各状态节点的经济效果的对比,按照一定的决策标准就可以选出最佳方案。由状态节点引出的分支称为概率枝,概率枝的数目表示可能出现的自然状态数目每个分枝上要注明该状态出现的概率。

结果节点:将每个方案在各种自然状态下取得的损益值标注于结果节点的右端。

16.2 决策树分析过程

例 16.1 1292 例 40 岁及以上人群的调查数据,内容包括高血压患病情况及可能与高血压患病相关的各项指标,分别为性别、年龄、地区、民族、婚姻状况、文化程度、吸烟、饮酒、BMI 分组、体育锻炼以及糖尿病史等 11 项。请利用数据挖掘中决策树的相关算法,使用相应的软件进行分析,构建预测模型,发掘高血压患病的风险规律,为健康人群的预防和医生临床诊断提供指导,变量赋值情况见表 16.1。

表 16.1 变量赋值表

变量	变量名	赋值
x1	性别	0=女,1=男
x2	年龄	1=40~,2=50~,3=60~,4=70~
x3	地区	0=农村,1=城市
x4	民族	0=其他,1=汉族
x5	婚姻状况	0=无配偶,1=有配偶
x6	文化程度	0=未上过学,1=小学及以上
x7	BMI 分组	1=正常,2=偏瘦,3=超重,4=肥胖
x8	吸烟	0=否,1=是
x9	饮酒	0=否,1=是
x10	规律体育锻炼	0=否,1=是
x11	糖尿病史	0=无,1=有
y	高血压	0=否,1=是

(1)首先建立数据文件"决策树数据集.sav,"如图 16.1 所示。

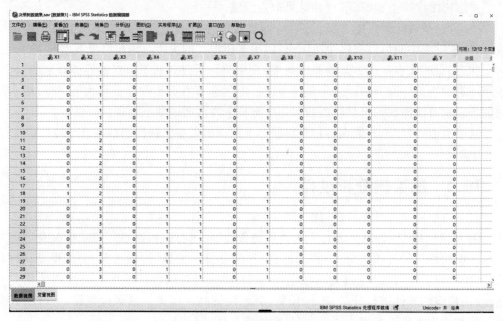

图 16.1　决策树数据集

（2）执行"分析（Analyze）–分类（Classify）–决策树（Decision Tree）"命令，在弹出的对话框中，将高血压选入"因变量"（Dependent Variable）框，其余变量选入"自变量"（Independent Variable）框。如图 16.2 所示。

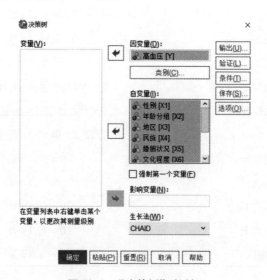

图 16.2　"决策树"对话框

点击"生长法"（Growing Method）下拉列表，选择"CHAID"算法。如图 16.3 所示。

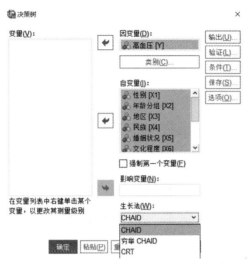

图 16.3　"生长法"的选择

在"验证"（Validation）对话框中，选择 70% 为训练样本，30% 为检验样本，点击"继续"（Continue）。如图 16.4 所示。

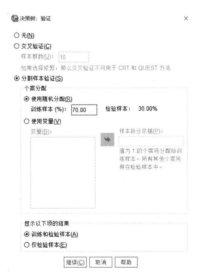

图 16.4　"决策树:验证"对话框

在"条件"（Criteria）对话框中，根据研究目的，选择将"子节点"最小个案设为 50，"父节点"最小个案设为 100。若得到的决策树模型过大或者过小，可以修改生长层数和父节点或子节点的最小个案数进行细分或剪枝。注意:修剪算法和交叉验证不能同时使用，所以本例使用分割样本验证的方式。如图 16.5 所示。

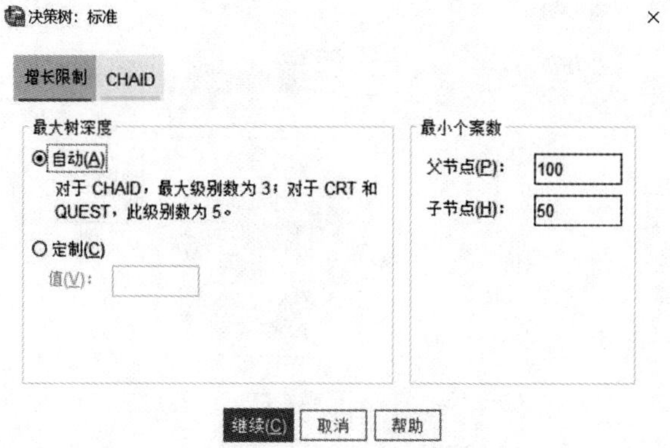

图 16.5 "决策树：标准"对话框

在"保存"（Save）对话框中，选择保存"预测值（Predicted value）"与"预测概率（Predicted probabilities）"，单击"继续"（Continue），点击"确定"（OK）开始运行。如图 16.6 所示。

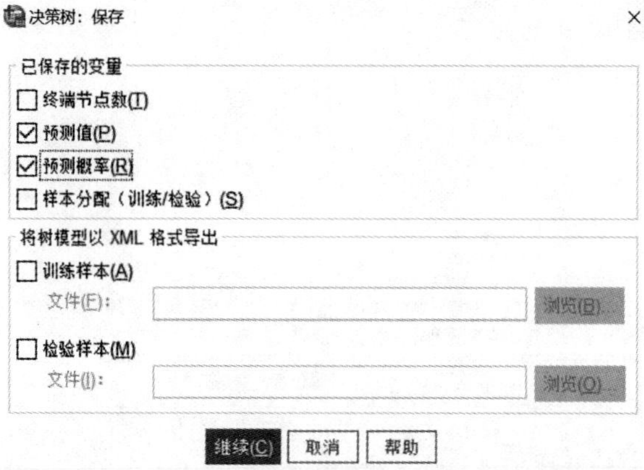

图 16.6 "决策树：保存"对话框

利用 ROC 曲线，可以直观地看到决策树模型的预测效能。点击"分析（Analyze）-分类（Classify）- ROC 曲线（ROC Curve）"，将高血压患病情况选入"状态变量"（State Variable）框，"状态变量值"填入"1"，即"患高血压"，将"患高血压"的预测概率选入"检验变量"（Test Variable）。"显示"框选择"ROC 曲线（ROC Curve）""带对参考线（With diagonal reference line）""标准误差和置信区间（Standard error and confidence interval）"，点击"确定（OK）"，运行。如图 16.7 所示。

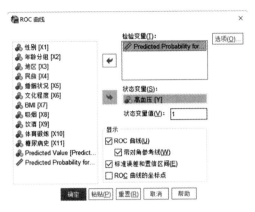

图 16.7 "ROC 曲线"对话框

16.3 结果及解释

在模型摘要中,我们可以看到生长法、因变量、自变量、验证方法、最大树深度,父节点中的最小个案数以及子节点中的最小个案树。见表 16.2。

表 16.2 模型摘要

	生长法	CHAID
指定项	因变量	高血压
	自变量	性别,年龄分组,地区,民族,婚姻状况,文化程度,BMI,吸烟,饮酒,体育锻炼,糖尿病史
	验证	拆分样本
	最大树深度	3
	父节点中的最小个案数	100
	子节点中的最小个案数	50
结果	包括的自变量	年龄分组,体育锻炼,饮酒,地区
	节点数	14
	终端节点数	8
	深度	3

如图 16.8 是训练集完整的树模型,图 16.9 是验证集完整的树模型。

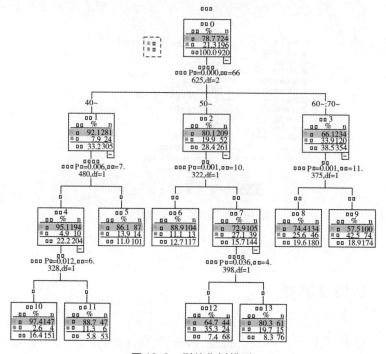

图 16.8 训练集树模型

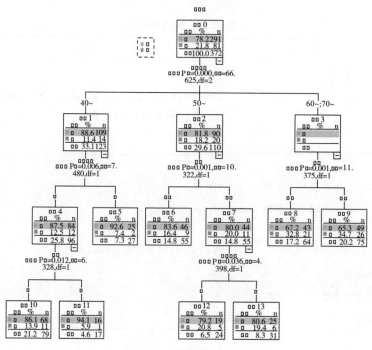

图 16.9 验证集树模型

由表16.3可见,采用决策树构建模型的训练集准确率为78.7%,测试集的准确率为78.2%。

表16.3　决策树分类结果

样本	实测	预测		
		否	是	正确百分比
训练	否	724	0	100.00%
	是	196	0	0.00%
	总体百分比	100.00%	0.00%	78.70%
检验	否	291	0	100.00%
	是	81	0	0.00%
	总体百分比	100.00%	0.00%	78.20%

ROC曲线结果如图16.10所示,曲线下区域为0.700,标准误差为0.017,95% CI为0.667~0.734。曲线下方的区域见表16.4。

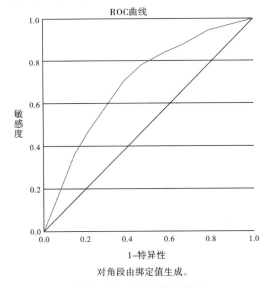

图16.10　ROC 曲线结果

表16.4　ROC 曲线下区域

区域	标准误差[a]	渐进显著性[b]	渐进95%置信区间	
			下限	上限
0.700	0.017	0.000	0.667	0.734

注:检验结果变量 predicted probability for y = 1 至少有一个在正实际状态组与负实际状态组之间的绑定值。统计可能有偏差。

a. 按非参数假定。

b. 原假设:真区域=0.5。

第**17**章

关联规则

17.1 关联规则简介

关联分析(Association Analysis)就是从给定的数据集中发现频繁出现的项集模式知识(又称为关联规则,Association Rules),数据关联是数据库中存在的一类重要的、可被发现的知识,关联分为简单关联、时序关联和因果关联,关联分析的目的是找出数据库中隐藏的关联网。一般用支持度(Support)和置信度(Confidence)两个阈值来度量关联规则的相关性,引入提高度或兴趣度、相关性等参数,使得所挖掘的规则更符合需求。

典型的关联规则发现问题是对超市中的货篮数据进行分析,通过发现顾客放入货篮中的不同商品之间的关系来分析顾客的购买习惯,接下来让我们一起看看这个小例子。

一个来自沃尔玛超市的真实案例,尿布与啤酒这两种风马牛不相及的商品居然摆在一起。但这一奇怪的举措居然使尿布和啤酒的销量大幅增加了。这可不是一个笑话,而是一直被商家所津津乐道的发生在美国沃尔玛连锁超市的真实案例。原来,美国的妇女通常在家照顾孩子,所以她们经常会嘱咐丈夫在下班回家的路上为孩子买尿布,而丈夫在买尿布的同时又会顺手购买自己爱喝的啤酒。这个发现为商家带来了大量的利润,但是如何从浩如烟海却又杂乱无章的数据中,发现啤酒和尿布销售之间的联系呢? 这又给了我们什么样的启示呢?

"啤酒和尿布"的故事是营销界的神话,"啤酒"和"尿布"两个看上去没有关系的商品摆放在一起进行销售,并获得了很好的销售收益,这种现象就是卖场中商品之间的关联性,研究"啤酒与尿布"关联的方法就是购物篮分析,购物篮分析是沃尔玛秘而不宣的独门武器,购物篮分析可以帮助我们在门店的销售过程中找到具有关联关系的商品,并以此获得销售收益的增长!

通过这个小例子我们可以发现关联规则能反映一个事物与其他事物之间的相互依存性和关联性,如果两个或者多个事物之间存在一定的关联关系,那么,其中一个事物就能够通过其他事物预测到。

关联规则相关的指标:

规则就是一个条件和一个结果的和:If Condition then Result。

（1）支持度（Support）：是一个元组在整个数据库中出现的概率。

$$Support = P(\text{Condition and Result}) \tag{1}$$

如：if A then B。则它的支持度 Support = P(A and B)。

（2）可信度（Confidence）：它是针对规则而言的。

$$Confidence = p(\text{Condition and Result})/p(\text{Condition}) \tag{2}$$

如：If B and C then A。则它的可信度 Confidence = p(B and C and A)/p(B and C)。

把满足最小支持度阈值和最小置信度阈值的规则称为强规则。项的集合称为项集（Itemset），包含 K 个项集称为 K-项集，如果项集满足最小支持度，则称它为频繁项集。

（3）提高率或兴趣度（Lift）：使得所挖掘的规则更符合需求。

Lift = p(Condition and Result)/[p(Condition)×p(Result)]。

当 Lift 大于 1 的时候，这条规则就是比较好的；当 Lift 小于 1 的时候，这条规则就是没有很大意义的。Lift 越大，规则的实际意义就越好。

17.2　关联规则分析过程

例 17.1　为了探索 8 种慢性病与中医体质之间的关联，收集了新郑市 2017 年 2692 例新发慢性病的老年人数据，采用关联规则探讨几种慢性病之间的关系。

（1）首先基于数据"文件关联规则.csv"，部分数据如图 17.1 所示。

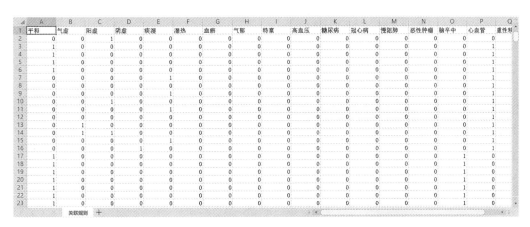

图 17.1　数据文件关联规则.csv

（2）打开 IBM SPSS Modeler Subscription，界面如图 17.2 所示。

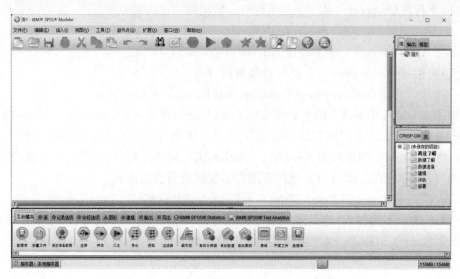

图 17.2　IBM SPSS Modeler 14.1 的界面

（3）点击"源（Sources）"，双击"变量文件（Var. File）"，右键进入编辑状态，在"文件"（File）选项卡中，浏览导入我们需要分析的文件。如图 17.3 所示。

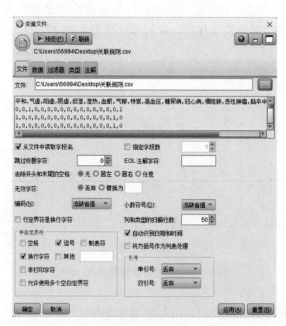

图 17.3　"变量文件"中"文件"选项卡

在"过滤"（Filter）选项卡中，点击不需要的变量。如图 17.4 所示。

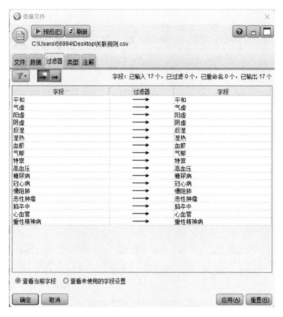

图 17.4　"变量文件"中"文件过滤"选项卡

在"类型"（Type）选项卡中，更改变量的类型及角色。选择"应用"（Apply），点击"确定"（OK）。如图 17.5 所示。

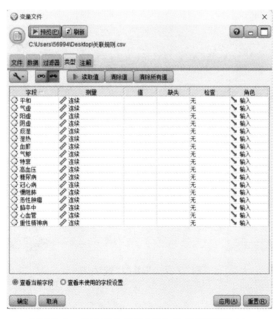

图 17.5　"变量文件"中"文件类型"选项卡

（4）单击"字段"选项（Field Options），双击"类型"（Type）。如图 17.6 所示。

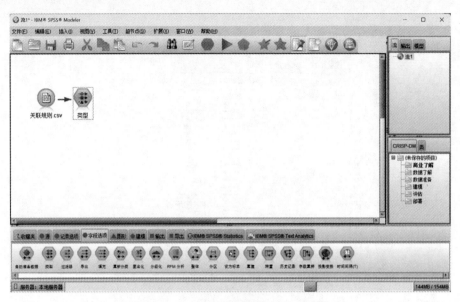

图17.6 "类型"选项

右键点击"类型"（Type），进入编辑状态，更改变量类型，根据需要修改角色，点击"应用"（Apply），点击"确定"（OK）。如图17.7所示。

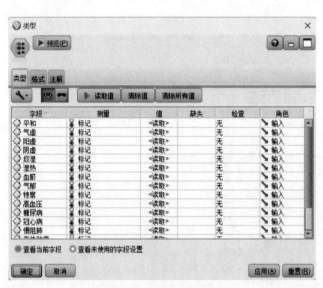

图17.7 "类型"选项卡

点击"建模"（Modeling），双击"Apriori"，右键进入编辑状态。如图17.8所示。

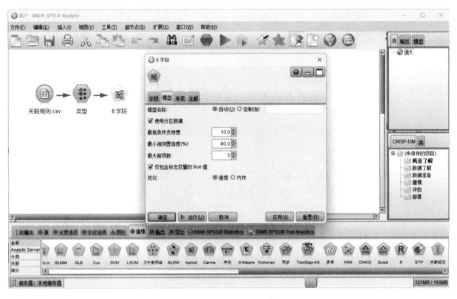

图 17.8 建模 Apriori

在"字段"选项卡中,因为本研究的目的为探讨慢性病与中医体质之间的关系,故根据需要设置前后项。如图 17.9 所示。

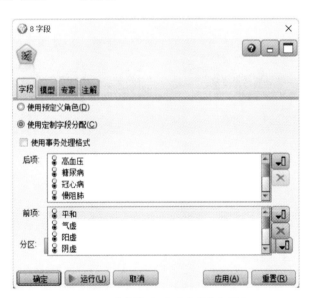

图 17.9 "建模 Apriori 字段"选项卡

在"模型"选项卡中,根据需要设置我们需要的最低条件支持度,最小规则置信度及最大前项数,选择"应用"(Apply),点击"运行"(Run)。如图 17.10 所示。

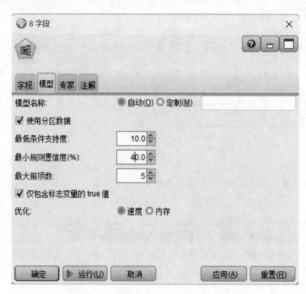

图 17.10 "建模 Apriori 模型"选项卡

(5)单击"图形"(Graphs),双击"网络"(Network),右键进入编辑状态,根据自己的
需要进行设置。如图 17.11 所示。

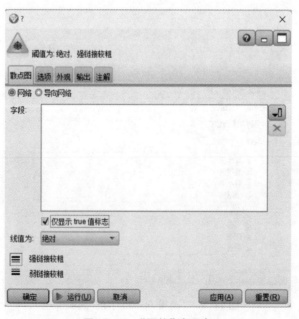

图 17.11 "网络"选项卡

17.3　结果及解释

图 17.12 中,线的粗细和深浅代表关联的强弱。

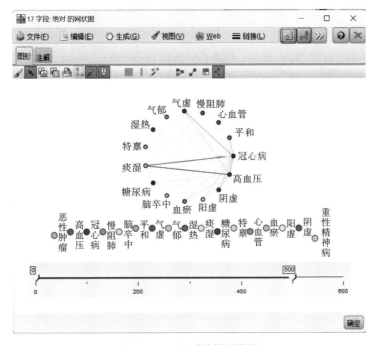

图 17.12　绝对值的网状图

双击图 17.13 中新出现的黄钻样图标,可以得到想要看到的结果,如图 17.13 所示。

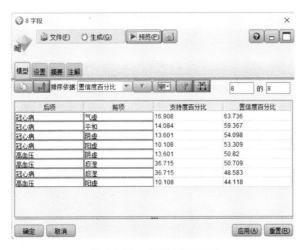

图 17.13　关联规则模型

参考文献

[1]李晓松.卫生统计学[M].北京:人民卫生出版社,2020.

[2]梅挺.健康信息管理[M].北京:人民卫生出版社,2020.

[3]胡志敏.医学计算机应用[M].北京:人民卫生出版社,2019.

[4]袁同山,阳小华.医学计算机应用[M].北京:人民卫生出版社,2018.

[5]张文彤,董伟.SPSS统计分析高级教程[M].北京:高等教育出版社,2018.

[6]张文彤.SPSS统计分析基础教程[M].北京:高等教育出版社,2017.

[7]方积乾.卫生统计学[M].北京:人民卫生出版社,2013.

[8]时松和,施学忠,李颖琰.计算机在医学数据分析中的应用——卫生统计学实习指导[M].兰州:兰州大学出版社,2005.